オールカラー最新2版

新生児の疾患・治療・ケア

家族への説明に使える！

イラストでわかる

監修 東京女子医科大学母子総合医療センター
新生児医学科教授
楠田 聡

序

　本書は2005年に、「ネオネイタルケア」春季増刊として刊行された内容を、2010年に『新生児の疾患・治療・ケア』として単行本化し、今回さらに最新2版として内容を改訂したものです。増刊号の時から、イラストを中心としたわかりやすい解説を心がけてきましたが、今回の改訂ではさらにイラストを全てカラー化し、視覚的にもより理解しやすくしました。また、近年の新生児医療の進歩に対応するために、新たに取り入れる必要のある疾患や病態を追加し、既存の項目も最新の内容に改訂しました。

　具体的には、「多血」「乳び胸・乳び腹水」「低体温療法」「気管切開」を新たな項目として加え、全ての新生児疾患とその治療を含めることができました。特に「低体温療法」は、2010年の新生児蘇生法の標準化以降は、重症新生児仮死児に対して必ず考慮すべき治療法となっており、十分に理解しておく必要があります。さらに、新しく導入されたハイフロー経鼻カニュラ療法も加わりました。一方、既存の項目は、各著者によって全て最新の情報にアップデートされています。

　本文の構成は従来の方式をそのまま踏襲し、大変高い評価をいただいている、イラストを多用した視覚的な解説を中心としています。すなわち、最初に視覚的に全体の概念を理解できるように説明し、その後に医療者向けの詳しい解説を続ける方式をとっています。ただし、前述のとおり、イラストは今回全てカラー化し、よりわかりやすくしました。また、イラストでは、ガイド役の赤ちゃんが従来と同様に疾患のポイントや注意点を説明してくれます。さらに、一項目の長さも、短時間の通読で疾患や病態について十分な理解が得られるようにしています。

　本書のもう一つの特徴は、記載された内容をそのままご家族への説明に使用できる点です。子どもがNICUに入院することは、ご家族にとっては大変な出来事です。そのような時期に、わが子の状態を冷静に理解することは決して容易なことではありません。もちろん、赤ちゃんの状態を伝える側にとっても、正確に伝えるのは困難なことです。そこで、本書のイラスト付きの解説部分をご家族と共有しながら説明することで、きっとご家族の理解も深まることと思います。イラストを見れば、ご家族もわが子の病気の状態、治療内容などを具体的にイメージできます。もちろん、説明する側にも有用なツールで、これをもとにオリジナルの説明を加えることで、さらに説明能力も向上するでしょう。家族のための解説はなるべく平易な言葉を使用しています。ご家族へのインフォームド・コンセントにも、本書を最大限利用していただければ幸いです。

　このように、今回の改訂では、本書の特徴を維持しつつ、内容を最新の情報としました。ぜひ、最新2版を手元に置いて、日々の新生児医療に役立てていただければと思います。

2016年3月

東京女子医科大学母子総合医療センター新生児医学科教授

楠田　聡

オールカラー最新2版

新生児の疾患・治療・ケア

家族への説明に使える！
イラストでわかる

- ●序 ……………………………………………………………… 3
- ●執筆者一覧 …………………………………………………… 8
- ●本書の利用ガイド …………………………………………… 10

第1章 新生児の特徴

① 妊娠週数と胎児の発育 ……………………………………… 12
② 子宮内の胎児 ………………………………………………… 18
③ 胎児と新生児の循環の違い ………………………………… 24
④ 胎児と新生児の呼吸の違い ………………………………… 28
⑤ 成人と新生児の違い ………………………………………… 34
⑥ 正期産児と早産児の違い …………………………………… 38
⑦ 早産とは（早産児の特徴） ………………………………… 42
⑧ 胎児発育不全（FGR） ……………………………………… 48
⑨ 新生児の脳の特性 …………………………………………… 54
⑩ 新生児の在胎期間・体重による分類 ……………………… 58

第2章 新生児の主な疾患・病態

① 呼吸窮迫症候群 ……………………………………………… 64

- ② 新生児一過性多呼吸・・・・・・・・・・・・・・・68
- ③ 胎便吸引症候群・・・・・・・・・・・・・・・・72
- ④ 気　胸・・・・・・・・・・・・・・・・・・・・76
- ⑤ 慢性肺疾患・・・・・・・・・・・・・・・・・・80
- ⑥ 新生児遷延性肺高血圧症・・・・・・・・・・・・86
- ⑦ 動脈管開存症・・・・・・・・・・・・・・・・・90
- ⑧ 壊死性腸炎・・・・・・・・・・・・・・・・・・94
- ⑨ 胎便病・・・・・・・・・・・・・・・・・・・・98
- ⑩ 脳室内出血・・・・・・・・・・・・・・・・・102
- ⑪ 水頭症・・・・・・・・・・・・・・・・・・・106
- ⑫ 晩期循環不全・・・・・・・・・・・・・・・・110
- ⑬ 脳室周囲白質軟化症・・・・・・・・・・・・・116
- ⑭ 新生児仮死（低酸素性虚血性脳症）・・・・・・122
- ⑮ 高ビリルビン血症（黄疸）・・・・・・・・・・128
- ⑯ 貧　血・・・・・・・・・・・・・・・・・・・132
- ⑰ 多　血・・・・・・・・・・・・・・・・・・・138
- ⑱ 乳び胸・乳び腹水・・・・・・・・・・・・・・142
- ⑲ 無呼吸徐脈発作・・・・・・・・・・・・・・・146
- ⑳ 鼠径ヘルニア・・・・・・・・・・・・・・・・152
- ㉑ 早産児骨減少症・・・・・・・・・・・・・・・156
- ㉒ 未熟児網膜症・・・・・・・・・・・・・・・・160

㉓ 糖尿病母体児 ……………………………… 164
㉔ MRSA 感染症 ……………………………… 168
㉕ TORCH 症候群 …………………………… 174
㉖ 双胎間輸血症候群 ………………………… 178
㉗ 21 トリソミー（ダウン症候群）………… 184
㉘ 18 トリソミー症候群 …………………… 188
㉙ 口唇裂・口蓋裂 …………………………… 194
㉚ 鎖　肛 ……………………………………… 198

第3章 新生児に行われる主な治療

① サーファクタント補充療法 …………………… 204
② 人工呼吸器の装着と役割 ……………………… 208
③ 酸素の投与とその効果 ………………………… 212
④ nasal CPAP、nasal DPAP と経鼻ハイフローセラピー … 216
⑤ 人工呼吸器からの離脱 ………………………… 222
⑥ 一酸化窒素（NO）吸入療法 ………………… 226
⑦ 低体温療法 ……………………………………… 232
⑧ いろいろな輸液のルートとその役割 ………… 238
⑨ 赤ちゃんに使うモニターとその役割 ………… 242
⑩ 早産児の栄養 …………………………………… 248
⑪ 光線療法 ………………………………………… 254

⑫ 交換輸血・・・・・・・・・・・・・・・・・・・・・・・・・・・・・260
⑬ 輸血と輸血製剤・・・・・・・・・・・・・・・・・・・・・・・264
⑭ 眼底検査・・・・・・・・・・・・・・・・・・・・・・・・・・・・・270
⑮ 気管切開・・・・・・・・・・・・・・・・・・・・・・・・・・・・・274
⑯ 人工肛門の造設・・・・・・・・・・・・・・・・・・・・・・・278

第4章 新生児へのケア

① 急性期はできるだけ安静を保つことが大切です・・・・・・284
② 特に体温を保つことが大切です・・・・・・・・・・・・・・290
③ 赤ちゃんには母乳がとても大切です・・・・・・・・・・・294
④ NICUでは感染対策がとても大切です・・・・・・・・・298
⑤ 赤ちゃんの呼吸状態が落ち着く姿勢をとっています・・・304
⑥ 気管吸引は赤ちゃんにとって苦しいことですが、
　　必要な処置です・・・・・・・・・・・・・・・・・・・・・・・・308
⑦ 初めは身体を拭くだけ、でも状態が落ち着けば
　　沐浴です・・・・・・・・・・・・・・・・・・・・・・・・・・・・・312
⑧ カンガルーケアをしてみませんか？・・・・・・・・・・・318
⑨ 保育器から出てコットに移ります・・・・・・・・・・・・322
⑩ 小さく生まれてもこんなに大きくなります・・・・・・・326

● 索　引・・・・・・・・・・・・・・・・・・・・・・・・・・・・・・・330

執筆者一覧

監修 楠田　聡　東京女子医科大学母子総合医療センター新生児医学科教授

執筆（50音順）

網塚貴介	青森県立中央病院総合周産期母子医療センター新生児集中治療管理部部長
石黒利佳	川口市立医療センター新生児集中治療科
茨　聡	鹿児島市立病院総合周産期母子医療センター新生児内科部長
今村博明	厚生連高岡病院小児科、周産期母子医療センターNICU診療部長
上田晶代	小牧市民病院小児科部長
大木　茂	聖隷浜松病院総合周産期母子医療センターセンター長、新生児科部長
大木康史	桐生厚生総合病院小児科診療部長
大崎千恵子	県立広島病院総合周産期母子医療センターNICU主任、看護師
大湯淳功	ほくと小児クリニック院長
片山綾子	島田療育センター小児科
要　登志美	兵庫県立こども病院周産期医療センターGCU病棟看護師
河井昌彦	京都大学医学部附属病院小児科（新生児集中治療部）病院教授
川目　裕	東北大学東北メディカル・メガバンク機構遺伝子診療支援・遺伝カウンセリング分野教授
川本　豊	川崎医科大学新生児科学教授
北澤重孝	昭和大学横浜市北部病院こどもセンター教授
金城唯宗	産業医科大学小児科学内講師
熊本裕美	兵庫県立こども病院周産期医療センターGCU病棟看護師長補佐
桑原貴子	鹿児島市立病院総合周産期母子医療センター新生児内科医長
小山典久	豊橋市民病院小児科部長
齋藤　綾	埼玉医科大学総合医療センター小児科助教
齋藤紀子	横浜市立大学附属市民総合医療センターNICU助産師
佐竹舞唯	兵庫県立こども病院周産期医療センターGCU病棟看護師
清水正樹	埼玉県立小児医療センター未熟児新生児科部長
白川嘉継	福岡新水巻病院小児科、周産期センター長
鈴木　悟	名古屋市立西部医療センター院長、第一小児科部長
鈴村　宏	獨協医科大学小児科准教授
瀧川逸朗	東京都立大塚病院副院長

田中遥菜	兵庫県立こども病院周産期医療センターGCU 病棟看護師
長　和俊	北海道大学病院周産母子センター診療教授
長曽我部　綾	横浜市立大学附属市民総合医療センターNICU、新生児集中ケア認定看護師
津田兼之介	久留米大学医学部小児科助教
	（現　横浜市立大学附属市民総合医療センター総合周産期母子医療センター）
土山ちひろ	久留米大学病院総合周産期母子医療センター新生児部門看護師
中西秀彦	東京女子医科大学母子総合医療センター新生児医学科講師
中野恵美	東京女子医科大学病院 NICU、新生児集中ケア認定看護師
中村明子	京都大学医学部附属病院 NICU 看護師長、新生児集中ケア認定看護師
中山宏美	県立広島病院総合周産期母子医療センターNICU、新生児集中ケア認定看護師
難波文彦	埼玉医科大学総合医療センター小児科講師
新飯田裕一	北海道立子ども総合医療・療育センター新生児内科部長
長谷部義幸	昭和大学横浜市北部病院こどもセンター
原田明佳	大阪市立総合医療センター新生児科医長
飛彈麻里子	横浜労災病院周産期センター新生児内科部長
平井重世	兵庫県立こども病院周産期医療センターGCU 病棟看護師長補佐
細野茂春	日本大学医学部小児科学系小児科学分野准教授
松本千鶴	東京女子医科大学病院 NICU、新生児集中ケア認定看護師
間野雅子	元　独立行政法人国立病院機構岡山医療センター看護師長
丸山憲一	群馬県立小児医療センター新生児科、第二内科部長
水野克己	昭和大学江東豊洲病院小児内科教授
南　宏尚	愛仁会高槻病院副院長、小児科部長
箕面崎至宏	川口市立医療センター新生児集中治療科部長
三宅芙由	埼玉医科大学総合医療センター小児科
森脇　愛	兵庫県立こども病院周産期医療センターGCU 病棟看護師
柳川瀬涼子	兵庫県立こども病院周産期医療センターGCU 病棟看護師長
山田恭聖	愛知医科大学病院周産期母子医療センター教授
和田和子	大阪大学医学部附属病院総合周産期母子医療センター講師
和田紀久	近畿大学医学部附属病院 NICU 准教授

本書の利用ガイド

本書は「家族への説明に使える」ことを意図しましたが、一人ひとりの赤ちゃんの状態や各施設の診療方針をすべてカバーするものではありません。ご利用にあたっては、あくまで一つの例としてご参照いただくとともに、最新の医学情報についてはその都度、別途加味いただきますようお願いいたします。

家族のためのページ

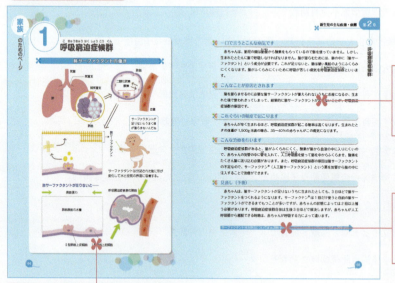

家族への説明に実際に使えるように、むずかしい医学用語にふりがなをつけたり、わかりやすい表現を用いました。

関連する疾患へ、また疾患の説明から治療の説明へとすぐにとべるように、参照ページのガイドをつけました。

イラストや写真で、疾患の成り立ちや治療のメカニズム、ケアの内容を目で見てわかるように工夫しました。

医療者のためのページ

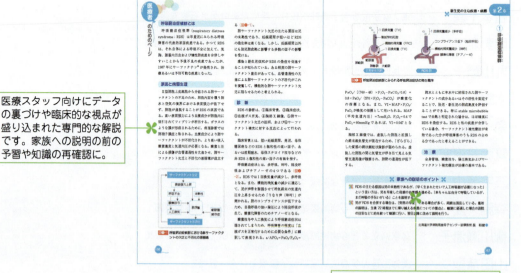

医療スタッフ向けにデータの裏づけや臨床的な視点が盛り込まれた専門的な解説です。家族への説明の前の予習や知識の再確認に。

家族への説明にあたって注意したいことや心得ておくべきことをピックアップしています。

新生児の特徴　第1章

家族のためのページ

1 妊娠週数と胎児の発育

母体の変化と胎児の発育

初期

月週数	2カ月 ④⑤⑥⑦	3カ月 ⑧⑨⑩⑪	4カ月 ⑫⑬⑭⑮
	妊娠2カ月頃は、まだ豆粒ほどの小ささだよ		
身長	約2.5cm	約9cm	約18cm
体重	約4g	約20g	約120g
胎児の様子	耳・目・口ができ、心臓や肝臓、胃腸など、主要な臓器になる元がほぼ完成します。	人間らしい姿になり、性の区別ができるようになります。皮膚はまだ透明。	顔に毛が生え始め、筋肉の発育もさかんに。羊水の中で手足を動かし始めます。光に対して敏感に反応し、触覚も発達し始めます。

中期

月週数	5カ月 ⑯⑰⑱⑲	6カ月 ⑳㉑㉒㉓	7カ月 ㉔㉕㉖㉗
	お母さんのおなかの中でいっぱい動いてるよ！		
身長	約25cm	約30cm	約35cm
体重	約250g	約600～750g	約1,000～1,200g
胎児の様子	髪、爪が生え始め、運動（胎動）が活発に。聴覚の発達が始まります。	まゆ毛、まつ毛が生え始め、皮膚は鮮紅色、皮脂腺が発達してきます。味覚も発達し始めます。	皮下脂肪の発達が不十分なため、しわが多い。脳がどんどん発達する時期。早産した場合でも、この時期なら適切な保育で生存可能。

後期

月週数	8カ月 ㉘㉙㉚㉛	9カ月 ㉜㉝㉞㉟	10カ月 ㊱㊲㊳㊴
	もうすっかり大きくなったよ！あともう少し		
身長	約40cm	約45～47cm	約50cm
体重	約1,500～1,700g	約2,000～2,300g	約3,000～3,200g
胎児の様子	うぶ毛が全身に生えてきます。皮膚が胎脂に覆われてきます。	皮下脂肪が増加してしわが少なくなります。爪も発達しますが指先には届いていません。	成熟胎児になり、爪も指先まで生えそろってきます。もう、いつ生まれても大丈夫。

第1章 新生児の特徴

① 妊娠週数と胎児の発育

妊娠週数を決定して胎児の発育をみます

　胎児の発育を評価するには正確な妊娠週数の決定が必要です。月経周期が不順なお母さんは、妊娠初期の超音波検査などで週数を決定します。

妊娠持続期間

　妊娠期間は最終月経の日より起算し、満日数、満週数で表現します。分娩予定日は満280日、すなわち満40週0日となります。

妊娠持続期間の区分

流　産：妊娠22週0日未満の分娩
早　産：妊娠22週0日から36週6日までの分娩
正期産：妊娠37週0日から41週6日までの分娩
過期産：妊娠42週0日以上の分娩

胎児の発育の評価

　超音波検査によって推定体重を出し、在胎期間別の出生時体格標準値というデータに照らしあわせていきます。胎児の発育は、赤ちゃんの性別、初産か経産かによっても差があり、女児より男児、初産より経産でやや大きい傾向があります。また、胎児の先天的な異常、胎内感染、母体合併症などが原因で発育に異常が出ることもあります。

　予定日頃の赤ちゃんの大きさは体重が約3kg、身長は50cmくらいです。週数別の胎児の状態は左ページを参照してください。

子宮内の胎児については p.18 参照 ● 胎児発育不全については p.48 参照

胎児発育の評価

胎児の発育を評価することは、胎児自身とそれを取り巻く環境因子を評価することにつながる。

●在胎期間の決定

在胎期間は最終月経の初日から起算し、満日数、満週数で表現する。また、妊娠初期における胎児頭殿長（CRL）や児頭大横径（BPD）などの胎児計測に基づく妊娠週数が最終月経から算定した分娩予定日と一致するかを確認する。

●胎児発育の評価の指標

CRL、BPD、頭囲（HC）、腹囲（AC）、大腿骨長（FL）、推定胎児体重（EFW）などの超音波による測定が用いられる。それを各妊娠週数における胎児体重基準値（表❶-1）[1, 2]と比較し、胎児の発育を評価していく。胎児発育異常としては、胎児発育不全（FGR）、出生体重4,000g以上の巨大児（macrosomia）が挙げられる。

●妊娠初期

経腟超音波法では妊娠4～5週で子宮内に胎嚢（GS）が認められる。6週を超えると胎児心拍動が確認でき、CRLの測定が可能になる。超音波検査での妊娠週数の決定には妊娠初期のCRLの信頼性が一番高い。妊娠11週を超えると精度が落ちるため、BPDを用いた発育評価を行う。

●妊娠中期～後期

この時期の胎児発育評価にはBPDが適している。奇形症候群や胎児感染症などの妊娠初期からの原因で発症するFGRではBPDが小さい。

●胎児発育に影響する因子

児の有する遺伝的・体質的因子や体内環境などの一般的な因子と染色体異常や母体の合併症などの病的因子が挙げられる（表❶-2）[3]。

外形的発育

～7週：器官形成期。胎児身長は約3cm。頭部は大きく2頭身。

～12週：CRLは約6～7cm。骨の化骨が始まる。指が分化し、爪も出現し始め、外性器も発達し始める。皮膚は透明で皮下血管や内臓は透けて見える。体動がみられ始める。

～16週：CRLは約12cm。体重は110g。外性器の区別がつくようになる。

～20週：体重は300gを超え、うぶ毛が全身に生じ、胎脂も出現し始める。母体は胎動を感じるようになる。

～24週：体重は約650g。皮下脂肪が蓄積し始める。まゆ毛やまつ毛がはっきりし、手指には爪が生えてくる。肺の発達がみられ始める。

～28週：体重は約1,100g。皮膚は赤くてしわが多く、老人様顔貌を示す。瞳孔膜が消失、外耳道は開通する。

～32週：体重は約1,800g。皮膚はまだ赤く、しわもみられる。

～36週：体重は約2,500g。皮膚の赤みが消え始め、脂肪蓄積によりしわが少なくなる。うぶ毛は消失し始める。

～40週：皮膚も成熟し、爪も指先を越えるようになる。

出生後に成熟度の評価をする方法として、Dubowitz法が広く用いられている。

運動系・神経学的発達

妊娠8週頃から体動が出現し、妊娠9週頃から上肢・下肢の運動、10週頃から躯幹の

表1-1 胎児体重の妊娠週数ごとの基準値

妊娠週数	−2.0SD	−1.5SD	mean	+1.5SD	+2.0SD
18W+0	126	141	187	232	247
19W+0	166	186	247	308	328
20W+0	211	236	313	390	416
21W+0	262	293	387	481	512
22W+0	320	357	469	580	617
23W+0	386	430	560	690	733
24W+0	461	511	660	809	859
25W+0	546	602	771	940	996
26W+0	639	702	892	1,081	1,144
27W+0	742	812	1,023	1,233	1,304
28W+0	853	930	1,163	1,396	1,474
29W+0	972	1,057	1,313	1,568	1,653
30W+0	1,098	1,191	1,470	1,749	1,842
31W+0	1,231	1,332	1,635	1,938	2,039
32W+0	1,368	1,477	1,805	2,133	2,243
33W+0	1,508	1,626	1,980	2,333	2,451
34W+0	1,650	1,776	2,156	2,536	2,663
35W+0	1,790	1,926	2,333	2,740	2,875
36W+0	1,927	2,072	2,507	2,942	3,086
37W+0	2,059	2,213	2,676	3,139	3,294
38W+0	2,181	2,345	2,838	3,330	3,494
39W+0	2,292	2,466	2,989	3,511	3,685
40W+0	2,388	2,572	3,125	3,678	3,862
41W+0	2,465	2,660	3,244	3,828	4,023

（文献1、2より引用）

回転・屈伸運動、12週頃から開口運動、手と顔の接触運動、あくび様運動、嚥下運動、妊娠16週頃から眼球運動、随意的排尿がみられる。吸啜反射は妊娠24週以降にみられる。妊娠中期には聴覚は良好に発達し、音に反応する。妊娠28週頃で光を感じ、味覚もある程度発達する。

循環器系

第1章③「胎児と新生児の循環の違い」（p.24）を参照。

泌尿器系

尿細管は妊娠7週で形成され、妊娠10週で腎臓は尿を排泄するようになる。胎児の排泄する尿は羊水の重要な成分であり、羊水の

医療者のためのページ

表❶-2 胎児発育に影響を及ぼす諸因子

一般的因子	病的因子
1. 児の遺伝的・体質的因子 ①人種・民族 ②児の性別 ③家系的体質（父母および同胞の体格） 2. 胎内環境（母体・子宮胎盤系）の因子 ①母親の体格 ②母親の年齢と出生順位 ③母親の妊娠中の栄養状態 ④母親の喫煙 ⑤物理的環境（標高、気候） ⑥社会経済的条件（父親の職業など）	1. 児の本質的異常 ①染色体異常 ②先天性奇形症候群 ③先天性代謝異常 ④子宮内感染症 ⑤有害物質の子宮内曝露 2. 胎内環境の異常 ①母体の疾患 ②妊娠合併症 ③その他の原因による子宮胎盤系異常

（文献3、仁志田博司「胎児発育曲線」小児医学、15巻、1982より引用）

量、正常・異常に影響を与える。また、腎血流は胎児低酸素症などの子宮内環境に左右され、羊水量は胎児のwell-beingの指標になる。

消化器系

妊娠12週頃には羊水嚥下運動がみられる。妊娠末期には1日200〜760mLの羊水を嚥下しているといわれている。したがって妊娠初期では胎児の羊水嚥下は羊水量に影響を及ぼさないが、妊娠後半期には胎児の羊水嚥下の量は羊水量に影響し、嚥下量が少ないと羊水過多となる。

また、妊娠32週頃には消化機能がほぼ完成に近づくといわれている。胎便は、嚥下した羊水中に含まれているうぶ毛、胎脂、上皮細胞などの未消化物、消化管分泌物などに胆汁が混ざり、ビリベルジンを含む。したがって、胎便は暗緑黒色を呈する粘稠物として排便される。

肝臓

肝臓の代謝機能は不完全で未熟である。ビリルビン代謝は抱合能が低く、一部は肝臓でグルクロン酸抱合を受けた後、胆道から排泄され、腸で大部分が酸化されてビリベルジンとなる。ほかは胎盤を経て、母体肝臓にその抱合を依存している。また、肝臓から分泌されるinsulin-like growth factor-1（IGF-1）は胎児の細胞成長および体重増加に重要な働きを果たす。

膵臓

膵臓では妊娠9週頃にインスリンがみられ、妊娠12週には胎児血中に検出されるようになる。血糖のコントロールのほかに成長因子の受容体とも結合し、胎児の成長を促進するともいわれている。

呼吸器系

胎児は胎盤を介してガス交換を行うので、肺呼吸の必要はないが、妊娠12週頃より呼吸様運動がみられ始め、肺の発達に影響を与えている。妊娠28週頃になると肺胞上皮のⅡ型細胞から肺サーファクタントが産生され始め、36週頃には十分な量が分泌される。肺サーファクタントは出生後の肺呼吸に重要で、不足すると呼吸窮迫症候群となる。

胎児血液

妊娠2カ月頃より肝臓で造血され、妊娠4～5カ月以降は主に骨髄での造血が盛んになる。胎児赤血球の寿命は約80日で、成人の約3分の2である。

免疫機能

胎児に存在する免疫グロブリンは胎盤を通過する母体由来のIgGであり、出生後の防御機能として働く。IgGは妊娠16週より胎児に移行し始めるが、ほとんどは妊娠36週以降に運ばれる。そのため早産児の免疫機能は成熟児に劣る。また、IgMには胎盤通過性はないため、胎児血にみられた場合は子宮内での感染症（風疹、サイトメガロウイルス、トキソプラズマなど）を疑わなければならない。

家族への説明のポイント

- 胎児発育の評価は、胎児の異常の早期発見につながる。
- 早産児では週数により外表の違い（皮膚の薄さ、眼裂、うぶ毛の有無など）があるが、胎内と同じように自然に変化し、成長していくことを伝える。

引用・参考文献

1) 日本超音波医学会.「超音波胎児計測の標準化と日本人の基準値」の公示について. 超音波医学. 30, 2003, J415-40.
2) 日本産科婦人科学会周産期委員会提案. 超音波胎児計測の標準化と日本人の基準値. 日本産科婦人科学会雑誌. 57, 2005, 92-117.
3) 仁志田博司. 胎児発育曲線. 小児医学. 15, 1982, 562.

鹿児島市立病院総合周産期母子医療センター新生児内科医長 **桑原貴子**　部長 **茨　聡**

第1章　新生児の特徴

1　妊娠週数と胎児の発育

家族のためのページ

2 子宮内の胎児

子宮内の胎児の様子

羊水データ
胎児の尿や肺水で構成されている

- 胎児は羊水の中に浮かんでいる。
- 外力から胎児を守り、胎児を保温する役割を持つ。

胎盤データ
ほぼ円形で円盤状。赤ちゃんの体重の1/6ぐらいの重さ

- 赤ちゃんに栄養や酸素を供給する。
- 胎盤の機能が低下すると赤ちゃんにも影響が出る。

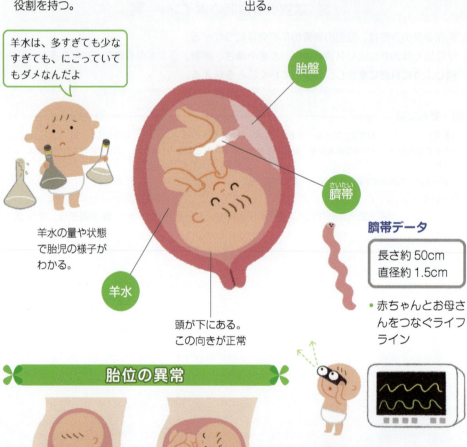

羊水は、多すぎても少なすぎても、にごっていてもダメなんだよ

羊水の量や状態で胎児の様子がわかる。

胎盤

臍帯

羊水

頭が下にある。この向きが正常

臍帯データ
長さ約50cm
直径約1.5cm

- 赤ちゃんとお母さんをつなぐライフライン

胎位の異常

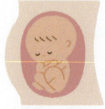
骨盤位（逆子）

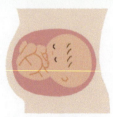
横位

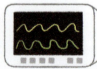

超音波や分娩監視装置で、胎児の心拍数や胎動をしっかり観察。何か異常があれば、すぐに対応できるんだ

新生児の特徴　第1章

② 子宮内の胎児

妊娠とは

　受精卵が子宮に着床し、胎芽、胎児および胎児付属物（胎盤、臍帯、羊水、卵膜のことをいいます）を子宮内に保有する状態であり、分娩をもって終了します。

子宮内の胎児に必要なもの

　胎盤・臍帯：お母さんからの栄養や酸素を胎児に渡すための重要な臓器です。胎盤と胎児は臍帯（へその緒）でつながっています。また、胎児の成長は、ほぼ胎盤からの栄養に頼っています。胎盤の機能が落ちると、胎児の成長にも影響が出てしまいます。

　羊水：子宮の中を満たす液体であり、胎児の尿や肺水が主な成分です。この羊水の中に胎児と臍帯は浮かんでいます。羊水は胎児の正常な発育には欠かせないものであり、また外力から胎児を守るための防御壁になっており、保温の働きもしています。

　[羊水の異常] 羊水の異常としては羊水過少、羊水過多、羊水混濁などが挙げられますが、いずれも胎児の異常や健康状態を反映していることが多く、しっかりとした検査が必要となります。

胎児の健康状態を把握する方法

　現在は、超音波検査法が発達しており、妊娠初期から胎児の状態がみられるようになってきました。胎児の発育評価、異常の早期発見には定期的な妊婦健診が必要です。特に分娩監視装置による胎児心拍数モニタリングや胎動カウント、超音波による胎児の評価などが挙げられます。異常がみられれば緊急の娩出も考えられます。

胎位の異常

　胎児は頭が下にきているのが正常ですが、骨盤位（逆子）、横位などの胎位の異常がみられることがあります。妊娠週数の早い時期には骨盤位の頻度は高く30％前後ですが、妊娠末期には5％前後と減少します。分娩方法にいては経腟分娩が可能かどうか、十分な検討が必要です。

胎児発育不全（FGR）については p.48 参照

妊娠とは

妊娠とは、受精卵の子宮内膜への着床に始まり、受精卵から発育する胎芽、胎児および胎児付属物を体内に保有する状態をいい、分娩（胎児および胎児付属物の排出）をもって終了する。産科学では発生が進みヒトの外観を呈するようになるまでの妊娠8週未満を胎芽期と呼び、それ以後を胎児期と呼んでおり、発育と成熟を続けていく。また、胎児が発育するために必要なものを胎児付属物といい、卵膜、胎盤、臍帯、羊水が挙げられる。

卵膜

卵膜は羊膜、絨毛膜、脱落膜の三者から成る。

羊膜：卵膜の最内層にあって、羊水分泌作用を有し、胎児と羊水を包む。羊膜は胎盤の胎児面より臍帯を覆って、胎児の臍部に達し、胎児の皮膚に移行する。

絨毛膜：羊膜と脱落膜との間にある。トロホブラストと中胚葉組織から成り立っている。この場で母児間の物質交換が行われており、胎児の発育にとって重要な部分である。

脱落膜：妊娠子宮の内膜から変化したもので、分娩時に排出されるため脱落膜と呼ばれる。着床卵の栄養、トロホブラストの浸潤防御、母体の免疫拒絶反応からの保護、内分泌機能などを有し、妊娠維持に重要な役割を果たしている。

羊水

●役割

羊水は羊膜腔を満たす水様の液体で、この中に胎児、臍帯が浮遊しており、胎児の運動、生存、発育に重要な役割を果たしている。また、外力が加わっても羊水がクッションの役割を果たし、胎児は保護される。分娩時には子宮筋の収縮力を均等に分配し、頸管の開大を促すとともに、胎児を強い陣痛から保護している。

●成分

妊娠前半期は胎児の血漿の成分とほぼ一致するが、妊娠12週頃より胎児腎が尿産生を開始し、羊水は胎児尿に置き換わっていく。妊娠中期から後期になると羊水の吸収（胎児嚥下運動、羊水腔から胎児循環や母体血管への移動）と、羊水産生（胎児尿と肺胞液分泌）の2つの因子が主に羊水の量と循環を左右する。羊水量は妊娠22〜34週まで上昇し、その後やや減少、または一定となり、妊娠40週以降では著明に減少する。

●異常

羊水量の異常（羊水過多、羊水過少）、羊水混濁が挙げられる。羊水量の異常は胎児奇形や母体合併症の有無、そして子宮内環境の状態を反映しており、重要な管理項目となる。羊水過多、羊水過少の原因を表❷-1および表❷-2に示す[1,2]。

また、羊水混濁は胎児が排泄した胎便が羊水中に浮遊した状態である。妊娠末期には羊水混濁の頻度が増えるが、その中には胎児の低酸素状態を示している場合がある。出生後、胎便吸引症候群（MAS）などの重篤な呼吸障害を来すことがあり、厳重な注意を要する。

臍帯

臍帯は胎児と胎盤の間の血液循環を行う索状組織であり、長さは約50cm、直径約1.5cmでらせん状に捻転し、表面は羊膜で覆われている。内部にはWharton's jellyの中に2本の臍帯動脈と1本の臍帯静脈が走って

表2-1 羊水過多の発症要因

胎児側要因	胎児の羊水嚥下・吸収障害	・中枢神経系異常：神経管欠損 ・消化器系異常：口唇口蓋裂、消化管閉鎖・機能障害、臍帯ヘルニア、腹壁破裂、横隔膜ヘルニア ・循環器系異常：胎児心不全、胎児水腫 ・染色体異常：18トリソミー、21トリソミーなど
	胎児尿産生過剰（高心拍出性）	双胎間輸血症候群、胎児貧血（血液型不適合妊娠、パルボウイルス感染、胎児母体間輸血症候群、遺伝性貧血）、無心体双胎、胎児 Bartter 症候群など
母体側要因		糖尿病、妊娠糖尿病
胎盤性要因		胎盤腫瘍、胎盤・羊膜の急性炎症
その他（原因不明）		

（文献1より作成）

表2-2 羊水過少の発症要因

胎児側要因	・胎児尿路障害：腎無形成・腎異形成・腎低形成、多嚢胞腎、尿路閉塞、後部尿道弁など ・胎児染色体異常 ・胎児発育不全 ・胎児死亡 ・双胎間輸血症候群
母体側要因	・妊娠高血圧症候群、抗リン脂質抗体症候群、膠原病、血栓症など胎盤機能全を起こしやすい病態 ・母体の解熱鎮痛薬・ACE阻害薬内服など
胎盤性要因	破水、胎盤梗塞・血栓、亜急性の胎盤早期剥離など
その他（原因不明）	

（文献2より作成）

いる。

胎盤

●構造

　胎盤は母体と胎児とをつなぐ臓器であり、胎児の成長は完全に胎盤からの物質に依存する。妊娠末期の形態は、ほぼ円形、円盤状で直径20cm、厚さ2.5cm、重量は400〜600gで、胎盤重量と胎児体重の比はほぼ1：6である。胎盤の子宮に接する面を胎盤母体面、羊水腔に接する面を胎児面といい、絨毛間腔を流れる母体血との間で物質交換が行われる。

●機能

　胎盤は物質交換に加え、ホルモンや蛋白の産生臓器でもある。

●物質産生

　胎盤の産生物質としてステロイドホルモン（エストロゲン、プロゲステロン）、蛋白ホルモン（ヒト絨毛性ゴナドトロピン、ヒト胎盤ラクトゲン）などを産生する。

●物質交換

ガス交換：胎盤は胎児の呼吸器として酸素を供給し、二酸化炭素を母体に移動するが、こ

のガス交換は単純拡散によって行われている。胎盤で酸素化された臍帯静脈血中の酸素飽和度は60～70％、酸素分圧（PO_2）は25～30mmHgである。このように、見かけ上、胎児は低酸素環境下にあるが、胎児ヘモグロビンの酸素への高親和性や高心拍出量により胎児組織には十分な酸素供給が行われている。

糖質：グルコースは促進的拡散により胎盤を通過し胎児のエネルギー源となる。

脂質：単純拡散により母体から胎児へ移行した脂肪酸と胎盤を通過したグリセオールから胎児肝臓で脂肪が合成される。

蛋白質・アミノ酸：能動輸送されるアミノ酸は胎児側で高濃度に維持されている。蛋白質の胎盤通過はIgG、retinol結合蛋白以外はほとんどみられない。IgM、IgAは胎盤を通過しない。

胎児の well-being の評価

胎児の well-being を評価することは、適切な治療や処置、娩出の時期を決定し、周産期死亡率、罹病率を低下させることにつながる。方法としては、以下のような間接的方法が一般に用いられている。

●NST（non stress test）

分娩監視装置による胎児心拍数モニタリングにて胎児の一過性頻脈（acceleration）を観察する。正常のNSTの所見は「15bpm以上、15秒以上持続するaccelerationが20分間に2回以上出現するもの」であり、正常またはreassuringと判定している。ただしnon-reassuringと判定された場合ではNSTのみで胎児のnot well-beingは診断できないので、back up testとして以下のCST、BPPを行うことが望ましい。

●CST（contraction stress test）

子宮収縮負荷試験であり、OCT（oxytocin challenge test）とも呼ばれる。子宮収縮により胎盤への血流が一過性に低下すると、予備能の低い胎児には遅発一過性徐脈（late deceleration）がみられる。negativeと判定された場合、高い確率で胎児の状態は良いことを示すが、positiveと判定された場合は児の週数や肺の成熟などを考慮した上で娩出を決定する。

●BPP（biophysical profile scoring）

上記方法に加え、胎児評価をより確実なものとするための検査である。超音波検査を用い、①胎児呼吸様運動、②羊水量、③胎動、④胎児筋緊張を観察し、⑤NSTの結果の5項目を合計、点数化したものである。

●胎児ドプラ血流測定

定期的な超音波断層法による胎児観察、発育評価に加えて行うことで、胎児well-beingの評価に有用である。臍帯動脈血流、中大脳動脈血流測定などがある。

家族への説明のポイント

胎児の well-being を評価した上で、たとえ早産で娩出になったとしても、胎内環境より胎外での環境のほうが良い状態を保てると判断したことを理解してもらう。

引用・参考文献

1) 日本産科婦人科学会／日本産婦人科医会編．"CQ306-1　妊娠中の羊水過多の診断と取り扱いは？"．産婦人科診療ガイドライン　産科編 2014．東京，日本産科婦人科学会，2014，150-2．
2) 日本産科婦人科学会／日本産婦人科医会編．"CQ306-2　妊娠中の羊水過少の診断と取り扱いは？"．前掲書 1．153-5．

鹿児島市立病院総合周産期母子医療センター新生児内科医長 **桑原貴子**　部長 **茨　聡**

家族のためのページ

3 胎児と新生児の循環の違い

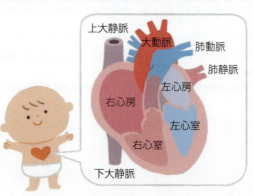

心臓の各器官の名称

上大静脈／大動脈／肺動脈／肺静脈／右心房／左心房／左心室／右心室／下大静脈

胎児期は、お母さんからたくさんの酸素を含んだ血液をもらえるから、それに合わせて心臓のしくみも大人とはちょっと違うんだよ

胎児における血液の流れ

胎盤
↓
臍帯静脈 ─ 酸素が豊富な血液
↓
下大静脈
↓
右心房 ─ 卵円孔を通って
↓
左心房
↓
左心室
↓
大動脈
↓
脳・冠動脈・全身へ

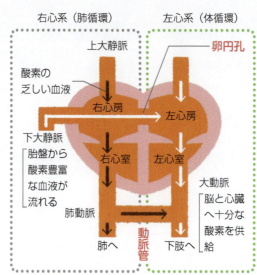

右心系（肺循環）／左心系（体循環）

卵円孔／動脈管

上大静脈／酸素の乏しい血液／右心房／左心房
下大静脈［胎盤から酸素豊富な血液が流れる］／右心室／左心室
肺動脈／大動脈［脳と心臓へ十分な酸素を供給］
肺へ／下肢へ

上大静脈 ─ 酸素が少ない血液
↓
右心房
↓
右心室
↓
肺動脈 ─ 動脈管を通って
↓
大動脈
↓
下肢へ

右心系の血圧は左心系の血圧より高いため卵円孔や動脈管を通って静脈血が動脈へ流れる。

出生後、胎盤からの血行がなくなると、赤ちゃんの体は大変化！

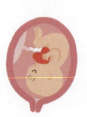

- 胎盤からの血行がある。
- 右心房と左心房の間の卵円孔が開いている。
- 肺動脈の血圧が高い。
- 肺動脈と大動脈を結ぶ動脈管が開いている。

→

- 肺での呼吸が始まり、胎盤から血液が流れなくなる。
- 卵円孔が閉じる。
- 肺動脈の血圧が下がる。
- 肺動脈から大動脈への流れがなくなり動脈管が生後24時間で閉じる。

この変化がうまくいかないと新生児遷延性肺高血圧症、動脈管開存症になっちゃうよ

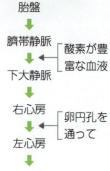

3 胎児と新生児の循環の違い

胎児循環の特徴

胎児循環の主な特徴は、①胎盤からの血液の流れがある、②卵円孔という右心房と左心房の間の隔壁が広く開いている、③動脈管という大動脈と肺動脈を結んでいる管が広く開いている、④肺動脈の血圧が高くなっている、ことなどです。

血液はどんなふうに流れているの？

下大静脈からの血液の流れ：胎児は肺で呼吸しないので、胎盤によって酸素と二酸化炭素の交換が行われ、酸素を豊富に含む血液が臍帯静脈から下大静脈に流れて心臓の右心房に返ってきます。この血液は解剖学的な特徴から、そのほとんどが開いている卵円孔を通じて左心房へ流れます。その後、左心房→左心室→大動脈へと流れていき、脳と上肢と冠動脈（心臓を栄養する血管です）へ酸素が豊富な血液を供給します。つまり、胎児は肺で呼吸しないにもかかわらず、重要な臓器である脳と心臓へは十分な酸素を供給しているという合目的な血液の流れをしています。

上大静脈からの血液の流れ：上大静脈から心臓の右心房に戻る血液は、酸素が乏しい血液です。この血液は右心房→右心室→肺動脈へと流れていきますが、肺動脈の血圧が高いためにそのほとんどが肺動脈と大動脈を結ぶ動脈管を通って下行大動脈へ流れます。

出生後の新生児の循環

卵円孔の閉鎖：出生後の新生児は肺で呼吸を始めます。そうすると肺動脈の血圧は低下して、それとともに右心室、右心房の圧も低下します。肺から心臓の左心房へ返ってくる血液も増加するため左心房の圧が高くなってきます。そのために左心房圧＞右心房圧となって卵円孔が機能的に閉鎖します。

動脈管の閉鎖：出生した新生児が呼吸を開始して血液中の酸素の量が増えると動脈管は細くなってきます。肺動脈の血圧も下がってきて大動脈圧＞肺動脈圧となって、動脈管の中の血液の流れも大動脈から肺動脈へと変化してきます。そして生後24時間くらいで動脈管は閉鎖します。

胎盤血行の停止：生まれたあとは臍帯（へその緒）を結紮するので胎盤血行は消失します。つまり、右心系（肺循環）と左心系（体循環）における交通がなくなります。

新生児遷延性肺高血圧症については p.86 参照●動脈管開存症については p.90 参照

胎児循環（図3-1）

胎児循環の特徴として、①胎盤血行がある、②卵円孔（左心房と右心房の隔壁にある開口部）が開存している、③動脈管（大動脈と肺動脈の間の管）が広く開存している、④肺血管抵抗が高い（肺高血圧である）、⑤体血管抵抗が低い、などがある。

●下大静脈からの血液の流れ

胎盤からの酸素が豊富な血液は臍帯静脈から胎児に入っていき、静脈管を経由して下大静脈へ流入する。下大静脈から右心房に入った血液は、その大部分が選択的に広く開存している卵円孔を通じて左心房に流入する。その後、左心房－左心室－大動脈へ流入していって、脳や冠動脈（心臓の栄養血管）および上肢に供給される。つまり、胎内では呼吸をしていないにもかかわらず、酸素の豊富な血液が胎児にとっての重要臓器である脳と心臓に十分行き渡るという、極めて合目的な血液の流れである。

●上大静脈からの血液の流れ

上大静脈からは酸素の乏しい血液が右心房に流入するが、この血液は選択的に右心室へ流れる。右心室から肺動脈へ流れた血液は、肺動脈圧が高い（肺血管抵抗が高い）ため大部分は肺へは行かずに、広く開存した動脈管を通じて下行大動脈へ流入する。右心室から拍出される血液のうち左右の肺動脈へ流れる血液は15％程度で、残りの85％は動脈管－下行大動脈の経路で流れていく。

●下行大動脈からの血液の流れ

下行大動脈からは、大部分の血液は総腸骨動脈－内腸骨動脈－臍帯動脈－胎盤と流れていく。一部の血液は、腹部臓器や下肢に供給された後に下大静脈へ流れていく。

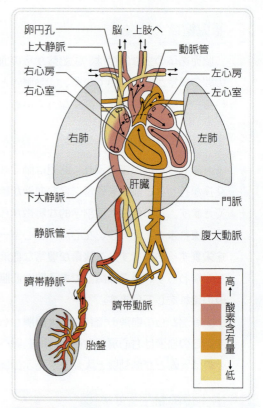

図3-1 胎児循環における血液の流れ（文献1、「助産診断・技術学Ⅱ. ［3］新生児期・乳幼児期」第5版、医学書院、2013より引用）

出生後の変化

●卵円孔の閉鎖

出生後、呼吸が開始されるとともに酸素分圧の急激な上昇や、肺血管抵抗の減少および肺動脈圧の低下によって肺血流量は増加する。肺動脈圧の低下に伴って右心房圧が低下する。肺血流の増加によって左心房への血液の還流も多くなって、左心房圧は上昇する。その結果、左心房圧＞右心房圧となり、卵円孔は右心房側へ凸になって、機能的に閉鎖する（図3-2）。

●動脈管の閉鎖

出生後の酸素分圧の上昇によって動脈管は収縮し始める。動脈管の血流は胎児期には右

左短絡であるが、出生直後の数時間は右左短絡と左右短絡の両方向性短絡になり、肺動脈圧の低下とともに次第に左右短絡となって生後24時間以内に閉鎖することが多い。動脈管の閉鎖には酸素分圧の上昇と血中プロスタグランディン（PG）の減少や動脈管壁でのPG生成の低下も関与している。したがって、閉鎖した動脈管は低酸素状態になれば再開通することがある。

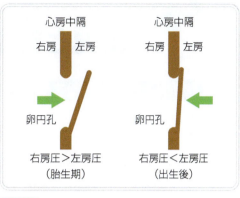

図❸-2 卵円孔の変化

● 胎盤血行の停止

胎盤血行の停止とともに体血管抵抗が上昇し、体血圧が上昇する。それとともに出生時にカテコラミンや複数のホルモン濃度が上昇し心収縮力が増加し、体血圧がさらに上昇していく。静脈管は生後2〜3日で閉鎖する。その間は、臍帯静脈からカテーテルを挿入すれば静脈管を経由して下大静脈まで到達させることができ、輸液ルートとして使用できる。

● 肺循環と体循環

卵円孔の閉鎖、動脈管の閉鎖によって体循環と肺循環の短絡が消失し、肺循環と体循環が独立する。心室圧も右心室が次第に低下していって、右心室圧＞左心室圧の状態から右心室圧＝左心室圧の状態を経て、右心室圧＜左心室圧と移行していく。出生後にこのようなダイナミックな変化が、短時間に行われる。この変化に順応できず、出生後も胎児循環と同じ血行動態を示すものが新生児遷延性肺高血圧症である。

家族への説明のポイント

- 肺高血圧の存在によって右心系の圧が左心系より高いこと、卵円孔と動脈管が開存していること、酸素の豊富な血液が心臓・脳という重要臓器に供給されていることがポイント。
- 通常は胎児循環の特徴を家族に説明する機会は少ないと思われる。新生児遷延性肺高血圧症の理解の一部として説明し、出生後も同様な血行動態が残存していれば、酸素が乏しい血液が全身に供給され高度のチアノーゼが出現すると説明すれば、家族が理解しやすくなると思われる。

引用・参考文献

1）横尾京子編．"新生児の適応生理"．助産診断・技術学Ⅱ．[3] 新生児期・乳幼児期．第5版．東京，医学書院，2013，13（助産学講座，8）．

東京都立大塚病院副院長 瀧川逸朗

家族のためのページ

4 胎児と新生児の呼吸の違い

胎児はどうやって呼吸するの？

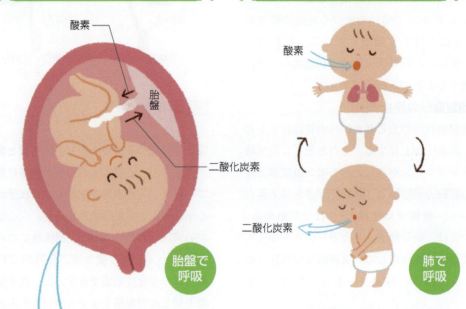

胎盤で呼吸

新生児はどうやって呼吸するの？

肺で呼吸

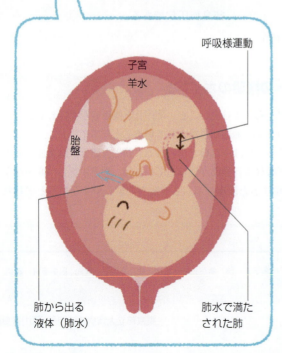

胎児の肺はどうなっているの？
胎児の肺は肺水という液体で満たされています。この液体は口から排出され、羊水の一部になります。また呼吸の練習のような動きもしていて（胎児呼吸様運動）、この肺水や呼吸様運動が肺の成熟に重要な役割を担っています。

生まれると……
出生と同時に、肺水は急速に空気に置き換わり、空気中で肺による呼吸ができるようになります。

第1章 新生児の特徴

④ 胎児と新生児の呼吸の違い

🍀 新生児の呼吸方法

新生児の呼吸は肺によって行われています。呼吸は「大気から酸素を取り込む」と「体内で産生された二酸化炭素を排出する」という2つの機能から構成され、胎児が胎外で生きていくためには絶対不可欠なものです。

🍀 胎児の呼吸方法

胎児は空気のない羊水中に浮かんでいます。胎児は肺では呼吸できませんので、その代わりに胎盤で酸素を取り込み、二酸化炭素を排出しています。ですから胎児は胎盤で呼吸しているともいえます。

🍀 胎児の肺のしくみ

胎児の肺は成熟過程にあり、正期産（妊娠40週前後）の時期に成熟児で出生したとしても、肺胞数でみると成人の10分の1しかなく、まだ完成していません。また、胎児の肺は、肺水と呼ばれる、肺胞内で分泌された液体で満たされています（この肺水は羊水中へ排出されており、尿とともに羊水の主要構成成分となっています）。この肺水で肺胞が満たされていることで肺胞の成熟を促し、また肺胞内に何もないよりも、出生時に肺がふくらみやすくなります。また、胎児は胎内で呼吸の練習のような動き（胎児呼吸様運動）も断続的に行っています。この動きが少なかったり、または長期間の破水などで肺水が少なくなると、肺が十分育たなかったり、十分に開かない状態になったりする可能性があります。

🍀 生まれると、肺はどうなる？

出生とは、「水中での胎内生活から、空気中で自分で息をする胎外生活へ移行すること」であるといえます。陣痛が始まって産道を通過すると肺水は急速に空気に置き換わり、また規則的な呼吸もできるようになりますが、その詳しいしくみのすべては解明されていません。ほかの大事な臓器（脳、心臓、腎臓、消化管など）が未成熟ながら出生前にすでに機能しはじめているのに比べて、肺は生命維持に不可欠な呼吸を行わなくてはならないにもかかわらず、出生する直前まで機能しないという点で、極めて対照的な臓器だといえます。

子宮内の胎児については p.18 参照 ● 胎児と新生児の循環の違いについては p.24 参照
新生児一過性多呼吸については p.68 参照

医療者のためのページ

胎盤を介した胎児呼吸機能

●母体・胎児における血液ガス正常値

母体と胎児の血液ガス正常値を表4-1に示します。

●胎盤におけるガス交換

胎児は胎内において、胎盤を介してガス交換し呼吸を行っている。胎児血は臍帯動脈から胎盤に入り、絨毛上皮において酸素化され、臍帯静脈に入り胎児に還流する。胎児循環は胎児心拍出量の約45%を占め、胎盤におけるガス交換は単純拡散により行われる。

●酸素ヘモグロビン解離曲線（図4-1）

酸素ヘモグロビン解離曲線は、ある酸素分圧下でヘモグロビンが酸素と結び付く能力を示す曲線である。胎児では胎児ヘモグロビン（HbF）を有するため酸素解離曲線が左側へ大きくシフトしており、成人ヘモグロビン（HbA）よりも低い酸素分圧下で、より多くの酸素と結び付くことができる。また胎児の臍帯静脈と臍帯動脈のPO_2の変化は少ないが、この酸素分圧下における胎児の酸素解離曲線のカーブが急峻であるため、胎内のような低い酸素分圧でも効率よく胎児末梢組織へ酸素を供給することができる（図4-2）。

逆に好気的な胎外環境下では、HbFは酸素との結び付きが強いため末梢組織で酸素を十分に離さない。出生後、酸素解離曲線は次

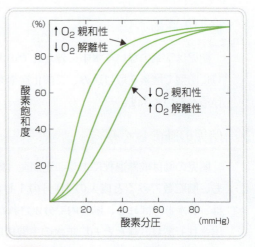

図4-1 酸素ヘモグロビン解離曲線（文献2より引用）

酸素解離曲線を左へ移動させる因子（酸素親和性を上昇させる因子）
① HbF（胎児ヘモグロビン）の量↑
② pH↑
③ PCO_2（二酸化炭素分圧）↓
④ 2,3-DPG↓
⑤ 体温↓

表4-1 ヒトにおける母体と胎児の血液ガス正常値

	母体子宮		胎児臍帯	
	動脈	静脈	静脈	動脈
PO_2（torr）	95	38	30	22
HbO_2（% saturation）	98	72	75	50
酸素含有量（mL/dL）	16.4	11.8	16.2	10.9
酸素含有量（mM）	7.3	5.3	7.2	4.5
Hb（g/dL）	12.0	12.0	16.0	16.0
酸素結合能（mL/dL）	16.4	16.4	21.9	21.9
酸素結合能（mM）	7.3	7.3	9.8	9.8
PCO_2（torr）	32	40	43	48
CO_2含有量（mM）	19.6	21.8	25.2	26.3
HCO_3^-（mM）	18.8	20.7	24	25
pH	7.42	7.35	7.38	7.34

（文献1より引用改変）

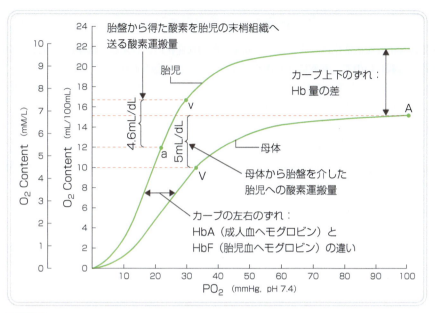

図❹-2 胎盤での母体から胎児への酸素移行と酸素運搬能（文献3より引用）

第に右に寄って、十分な酸素を組織に運べるように変わってくる。

胎内における胎児肺の状態

●呼吸器系の発達

肺は受精後4週頃から形成されはじめ、在胎17週頃より気管支に内腔が生じ（管腔期）、細気管支より末梢の肺細葉（acinus）の発育が進む。在胎20～24週頃より被覆上皮細胞がⅠ型細胞、Ⅱ型細胞へ分化し、24週頃より細葉の立方上皮細胞が扁平化して肺胞が発達し、ガス交換可能な構造となる（終末嚢胞期）。胎児の肺容量・肺面積は在胎27週頃より急速に増加するが、出生時の肺胞数は成人の約1/10（新生児2,400万、成人3億）に留まる。

●肺水（lung fluid）

子宮内で胎児の肺胞は肺水により満たされている。肺水は肺胞上皮で約5mL/kg/時で産生され、羊水中へ能動的に分泌されている。肺水は尿とともに羊水の重要な構成要素であり、羊水中のサーファクタント測定により胎児肺の成熟度を判定することができる。肺胞における肺液量は30mL/kgで、出生後の機能的残気量（FRC）にほぼ等しい。また肺胞に肺水が満たされていることにより、何もなく虚脱している肺胞よりも出生時に空気が入りやすくなっている。肺水は肺胞の成熟にも関与しているといわれており、長期破水などで羊水過少が続くと肺低形成やDry Lung症候群を生じることがある。

●胎児呼吸様運動

胎児呼吸様運動は妊娠11週頃より出現する規則的ながら不連続な運動で、胎児のwell-beingの指標の一つとされている。肺や呼吸器系の発達にも関与しているとされている。

家族への説明のポイント

- 出生前後の呼吸の変化は、人生の中でも最も劇的な変化だといえる。細かいメカニズムを説明するのは難しいので、家族にはできるだけわかりやすく説明する。
- 「赤ちゃんがおなかの中で動いたり蹴ったりしている」ことを、赤ちゃんのほかの臓器がすでに活動しはじめている例として取り上げてもよい。

引用・参考文献

1) Longo, LD. "Respiration before birth : the placenta". Pulmonary Physiology : Fetus, Newborn, Child, and Adolescent. 2nd ed. Scarpelli, EM. ed. New York, Lea & Febiger, 1990, 1-41.
2) 徳久琢也ほか. 呼吸器系. Neonatal Care. 17 (5), 2004, 402-11.
3) 佐橋剛. 新生児期の呼吸生理. Neonatal Care. 15 (4), 2002, 286-92.

青森県立中央病院総合周産期母子医療センター新生児集中治療管理部部長 **網塚貴介**

memo

5 成人と新生児の違い

家族のためのページ

新生児、すなわち生まれたばかりの赤ちゃんは、「お母さんの子宮の中で守られた生活」から「自分で生きてゆかなければならない世界」へと突然放り出されたようなものです。神さまはうまく創ってくださったもので、ほとんどの赤ちゃんはその"変化"に対応できるのですが、中には変化に対応できずに医療的な補助（すなわち NICU への入院）が必要になることもあります。お子さんの病態をご理解いただくために、「子宮の中での生活」と「子宮の外での生活」の違いをお話しします。

子宮内での生活

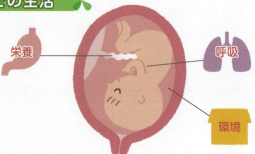

- **栄養**：へその緒や胎盤を通じて、お母さんから栄養をもらい、老廃物を捨ててもらう
- **呼吸**：肺はまだ働いていないので、へその緒や胎盤を通じて、お母さんから酸素をもらう
- **環境**：一定の温度（37℃くらい）に保たれた、静かな、無菌空間

子宮の外での生活

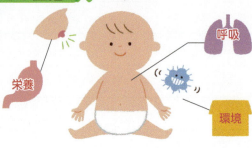

- **栄養**：消化管から栄養を摂取し、自分で処理して、おしっこやうんちとして排泄する
- **呼吸**：自分で呼吸し、肺で酸素と二酸化炭素を交換する
- **環境**：お母さんのおなかの中に比べて、寒くて刺激が多く、雑菌の住む空間

成人と新生児の違い

 呼吸　成人では肺で呼吸して酸素と二酸化炭素を交換するのは当たり前ですが、肺での呼吸を始めたばかりの新生児は、しばしば呼吸が不規則で、呼吸数も多いなど、未熟性が残っています。

 栄養　新生児は胃の容量が小さいので、何度も授乳が必要で、おっぱいを吐くことも多いなどの特徴があります。また、消化管に生まれつきの病気がある場合は、多くが新生児期に発症することも重要です。

 環境　成人と比べると、新生児は環境に適応する能力が弱いので、体温を調節したり感染を予防したりなど、過ごしやすい環境を整えてあげることが重要です。

大人とボクたちって、こんなに違うんだね！

第1章 新生児の特徴

⑤ 成人と新生児の違い

呼吸の変化

仮死：子宮の中ではお母さんから酸素をもらっていたため、肺はまだ働いていませんでしたが、出生後は自分で呼吸しなければなりません。通常、赤ちゃんは生まれてすぐに呼吸を始めるのですが、自力で産声を上げることができない「仮死状態」で生まれた場合、「蘇生」をして、自分で呼吸ができるようになるまで状態を立て直す必要があります。特に、チアノーゼが長く続いたり、呼吸が不規則でぐったりしていたりするときは、慎重な治療が必要です。また、子宮内でうんちをしてしまった場合、それを肺に吸い込むと、胎便吸引症候群という病気になることがあるので、注意が必要です。

心疾患：胎児期の肺は硬くて、血液があまり流れていないのですが、生まれると多くの血液が肺へ流れ込むようになります。多くの心疾患では、胎児期には症状は出現せず、出生後、血液の流れが変わるとともに症状が出てきます。

栄養・代謝の変化

低血糖症：子宮内では、常にお母さんから糖分が供給されていましたが、出生後は自分でおっぱいを飲んで、栄養をとらなければなりません。通常、赤ちゃんが低血糖になることはまれですが、子宮内での体重の増えが悪かったり、哺乳不良が長引いたりする赤ちゃんなどの場合、低血糖になることがあります。また、お母さんが糖尿病だったり、赤ちゃんがとても大きい場合（巨大児）、赤ちゃんの産生するインスリンが多く、出生後に低血糖になることがあります。低血糖は、神経学的後遺症の原因となることがあるため、ひどい場合は、人工乳（ミルク）を追加したり、点滴から糖を補充したりする治療が必要になります。

哺乳不良・消化器疾患など：すべての赤ちゃんが生まれてすぐにミルクをごくごく飲めるわけではなく、もどしてしまうことがあります。大部分は「初期嘔吐」といわれるようなもので、心配ありません。しかし、ときどき「感染症」や「消化管の異常」などが嘔吐の原因のことがあり、注意が必要です。

黄疸：子宮内では黄疸の元になる「ビリルビン」をお母さんが処理してくれていたのですが、出生後はお母さんの援助がなくなるため、黄疸が発生します。ある程度までは心配ありませんが、あまりにビリルビンが増えると脳に障害を及ぼす危険性があるため、光線療法などの治療が必要となります。

環境の変化

感染症：生れたばかりの赤ちゃんには、外界の雑菌に対する抵抗力がまだ十分に備わっていないため、感染症にかかりやすく、重症化しやすいという特徴があります。そのうえ、成人に比べて、検査で異常がはっきりしないことも多く、注意が必要です。

新生児仮死については p.122 参照 ● 胎便吸引症候群については p.72 参照
黄疸については p.128 参照 ● 光線療法については p.254 参照

「子宮外生活」への適応時期に生じる問題の多くは、その変化に十分適応できないことに基づく。以下に、その変化とそれに適応できない場合に生じる病態について解説する。

呼吸・循環の変化

胎盤循環から肺循環への移行は最も大きな変化の一つである。この変化の過程が滞りなく行われるためには、「第一呼吸の出現と自発呼吸の確立」および「肺でのガス交換と肺を中心とする循環動態の確立」が必須である。前者に問題が生じたのが「仮死」で、正期産児の入院の主要原因の一つである。一方、後者に問題が生じたのが「呼吸障害を呈する種々の病態」である。

●仮死

陣痛が発来し子宮が収縮すると、胎児・胎盤間のガス交換は途絶えがちとなり、正常分娩でも胎児血のpHは7.1〜7.2、$PCO_2$70〜80mmHg、BE −6〜−8、$SaO_2$20%となる。健常児であればここから自力で回復するが、分娩が遷延したり、もともとアシドーシスであった場合、仮死に陥る。仮死の原因のほとんどは換気不全であり、気道（airway）を確保し、換気（breathing）を行うことで改善する。しかし、心拍・血圧の低下を来したショック状態では循環動態（circulation）改善のために、気管挿管下での胸骨圧迫・薬物療法が必要となる[1]。

●呼吸障害

呼吸障害を来す疾患は図❺-1に示したような呼吸器疾患に限らない。重症感染症、低血糖・電解質異常などの全身疾患、食道閉鎖症・横隔膜ヘルニアなどの消化器疾患、心疾患、先天代謝異常症など種々の原因があり、鑑別することが重要である。

●先天性心疾患

多くの心疾患は胎児循環のもとでは異常を呈さず、出生後、胎外循環への移行とともに症状が出現する。多くの先天性心疾患は、出生直後の症状は軽微であるが、肺血管抵抗の低下や動脈管の閉鎖に伴って重症化する。チアノーゼを認める場合、しばしば酸素投与が行われるが、酸素投与は肺血流の増加ならびに動脈管の閉鎖を促すため、盲目的な酸素投与は慎まなければならない（図❺-2）。

栄養・代謝の変化

胎児期には「栄養の供給」「（ビリルビンを含む）老廃物の排泄」の多くは臍帯を介していたが、新生児は自らの口でミルクを飲み、それを吸収・代謝・排泄する必要がある。

●哺乳障害

哺乳障害は多様な要因（感染症、低血糖・電解質異常、中枢神経系の異常、先天代謝異常症、消化器疾患）によって生じる。時に、腸回転異常症に伴う中腸軸捻転など緊急手術を要する病態もあるため、注意を要する。

●低血糖症

成熟児の場合、哺乳不良が多少長引いても

拡散不全
呼吸窮迫症候群
肺出血・肺浮腫
一過性多呼吸
など

換気不全
肺炎・無気肺
胎便吸引症候群
気胸
横隔膜ヘルニア
無呼吸　など

肺血流低下
新生児遷延性
肺高血圧症
など

図❺-1 新生児期に呼吸不全を来す呼吸器疾患

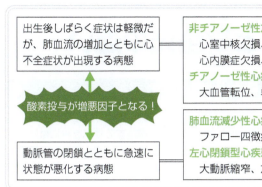

図⑥-2 酸素投与が増悪因子となる先天性心疾患

低血糖を来さないのは、①グリコーゲンの蓄積、②糖新生系、③内分泌機能による血糖維持機構が備わっているからである。一方、これらに異常がある場合、すなわち①胎児発育不全でグリコーゲンの貯蔵が少ない、あるいは糖原病でグリコーゲンの利用ができない、②糖新生系の酵素異常症、③糖尿病母体児およびその他の新生児高インスリン血症などの病態では容易に低血糖に陥るため、注意が必要である[2]。

●高ビリルビン血症

新生児は①多血、②ヘモグロビンの寿命が短い、③肝機能が未熟、④腸肝循環の亢進など高ビリルビン血症のリスクが高い上に、血液脳関門（BBB）が未熟で核黄疸を来しやすいという特徴がある。一般的な治療法は光線療法であるが、リスクファクターを軽減させる治療も重要である。

●腎疾患

元来、新生児期は腎機能が弱く、尿量が乏しいため、種々の要因で乏尿を来しやすい。このため、腎機能に応じた輸液組成および薬剤投与量に留意する必要がある。

環境の変化（感染症）

新生児期は免疫能が未熟で、GBS など成人には病原性を持たない弱毒菌が重症感染を引き起こすことがあり、重症化しやすい。また、感染症状が非特異的で、検査所見も分かりにくいため、注意が必要である。

家族への説明のポイント

新生児の病気の多くは、胎内では環境に適応できていた児が、胎外環境に適応できなくなるために生じる。胎児期から子宮外生活への過渡期という新生児の特殊性を説明することが、病気の理解に役立つ。

引用・参考文献

1) Bloom, RS. et al. Textbook of Neonatal Resuscitation. 3rd ed. American Heart Association, 1994, 1-5.
2) 河井昌彦ほか．"代謝・内分泌の管理"．NICU ベッドサイドの診断と治療．中畑龍俊編．京都，金芳堂，2003，187-9．

京都大学医学部附属病院小児科（新生児集中治療部）病院教授 河井昌彦

家族のためのページ

6 正期産児と早産児の違い

早産児に必要な治療とその器械

新生児期は「子宮の中での生活」から「子宮外での生活」へという大きな変化に適応してゆく時期です。満期で生まれた赤ちゃん（正期産児）はその変化に適応するすべを身に付けて生まれてきますが、早産の赤ちゃん（早産児）には、まだそれが備わっていません。在胎期間の短い赤ちゃんが子宮外での生活に適応できるようになるまでには、下に示すような種々の治療が必要です。

人工呼吸器
肺で酸素と二酸化炭素をうまく交換できない赤ちゃんの呼吸をサポートします

各種モニター
状態が不安定なので、モニターを付けて、呼吸や心拍数、血圧などをしっかり観察します

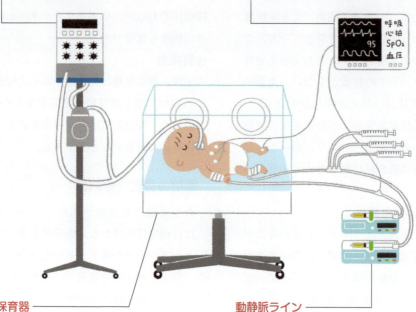

保育器
体温を調節する力が未熟な赤ちゃんのために、温かくて快適な環境を提供します

動静脈ライン
胃腸の働きが未熟だったりお母さんのおっぱいがうまく飲めない赤ちゃんには、点滴で栄養や薬を入れてあげます

正期産児と早産児の違い

早産児は生まれた時点では、外界で生活するうえで必要な、「体温調節能」「胃腸の働き」「肺の働き」など多くの機能が未熟です。

第1章 新生児の特徴

⑥ 正期産児と早産児の違い

環境への適応

　早産児は正期産児に比べて、子宮外の環境にうまく適応することができません。このため、しばらくの間、温度・湿度を管理した保育器で慎重に観察する必要があります。

呼吸の違い

　お母さんのおなかの中では胎盤を介して酸素と二酸化炭素の交換を行っていましたが、出生後は自分の肺で行わなければなりません。スムーズに肺で呼吸するためには肺胞がしっかりと開いていることが重要ですが、そのためには肺サーファクタントという物質が必要です。肺サーファクタントの分泌には個人差がありますが、在胎34週未満の早産児では、分泌が不十分で肺胞が開かず、しばしば呼吸困難になることがあります。この状態を呼吸窮迫症候群と呼びます。以前は早産児に起こる最も大きな問題の一つでしたが、現在では、人工肺サーファクタントを気管内に投与し、その後、人工呼吸器で管理するという治療法が確立して、多くの赤ちゃんが助かっています。

循環の違い

　子宮内では、酸素は肺からではなく、胎盤から与えられていましたが、出生後は、肺で酸素を得なければなりません。このため、胎盤を中心とした血液の流れが、出生後は肺を中心とする流れに変わります。その変化に大きく関与しているのが、動脈管の閉鎖です。正期産児では大きな問題にはなりませんが、早産児の場合、動脈管が自然に閉鎖しないと、大きな障害を引き起こす危険性があり（動脈管開存症と呼びます）、閉鎖を促す治療が必要です。

出血傾向

　早産児は正期産児に比べて血管が弱く、止血する能力も未熟なため、出血しやすい状態です。できる限りストレスを避け、頭蓋内出血などの出血を予防します。万一、出血した場合には、血漿や血小板、赤血球などの血液由来製剤の投与が必要となることもあります。

感染への抵抗力

　感染から身を守る力が弱いことも早産児の特徴です。特に保育器の中は高温多湿で、菌が繁殖しやすい環境なので、しばしば抗菌薬などの投与が必要です。

栄養

　早産児の場合、吸啜・嚥下・消化吸収の能力がまだ十分備わっていないため、しばらくの間、中心静脈栄養やチューブによる栄養で補助してあげる必要があります。

呼吸窮迫症候群についてはp.64参照●動脈管開存症についてはp.90参照
サーファクタント補充療法についてはp.204参照

医療者のためのページ

正期産児とは異なり、早産児は子宮外での生活に適応する能力を獲得する前に出生するため、呼吸・循環・栄養・代謝など多方面にわたって自力では適応することができない。

その病態をよく理解し、それを補う治療が必要となる（図6-1）[1]。

呼吸器系

子宮外で生きてゆくためには、①自発呼吸が確立していること、②肺胞でのガス交換が可能であることが必要である。規則的な自発呼吸の確立までに問題となるのが無呼吸発作であり、肺胞でのガス交換ができない状態が呼吸窮迫症候群（RDS）である。それぞれの病態の説明は各論に譲るが、これらの問題を有する早産児には人工呼吸管理が必要である。

循環器系

胎盤を中心とする循環（胎児循環）から肺を中心とする循環（新生児循環）への移行は、出生に伴う変化の最大のものであるが、その変化の一つが動脈管の閉鎖である。通常、正期産児では動脈管は自然に閉鎖し、たとえ閉鎖しなくとも、血行動態に大きな影響を及ぼすことは少ない。一方、早産・低出生体重児の動脈管開存症（PDA）は、肺血流を増やして呼吸不全・心不全を来したり、体血流の減少を招き臓器障害を引き起こしたりなど、重大な影響をもたらすこともまれではない。このため、早産児における動脈管開存症は正期産児におけるそれとは別の病態だと認識すべきである。

早産児ではしばしば低血圧も問題となる。これは心筋の収縮力が弱いことに加え、血管のトーヌスが低いことが原因であり、容量不足によることは少ない。昇圧薬に反応しない重症低血圧にはステロイドの投与を要することがある。

出血傾向

正期産児でも成人に比較すると凝固機能が未熟であるが、早産児ではその傾向がより顕著である。特に、早産児の血管はより脆弱で、フィブリノゲンなどの凝固因子も少ないため、非常に出血しやすい。周産期のストレ

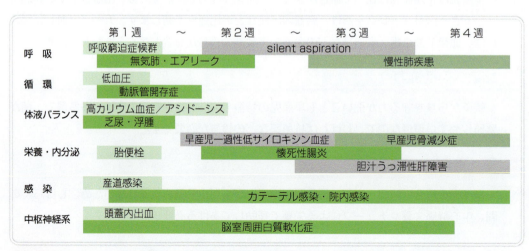

図6-1 早産児にしばしばみられる病態とその発症時期（文献1より引用改変）

スを避け、頭蓋内出血などの重症出血を防止することは、早産児にとって最も重要な治療の一つである。

易感染性

皮膚の脆弱性、免疫グロブリンの不足、気管内チューブや中心静脈ラインの留置、高温・多湿な保育環境など種々の要素が絡み合って、早産児の易感染性が形成される。とりわけ、長期入院が必須となる早産児では、MRSAなどの耐性菌を保菌させない管理が重要である[2]。

栄養

吸啜・嚥下が確立するのは在胎35週以降であり、それまでに出生した早産児では中心静脈栄養や経管栄養などの補助栄養が必要である。近年、早期からの経腸栄養（aggressive nutrition）の有効性が報告されており、出生後早期からアミノ酸を含む栄養を十分与えることが極めて重要だと考えられるようになっている。一方、経腸栄養がなかなか進まない早産児特有の病態として胎便栓症候群があり、また栄養が進むにつれて発症する合併症としてsilent aspirationによる呼吸状態の悪化[3]や壊死性腸炎（NEC）などがある。よって、早産児の栄養は慎重に進める必要がある。

未熟児網膜症

詳細は各論に譲るが、在胎27～28週未満の早産児ではレーザー治療などを要することが多い。急性期を乗り越えほっとした頃に、突然眼科医から「失明の恐れがある」などと告げられ両親が動転してしまうといったことなどないよう、あらかじめ治療の必要性や時期に関して新生児科医が十分説明しておくべきである。

生命・発達予後

現在の日本のNICUでは、一般に在胎27週以降の児のインタクトサバイバルは80％以上だと考えられる。より早期の早産に関しても、最近は在胎22週の生存例が多く報告されている。しかし、施設間格差が大きいことも現実であり、それぞれの施設が自らの成績をもとに治療方針を定めるべきだと思われる。

家族への説明のポイント

早産児を持った両親は、最初、赤ちゃんに取り付けられた多くのチューブ類を見て、しばしば悲しみにくれてしまう。一つひとつの治療の必要性をわかりやすい言葉で説明することが重要である。

引用・参考文献

1）河井昌彦ほか．"低出生体重児に特有な種々の病態"．NICU 厳選！50症例の診断と治療．京都，金芳堂，2004，214．
2）河井昌彦ほか．新生児集中治療室におけるメチシリン耐性黄色ブドウ球菌対策としてのディスポ手袋着用の有用性．周産期医学．33（12），2003，1537-9．
3）河井昌彦ほか．"極低出生体重児の管理"．NICUベッドサイドの診断と治療．中畑龍俊編．京都，金芳堂，2003，43-4．

京都大学医学部附属病院小児科（新生児集中治療部）病院教授 **河井昌彦**

7 早産とは（早産児の特徴）

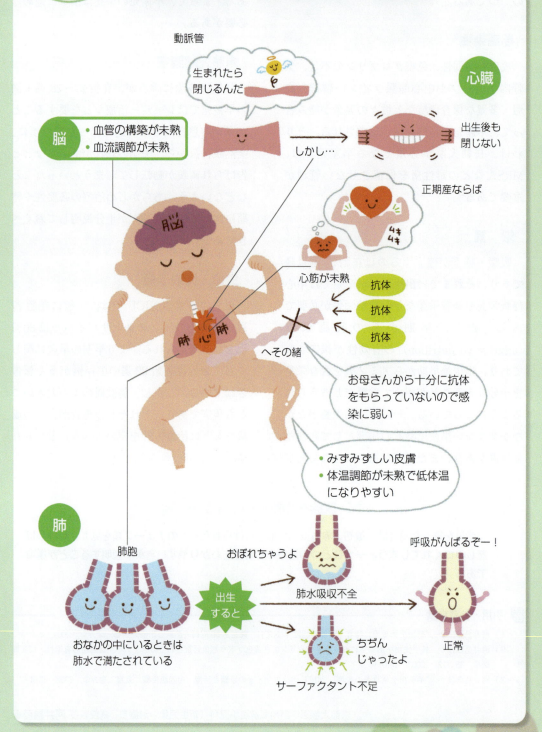

第1章 新生児の特徴

⑦ 早産とは（早産児の特徴）

早産児とは

お母さんのおなかの中から予定日より早く生まれてきた赤ちゃんをいいます。本来ならば子宮という安全な場所で、もう少しトレーニングを積んでから生まれてくるはずだったわけですから、まだ全身の至るところが未熟です。しばらくは保育器がお母さんの代わりとなって赤ちゃんの体温を維持しながら、時には酸素や人工呼吸器で呼吸をサポートしたり、自分でお乳が飲めないときは胃の中にチューブを入れて乳汁を注入したり、点滴から栄養補給してあげる必要があります。

早産児の呼吸

赤ちゃんは生まれると、肺の中にあった水分が吸収されて呼吸ができるようになりますが、早産児の場合はその水分の吸収がスムーズにできません。また、「サーファクタント」という、肺がつぶれないように守ってくれる物質が足りません。そのため呼吸が速かったり皮膚の色が悪かったりします。

心臓の機能

今までは胎盤を通じてお母さんの力に助けられていた小さな心臓は、出生後は自分の力だけで全身に血液を送り出さなければいけません。しかし心臓の筋肉が未熟なので、この負荷に耐えることができずバテてしまうことがあります。またおなかにいるときには肺動脈と大動脈とを結ぶ動脈管という1本の血管があり、生まれた後は自然に閉じていきますが、早く生まれた赤ちゃんの場合にはこれが閉じず、心臓に負担をかけることがあります。

頭の発達

早く生まれた赤ちゃんの頭の中には非常に血管が脆い部分があり、出血しやすいという特徴があります。また脳に流れる血液を調節する能力が未熟なので血圧の影響を大きく受けやすく、血流が不足しがちな箇所があり、神経細胞が傷つきやすい状態にあります。生まれた時期が早いほど、この危険性が高くなります。

その他の特徴

早く生まれた赤ちゃんほどみずみずしい体をしており、失われる水分量も多く、適切な水分補給が必要です。また体温調節が未熟なので低体温になりやすいのです。おまけに、お母さんから十分な免疫抗体をもらっていないため、感染にもとても弱いです。

人工呼吸器については p.208 参照 ● サーファクタント補充療法については p.204 参照

ICD-10 での分類

国際疾病分類第10版（International Classification of Diseases：ICD-10）では、一般的に在胎37週未満で出生した児を早産児（preterm infant）と定義している。ただし同じ早産児であっても、在胎22週以上28週未満で出生した児は、未熟性が強いことを考慮してさらに超早産児（extremely premature infant）と分類している。また在胎34週0日から36週6日までに出生した児を late preterm infant と称し、より注意深いケアを必要とすることを米国NICHDは提唱している。

以下に早産児の主な生理学的特徴を示す。

呼 吸

胎内では肺胞は肺水で満たされている[1]。肺水は、妊娠16週頃より肺胞上皮細胞で分泌され、羊水を構成する重要なものの一つであり、生後の呼吸確立のために胎児の胸郭の形や横隔膜の位置を維持するだけでなく、肺自体の成長にも重要な役割を果たしている。実際に長期破水で肺水が流出すると肺は成長するスペースを失い、呼吸様運動も阻害されるため肺低形成を来す。このように、肺水は胎児肺の成長には欠かせないものであるが、出生後は速やかに吸収される必要がある（図7-1）[2]。早産児ではこの適応能力が成熟児と比較して低いため、出生時に肺胞、肺の間質腔における肺水の吸収がスムーズに行われずに呼吸障害が出現しやすい。

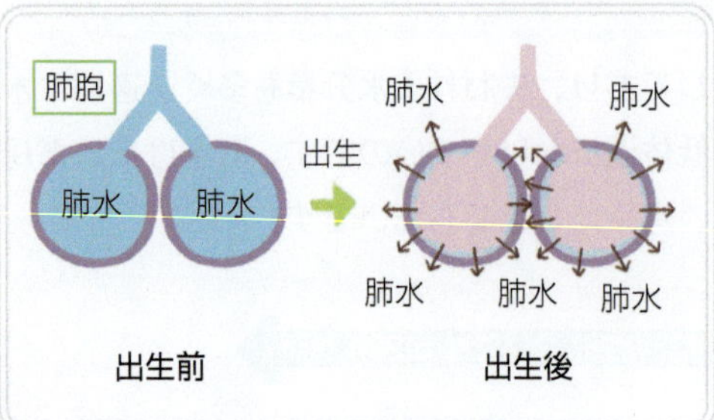

肺胞が内腔を維持しガス交換の場としての機能を発揮するためには、肺胞表面における表面張力を低下させる必要があり、その重要な役割を果たしているのが肺サーファクタントである。これは肺の成熟に伴い妊娠28週頃からⅡ型肺胞上皮細胞より産生されるが[3]、妊娠34週以前ではその産生量は不十分であるため、早産児ではその肺構造が発達していても呼吸障害を引き起こす。

また早産児の場合、低酸素血症があると、通常ならば二酸化炭素の上昇に対し末梢の化学受容体を介する呼吸中枢への刺激によって呼吸が活発になるべきところ、呼吸中枢の働きが未熟なため、それ以上に呼吸中枢から抑制系の刺激が強く影響を及ぼし、逆に無呼吸を引き起こす。また新生児期の呼吸は睡眠周期の影響を強く受けるが、特に早産児では、REM睡眠優位であるため、一回換気量や呼吸回数が不規則になり、静睡眠よりもこの時期に無呼吸発作を起こしやすくなる。もともと修正週数35週頃までは、胎内でも胎児は低酸素状態になると自身の酸素消費量を最低限にして、呼吸を含むすべての体動を休止する防御反応を持っていることから、この時期までは症状の出現を念頭に置いて注意深く観察する[2]。そのほか、解剖学的にも胸郭や気道（特に上部咽頭）が軟らかく、気道閉塞を来しやすいことや、横隔膜や肋間筋、咽頭・喉頭筋といった呼吸筋の協調運動が未熟であること、呼吸パターンが横隔膜優位の腹式呼吸であることや、鼻呼吸が中心であるという特徴も呼吸障害発生頻度を高め、呼吸障害の

図7-1 肺水の吸収 （文献2より引用改変）

程度を強くする原因となる。

循環

出生により胎児循環から成人循環へと移行する。生後、肺呼吸の開始とともに酸素分圧が上昇すると、それに伴い動脈管が収縮して生後12時間以内に機能的閉鎖を認め、生後数週間で器質的にも閉鎖する。また肺血管は拡張し肺血流は増加する。早産児では、動脈血中酸素分圧の上昇を得ても動脈管が十分に器質的閉鎖に至らず、低酸素血症やアシドーシスにより容易に再開通し、大動脈から肺動脈へのシャント血流の増加により児の呼吸循環動態に悪影響を及ぼすことがある。

また、出生により胎盤循環の閉鎖が起こると後負荷の増大がもたらされるが、早産児では心臓の予備能が少ないため、この後、負荷の増加に対し十分な心拍出量を保つことができずに心不全を起こしやすい。また、前負荷に応じて心収縮能の増加をもたらすStarlingの法則は成立せず、過度の容量負荷に対しても容易に心不全を起こす[4]。

水および電解質代謝

体内の総水分量は在胎期間とともに変化する[5]。総水分量は在胎期間が短いほど多く、妊娠第1三半期では胎児の構成成分の約95%も占め、出生までに約80%に減少する。体液構成も、妊娠経過とともに特徴的な分布の変化が認められ、妊娠24週で体重の約60%を占めた細胞外液は出生までには約45%に減少する（図7-2）。

出生後も主として細胞外液中の間質液が、尿や不感蒸泄として排泄され、体重当たりの総水分量は引き続き減少していく。細胞外液の減少は、生理的体重減少として出生後に正

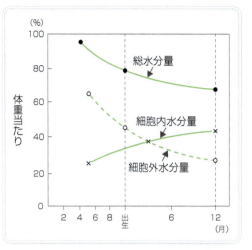

図7-2 出生前から乳児期までの体液成分の変化
（文献5より引用改変）

常に認められるもので、およそ5～10%程度の範囲であるが、早産児では細胞外液の割合が多いために20%以上に達することもある。この生理的体重減少は生後の適応生理として重要であり、逆にこれを妨げるような水分投与は、浮腫、動脈管開存症（PDA）、気管支肺異形成症、壊死性腸炎などのリスクを上昇させる結果となる[6]。

早産児における不感蒸泄量は、体重当たりの体表面積の割合が大きい、皮膚が未熟で特に角質の発達が未熟である、皮膚血流が多い、体重当たりの水分量が多い、呼吸数が多い、などの点から成熟児と比較して多く、児の水分バランスに大きく関与する。特に在胎期間、出生体重、生後日齢は不感蒸泄量に大きく影響を与える因子であり、超早産児では出生当日には100mL/kg/日以上を示すことがある。この点を考慮して超早産児の場合には、適切な輸液療法を行うとともに、十分に加湿・加温した閉鎖式保育器に収容すべきである。

新生児では、在胎期間が短いほど糸球体濾

過値（glomerular filtration rate；GFR）が低く、尿細管での再吸収能が悪い。実際に在胎期間28週時のGFRは約10mL/分/1.73mm^{2}と、正期産児の約20mL/分/1.73mm^{2}と比して低い[7]。また近位尿細管における再吸収が低く、遠位尿細管でのアルドステロンの反応性も低いために、尿中へのナトリウム排泄量が多く、適切なナトリウム補充がなされなければ低ナトリウム血症を生じる。

中枢神経系

早産児の脳室壁には脳室上衣下胚層という神経細胞やグリア細胞を産生する細胞層が存在する。ここには脆弱な血管が集合しており、特に在胎28週未満の早産児では脳室内出血を起こしやすい。また解剖学的に脳室周囲白質が虚血状態に陥りやすいこと、脳血流調節能が未熟なため低血圧により脳は低灌流状態になりやすいこと、神経細胞の軸索と髄鞘を形成するオリゴデンドログリア細胞が虚血による傷害を受けやすいことから、脳室周囲白質軟化症を起こしやすい[8]。

体温

新生児の熱産生の方法として、不随意筋肉の運動によるShiveringがなく、その代わりに体内の脂肪組織を燃焼させて対応しているが、呼吸や循環が不安定である早産児では熱産生に必要な酸素供給も不十分であり熱を産生しにくいため、低体温に陥りやすい。また、新生児では体表面積がその体積に比べて成人の3倍近く大きいにもかかわらず、体表

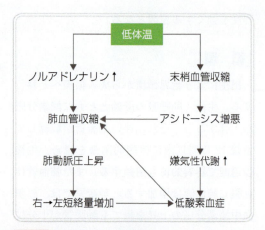

図7-3 低体温による悪循環

面積当たりの熱産生が成人の50％程度に過ぎないため熱喪失が大きいという点も低体温に陥りやすい要因の一つである。これらは在胎期間が短いほどその傾向が強い。低体温になると図7-3に示すような悪循環を引き起こし、さらなる全身状態の悪化を来すため、早産児の管理において体温維持は非常に重要である。

免疫

免疫能の未熟性が高く、また感染防御に重要な役割を果たす母体由来のIgGが十分に移行していないため、感染に対して弱い。

以上、早産児の特徴について述べた。早産児は、生後の急激かつ複雑な生理学的変化に対し適応がうまくいかず、その未熟性に起因した種々の全身性の問題が起こりやすい。上記の特徴を理解し、出生後の経過を注意深く観察する必要がある。

家族への説明のポイント

- 早産は予期せずに起こる場合も多く、両親の動揺は大きなものであるから、その気持ちを配慮して十分な情報・知識の提供を行う。
- 一度だけの説明では理解できないことを考慮して、繰り返し説明することが大切である。
- 面談では正確な情報を伝えることも大事であるが、「同じように小さく生まれた赤ちゃんでも元気に大きくなっていますよ」など、希望を持てるような内容を加えることも大切である。

引用・参考文献

1) Avery, ME. et al. Transient tachypnea of newborn. Possible delayed resorption of fluid at birth. Am. J. Dis. Child. 111 (4), 1966, 380-5.
2) 楠田聡. "新生児の呼吸器疾患". イラストで学ぶ新生児呼吸管理. 大阪, メディカ出版, 2002, 54-83.
3) 仁志田博司. "呼吸器系の生理と臨床". 新生児学入門. 第3版. 東京, 医学書院, 2004, 221-70.
4) 中西敏雄. 心臓と血管の収縮弛緩制御機構の発達. 日本小児科学会雑誌. 105 (12), 2001, 1283-92.
5) Bell, EF. et al. "Fluid and electrolyte management". Neonatology : Pathophysiology & Management of the Newborn. 5th ed. Avery, GB. ed. Philadelphia, Lippincott, 1999, 345-61.
6) 中西秀彦ほか. 輸液に対する基本的な考え方. 周産期医学. 32 (11), 2002, 1445-51.
7) 田中裕子ほか. 超低出生体重児の腎機能と水分電解質管理. 周産期医学. 31 (10), 2001, 1338-42.
8) Volpe, JJ. Neurobiology of periventricular leukomalacia in the premature infant. Pediatr. Res. 50, 2001, 553-62.

東京女子医科大学母子総合医療センター新生児医学科講師 **中西秀彦**

家族のためのページ

8 胎児発育不全（FGR）

胎児発育不全（FGR）とは？

妊娠週数に対して体重が軽い赤ちゃんのことだよ！

胎児期の推定体重が該当週数の標準より明らかに小さいこと

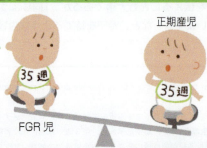

FGR児　　正期産児

分類とその原因

	妊娠初期	妊娠中期	妊娠後期
原因	胎児発育障害 染色体異常 先天奇形 子宮内感染	重度の栄養障害 薬物 喫煙 アルコール 多量のカフェイン	母体合併症、胎盤機能不全、高血圧、妊娠高血圧症候群、肝不全、心不全、重症貧血、胎盤梗塞、多胎妊娠

赤ちゃんの細胞の成長

100%　細胞数増加　16週　　　　32週　細胞肥大　100%

赤ちゃんの体を形づくるため、細胞数がどんどん増える。

妊娠週数が進むにつれ、細胞一つひとつが成長していく。

分類

symmetrical type（均衡型）
体重・身長・頭囲すべてが小さいタイプ

均整がとれた体だけど全体に小さいんだ。染色体異常や胎内での感染が原因だよ

中間型
両方が混合したもので、妊娠中期頃からみられる

asymmetrical type（不均衡型）
身長・頭囲は正常で体重のみが小さく、やせたタイプ

お母さんからの栄養が足りないよ〜。脳への血流は保たれているので、頭囲は正常だよ

妊娠週数　0　8　16　24　32　40週

（文献1を参考に作成）

第1章 新生児の特徴

⑧ 胎児発育不全（FGR）

胎児発育不全（FGR）とは

何らかの原因で赤ちゃんの体重が妊娠週数に対して小さいことをいいます。全出生数の約3〜10%にみられますが、いろいろな合併症をきたすことがありますので、厳重に管理していく必要があります。

診断方法と考えられる原因

胎児の発育を見る方法として、超音波測定で算出された胎児推定体重を胎児体重基準値（本章①「妊娠週数と胎児の発育」の表❶-1参照）を比較し、その他の所見（羊水量、経時的変化、腹囲など）を総合して判定します。

原因としては以下が挙げられますが、原因がわからないこともあります。

お母さん：妊娠高血圧症候群、膠原病、腎・心疾患などの合併症、喫煙、飲酒、低栄養
胎盤異常：梗塞、前置胎盤、臍帯付着部位の異常、単一臍帯動脈、胎盤腫瘍
赤ちゃん：染色体異常、胎内感染（風疹、サイトメガロウイルス、梅毒など）、多胎

胎児発育不全の分類

symmetrical type（均衡型：10〜20%）とasymmetrical type（不均衡型：80〜90%）の2つに分類されます。前者は、体重、身長、頭囲すべてが全体的に小さいタイプです。染色体異常や胎内感染が原因になることが多いです。後者は、頭囲は比較的正常に保たれていますが、体重のみが小さくてやせたタイプです。母体の妊娠高血圧症候群、膠原病などの合併症や、子宮、胎盤の血流が悪くなることによる栄養障害が主な原因です。

妊娠中の管理・治療

FGRに対する治療はまだ確立していません。明らかな原因がわからない場合は、母体を安静にして胎児の発育を評価していくことが大切になります。胎児が子宮外でちゃんと生きていける週数になると、適切な分娩時期の決定が赤ちゃんの今後の状態に大きくかかわっていきます。

新生児合併症

①低血糖、②血液の変化（多血症、血小板減少）、③電解質の異常（低カルシウム血症）、④免疫能の低下、⑤消化管の異常（壊死性腸炎、胎便関連性腸閉塞）、⑥心不全および肺出血、⑦低体温、などが挙げられ、厳重な管理を必要とします。

子宮内の胎児についてはp.18参照●染色体異常についてはp.184およびp.188参照

胎児発育不全とは

日本産科婦人科学会／日本産婦人科医会が発行している『産婦人科診療ガイドライン産科編2014』では、妊娠中の胎児推定体重が、該当週数の一般的な胎児体重と比較して明らかに小さい場合を胎児発育不全（fetal growth restriction；FGR）としている。

また、出生体重が該当する在胎週数の標準出生体重と比較して小さい新生児を light for gestational age（LGA）児、出生時の体重および身長が標準値の10パーセンタイル未満児を small for gestational age（SGA児）としている。SGA児は周産期死亡率・罹患率（図8-1）[1] の発症率が高いため、SGA児に至る可能性の高いFGR児では厳重な周産期管理が必要とされる。

診断

① 胎児が週数相当であるかを評価するために、まず正確な妊娠週数の診断を行う。最終月経、初期超音波検査のデータとして妊娠初期の胎児頭殿長（CRL）や胎児大横径（BPD）を組み合わせて妊娠週数（分娩予定日）を決定する。

② 子宮底長測定：子宮底長測定は診断基準までは至らないが、継続的に行うことで簡単に安全にFGRを発見できる方法として知られている。

③ 胎児発育の評価として、超音波検査で算出された胎児体重基準値の−1.5SDを当面の目安とし、その他の所見（羊水過少の有無、腹囲の測定値など）、経時的変化の検討から、総合的にFGRと臨床的に診断する[2, 3]。

胎児発育不全の分類

Campbellら（1977）は発育不全児を区別するために超音波の頭腹囲比（HC/AC）を用いて区別を行った。

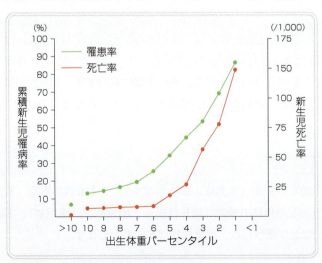

図8-1 SGA児1,560人の出生体重パーセンタイルと新生児死亡率・罹病率（文献1より引用）
出生体重パーセンタイルが小さいほど、罹病率・死亡率の上昇を認める。

●symmetrical type（10〜20%）

妊娠前半期から発症し、頭部と躯幹が同程度に抑制され、均整のとれた体型である。この時期は胎児臓器の細胞分裂、細胞増殖が増加する期間であるため、臓器を構成する細胞の大きさは正常であるが、細胞数が少ないというfetal hypoplasia型を示す。原因として染色体異常、胎内感染、薬物服用が挙げられ、一般的に予後が悪い例が多い。

●asymmetrical type（80〜90%）

妊娠中期から末期にみられる、頭部や身長の発育は正常であるが、躯幹がやせ細った不均衡な体型である。胎児胎盤循環不全による栄養障害が主であり、脳血流を優先する機構（brain sparing effect）が働いているためだと考えられる。臓器細胞数は正常であるが、細胞自体が小さいfetal malnutrition型を示す。原因として妊娠高血圧症候群や糖尿病などの母体合併症が挙げられる。

●combined type（10%）

上記2つの混在型。妊娠中期からみられ、母体の高血圧、慢性腎炎、早期発症型の妊娠高血圧症候群が原因として考えられる。

治療・管理

FGRに対する治療には、いまだ確立したものはない。FGRの原因検索を行い、危険因子と思われる喫煙、多量のアルコール、多量のカフェイン（1日300mg以上）摂取などがあれば、減量・中止を指導する。経母体的治療（安静、栄養、酸素、アスピリン、ヘパリンなど）は一般的に有用性が否定されている[2, 3]。そのため、明らかな原因がない場合は、胎児のwell-beingの評価が中心となる。子宮外生存が期待できる週数では、適切な分娩時期の決定が児の予後に大きく関わっていく。

新生児合併症の管理

●低血糖

肝グリコーゲンの蓄積の減少、グリコーゲンの分解や糖新生の遅延も低血糖の要因として挙げられる。また、長期にわたる体内での低酸素の環境が膵臓のβ細胞を刺激し、高インスリン血症を来して治療抵抗性を示すことがある。

●血液学的変化

多血症（過粘度症候群）が高頻度で認められる。子宮内での低酸素状態が長期間続くと、酸素運搬能を高めるためにエリスロポエチンの分泌が刺激され、赤血球が増加するためである。高ビリルビン血症にも気を付ける。また、血小板の減少が認められることがある。

●免疫学的変化

子宮内での血流再分配により胸腺の発育が障害されるため、リンパ球の免疫能は低下する。また、IgGの胎盤通過性が障害されているため、正常児に比して感染のリスクが高い。

●消化管異常

子宮内では腸管の機能は抑制されているが、低酸素状態が続くとdiving reflexによりさらに腸管血流が減少する。したがって、FGR児では壊死性腸炎や胎便関連性腸閉塞のリスクが高い。また、器質的な疾患がなくても腸管の機能は悪く、経腸栄養の確立がなかなか進まない。

●心不全

FGRの超低出生体重児は、出生直後にすでに心胸郭比（CTR）の拡大や心機能低下を来し、生後数日で肺出血を起こすことがあ

る。また動脈管閉鎖も遅延することが多い。

●**低体温**

　熱産生に必要な脂肪の蓄積が少なく、低体温を起こしやすい。

予　後

　FGRは周産期罹患率、死亡率を上昇させる。また、神経学的発達異常も増加する。

　当院のデータでは、FGR児の胎児期の頭囲発育について、2週間以上観察でき、2週間頭囲発育が認められない時点で娩出した頭囲監視群では、非監視群に比べ生命予後および脳性麻痺、てんかんなどの神経学的予後が有意に良好であった[4]。

　長期予後としてもFGR児と高血圧、動脈硬化、2型糖尿病、代謝異常症との関連が報告されている。

❀ 家族への説明のポイント ❀

- ❀ FGR児を産んだ母親は、自分に原因があるのではないかと自分を責めがちである。十分な説明と精神的なサポートが必要である。
- ❀ FGRで生まれたからといって将来ずっと小さいわけではないことを理解してもらう。
- ❀ 胎児奇形が強く疑われる場合は、十分なカウンセリングと治療方針の確認が必要となる。

引用・参考文献

1) Manning, FA. "Intrauterine growth retardation". Fetal Medicine : Principle and Practice. Manning, FA. ed. Norwalk, Appleton and Lange, 1995, 317.
2) 日本産科婦人科学会／日本産婦人科医会編. "CQ307-1　胎児発育不全（FGR）のスクリーニングは？". 東京, 日本産科婦人科学会, 2014, 156-9.
3) 日本産科婦人科学会／日本産婦人科医会編. "CQ307-2　胎児発育不全（FGR）の取り扱いは？". 東京, 日本産科婦人科学会, 2014, 160-2.
4) 丸山有子ほか. 頭囲発育停止を指標にしたIUGR娩出のタイミング. 周産期学シンポジウム. 22, 2004, 121-8.

鹿児島市立病院総合周産期母子医療センター新生児内科医長 **桑原貴子**●　部長 **茨　聡**●

memo

家族のためのページ

9 新生児の脳の特性

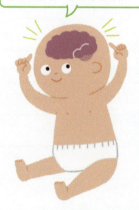

脳の重さは約400g。体重の15％を占めるから頭でっかちだよ。まだできたてでやわらかいからやさしくしてね

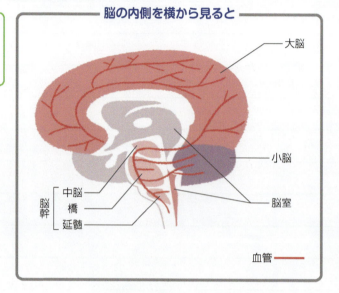

脳の内側を横から見ると
- 大脳
- 小脳
- 脳室
- 脳幹（中脳・橋・延髄）
- 血管

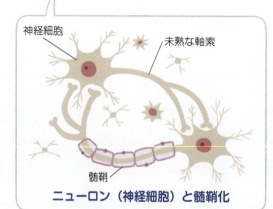

早産児 / **正期産児**
- 大脳皮質
- 大脳白質
- 血管
- 胚細胞層
- 基底核・視床

早産児の脳はしわが少なくツルツルしています。血管は伸びている途中です。胚細胞層でいろいろな細胞をつくっています。正期産児では、しわも血管もしっかりしていて、胚細胞層は役目を終えてなくなります。

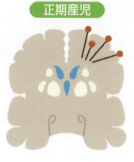

ニューロン（神経細胞）と髄鞘化
- 神経細胞
- 未熟な軸索
- 髄鞘

大脳白質の髄鞘化

神経細胞は長い突起を出して、ほかの神経細胞と情報をやり取りしています。その長い突起を軸索といいます。未熟な軸索は裸の状態です（上の神経細胞）。これにオリゴデンドロサイトの突起が鞘のように巻き付いていきます（下の神経細胞）。これにより情報のやり取りがぐっと速くなります。

新生児の脳の特性

赤ちゃんの脳と重さ

「妊娠かな？」と思ったときには、赤ちゃんの脳はすでにつくられはじめています。その後、成長発達し、赤ちゃんは大人と同じ構造の脳を持って生まれてきます。脳には、大脳、小脳、脳幹、延髄などがあり、血液と脳脊髄液が流れています。赤ちゃんの脳は、未熟で白く、みずみずしく、やわらかくできています。

赤ちゃんの脳の重さは約400gで、体重の15％にも相当します。大人の脳が体重の3％ぐらいであることを考えると、赤ちゃんの脳はとても大きいといえるでしょう。

大脳皮質のしわ

「話をする」「覚える」「考える」などは、大脳の表面にある大脳皮質というところで行われています。大脳の表面にはたくさんのしわがあり、そのしわを伸ばすと大脳皮質はかなり大きいのです。低出生体重児ではこのしわが少なく、表面がツルツルしています。最初にしわができるのは、手足の運動やものを見るのに大切なところです。

大脳白質の髄鞘化

大脳白質は、情報のやり取りをするところです。赤ちゃんの白質は成熟途中にあり、成熟に必要な髄鞘化が活発に起こっています。特に運動やものを見ることにかかわる部分で、髄鞘化が早く起こります。MRIという装置で髄鞘化を見ることができ、脳の成熟を評価できます。また、白質に栄養を与える血管は脳の表面からやってきますが、低出生体重児では、まだ白質の深いところまで到達していません。

脳室周囲の胚細胞層

脳の細胞がつくられるところが胚細胞層です。早産児では、側脳室周囲に胚細胞層が残っています。成熟に伴ってその役目を終え、消えてなくなります。

アポトーシスとシナプス刈り込み

神経細胞は胎児期に多く形成されますが、使われない神経細胞は自然に消滅します（「アポトーシス」と呼ばれます）。神経細胞同士が情報交換するシナプスも、最初多めにつくられますが、成熟するとその数が減ります（「シナプスの刈り込み」といいます）。

脳室内出血についてはp.102参照●脳室周囲白質軟化症についてはp.116参照

医療者のためのページ

新生児の脳の特性

ヒト新生児の脳の特徴を一言で表現すると「大脳が大きくて未熟である」といえる。ヒトの赤ちゃんは生まれてすぐに歩くことはできないが、ゆっくりと成熟し、言語や思考、記憶などの高次機能を果たすようになる。脳の組織変化は「細胞増殖」「遊走」「組織化」「髄鞘化」の4段階にまとめられるが、新生児医療が対象としているのは、主に組織化、髄鞘化している段階の脳である。

脳の発生と解剖

脳の発生は妊娠3週頃からすでに始まっている。神経板が閉鎖し、神経管が形成される。その後、吻側が肥大していき、前脳胞、中脳胞、菱脳胞が形成される。それぞれの脳胞はさらに分化し、大脳、間脳、中脳、延髄などになり、小脳が発生してくる[1]。在胎22週では脳の基本的な構造は成人と変わらない。この時期、脳幹や基底核の神経細胞は大きくしっかりとした形態を呈しているが、大脳の神経細胞はまだ未熟で小さい。このほか、家族への説明には、脳室系、血管系、脳梁の形態、また、運動、視覚、聴覚など機能系の知識も必要である。

新生児の脳の重さ

新生児の脳の重さは在胎24週で約100g、正期産児で400gである。後者は体重の15%に相当する。胎児期から生後2歳まで、脳の重さは急激に増加する。脳重量は6歳になると成人の90%の重量となり、12歳以降脳重量は減少する。成人の脳は体の数%しかなく、新生児の脳は相対的に大きくできている[2]。

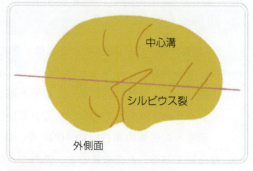

図9-1 妊娠24週頃の脳の外観（文献3より引用改変）

前頭葉から後頭葉へ1本の線を引き、交わった脳溝の数に21を足した数字が、妊娠週数に相当するとされている。

シルビウス裂、中心溝（運動野、感覚野）、そして内側面にある鳥距溝（視覚野）の出現は早く、妊娠24週ですでに認められる。

大脳皮質

ヒトは言語などほかの動物にはない高度な脳機能を獲得した。このため大脳皮質の面積が増大し、折りたたんで収納するために脳のしわ（脳溝）が発達したと考えられる。在胎22週の低出生体重児では脳表はほとんど平滑であるが、中心溝（運動野、感覚野）や鳥距溝（視覚野）などは形成されている。成熟に伴い、脳溝は増加・分岐し、脳溝のアウトラインは満期になるとほぼ完成する。前頭葉と後頭葉のそれぞれの頂点を1本の線で結んだとき、その線と交わる脳溝の数に21を足した数がその脳の在胎週数を表しているといわれている（図9-1）[3]。満期の大脳皮質では、特徴的な6層構造が認められるが、神経細胞は小型で核が目立ち未熟である。

大脳白質

ヒトの大脳白質は、ほかの動物に比べて、相対的に最も大きいと考えられる。さらに羊では生まれたときに、白質がほぼ髄鞘化して

いるのに対して、ヒトの大脳白質は満期でもほとんどが無髄である[1,2]。無髄の軸索にオリゴデンドロサイトの突起が巻き付いて髄鞘化し、神経伝達速度が飛躍的に速くなる。髄鞘化の行われているところはミエリネーショングリオーシスといわれるグリアの集積がみられる。臨床的に、MRIで髄鞘化を捉えることができ、脳の成熟度の評価に使われる[4]。比較的早く髄鞘化するのは中心溝付近や視放線で、これは脳溝が早く形成される部位に一致している。大脳白質の血流は主に脳表から供給されるが、低出生体重児では白質の深いところまで血流が十分に届いていないと考えられている。

胚細胞層

胚細胞層は神経細胞やグリア細胞を供給する組織である。小型の幼弱な胚細胞と疎な支持組織でできている。在胎24週頃では、ちょうど尾状核と視床が接するあたりに厚く残っている。側脳室へこんもりと盛り上がっているのがエコーで確認できる。その後、胚細胞層は退縮し、36週以降ではまばらにしか残っていない。胚細胞層の血管は薄く出血しやすい。胚細胞層のそばに分界静脈が通っている。

アポトーシスとシナプス刈り込み

胎児期、神経細胞は多めに形成されるが、標的となる相手が見つからないとアポトーシスにより死滅し、数が減少する。神経細胞同士が情報をやり取りするシナプスも、最初たくさんつくられて、のちに数が減少する[5]。

家族への説明のポイント

- 脳の話は複雑である。難しい説明はやめて、質問されたら丁寧に答えることを心がける。
- 成長しない赤ちゃんはいない。赤ちゃんの脳も然り。断定的な説明はせず、見守っていこう。

引用・参考文献

1) 後藤昇. "神経系の発生と成熟". 胎児・新生児の神経学. 佐藤潔ほか編. 大阪, メディカ出版, 1993, 2-25.
2) Friede, RL. "Gross and microscopic development of the central nervous system". Developmental Neuropathology. 2nd ed. Friede, RL. ed. Berlin, Springer-Verlag, 1989, 2-20.
3) 大湯淳功. 未熟児新生児の脳：その形態的, 生理学的特長. Neonatal Care. 12 (5), 1999, 650-3.
4) Volpe, JJ. "Specialized studies in the neurological examination". Neurology of the Newborn. 4th ed. Volpe, JJ. ed. Philadelphia, Saunders, 2001, 134-77.
5) 小西行郎ほか. "おなかの中の赤ちゃんに起こっているふしぎなできごと". 赤ちゃんパワー：脳科学があかす育ちのしくみ. 小西行郎ほか編. 東京, ひとなる書房, 2003, 12-50.

ほくと小児クリニック院長 **大湯淳功**

10 新生児の在胎期間・体重による分類

> ボクたちは、生まれたときの週数や体重によって状態がかなり違っていて、医学的には、下のように分類されているよ。この分類を共通の目安にして小児科と産科のドクターは、治療が必要になると思われる赤ちゃんを前もって見つけて対策を考えるんだ

在胎期間（お母さんのおなかの中にいた期間）による分類
① 正期産児：在胎37週以上42週未満で生まれた赤ちゃん
② 早産児　：在胎37週未満で生まれた赤ちゃん
③ 過期産児：在胎42週以上で生まれた赤ちゃん

出生体重による分類
① 低出生体重児　　：出生体重 2,500g 未満
② 極低出生体重児　：出生体重 1,500g 未満
③ 超低出生体重児　：出生体重 1,000g 未満
④ 巨大児　　　　　：出生体重 4,000g 以上

在胎期間と出生体重からみた分類
① LFD（light for dates）　　　　：在胎期間に比べて出生体重の軽い赤ちゃん
② SFD（small for dates）　　　 ：LFDのうち出生体重だけでなく身長も小さい赤ちゃん
③ AFD（appropriate for dates）：在胎期間に見合った出生体重をもった赤ちゃん
④ HFD（heavy for dates）　　　：在胎期間に比べて出生体重の重い赤ちゃん

在胎期間と出生体重からみると

4kgを超えるような場合、難産のため、それに伴う合併症の頻度が増えます。

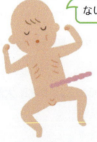

SFD
（子宮・胎盤系の機能異常の場合）

体はやせていても頭囲は保たれています。
お母さんからもらった栄養は有効に使わないとね！

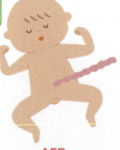

AFD
（在胎期間に見合った出生体重）

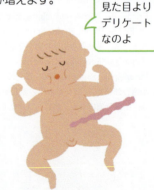

HFD
（在胎期間に比べて出生体重が重い）

見た目よりデリケートなのよ

第1章 新生児の特徴

⑩ 新生児の在胎期間・体重による分類

在胎期間による分類

　赤ちゃんに起こりうる症状や、その後の経過に大きく影響を与える因子として、赤ちゃんの在胎期間（お母さんのおなかの中にいた期間）は重要です。たとえば同じ2,800gの赤ちゃんでも、在胎期間が40週と35週の場合では、状態が大きく違ってきます。35週の赤ちゃんは40週の赤ちゃんと比べると、体重は同じであってもまだ幼いといえるのです。それは、幼稚園の子どもの体力と小学校6年生の子どもの体力とを比べると、大きく違うことを想像してもらえればわかると思います。

出生体重による分類

　正確な妊娠週数がわからないときには、この分類が重要な手がかりになります。生まれた時期が同じでも3,000gの赤ちゃんと1,500gの赤ちゃんとを比べた場合に、1,500gの赤ちゃんの体力は3,000gの赤ちゃんと比べてまだ十分ではないため、酸素投与や点滴などのサポートが必要になることが多いです。しかし大きいからよいというわけではなく、4,000gを超えるような赤ちゃんの場合は、難産のため分娩時にストレスがかかって逆に生まれた後にしんどくなることもあります。また糖尿病を合併したお母さんから生まれた赤ちゃんも体重が大きいことが多く、その場合には低血糖などの症状を認めることがあるので注意する必要があります。

在胎期間と出生体重からの分類

　週数相当の体重より小さい赤ちゃんは、生まれた後の管理が特に重要になります。たとえば1,800gの低出生体重児であっても、生まれた時期が32週であれば週数なりによく成熟しているわけですが、35週にもかかわらず1,800gだった場合には、お母さんのおなかの中で成長できなかった何らかの理由が存在していたと考えられます。その原因として、赤ちゃん自身に染色体異常などの生まれながらの病気がある場合と、お母さんと赤ちゃんとをつなぐ胎盤やへその緒の働きが不十分であった場合が考えられます。その場合、お母さんから胎盤を通じて供給される栄養分の貯蔵量も少なく栄養失調のような状態であるため、通常よりも早くからミルクを開始したり、点滴から栄養を補充してあげたりする必要があります。さらに在胎期間が短ければ全身の未熟性が加わるため、単に小さいだけの問題では済まず、心不全などの全身状態の悪化を起こす可能性があります。

妊娠週数と胎児の発育についてはp.12参照 ●早産児についてはp.42参照
糖尿病母体児についてはp.164参照

新生児管理の指標としての分類

新生児を在胎期間、体重で分類することにより、産科医・小児科医・助産師らは事前の話し合いの中で、出生時におけるハイリスク児をスクリーニングし、適切な新生児管理を行うことができる。またこの分類は疫学的なデータおよび個々の症例の医学的問題の調査、分析、評価といった統計学的な面においても重要である。以下に新生児の分類を示す（図⑩-1）[1]。個々の疾患、病態については各項に委ねる。

在胎期間による分類

在胎期間による分類は以下の通りである。
① 正期産児（term infant）：在胎37週以上42週未満で出生した児
② 早産児（pre-term infant）：在胎37週未満で出生した児
③ 過期産児（post-term infant）：在胎42週以上で出生した児

児に起こり得る病的症状や児の予後に大きく影響を与える因子として、在胎期間は重要である。早産児、過期産児は共にハイリスク分娩であり、分娩時には小児科医が立ち会う必要がある。もちろん在胎期間が短いほど、未熟性に起因する種々の病的症状を引き起こす可能性が高く、全身の臓器の予備力が正期産児と比較して低いため、迅速な判断力と適切な蘇生および注意深い管理が必要である。また在胎34週0日〜36週6日までに出生した児を late preterm infant と称し、より注意深いケアを必要とすることを米国NICHDでは提唱している。

早産の原因の約30％は感染に由来するとされているが[2]、早産児は免疫能が不十分なため、その影響も考慮する必要があり、生後に活動性の低下、皮膚色が悪い、四肢末端の冷感の出現など感染症を疑わせる所見を認めたときには、迅速に診断して治療を開始する必要がある。

一方、予定日を超えると羊水量の減少や胎盤機能の低下が認められ、胎児機能不全の頻度が高くなる。それに伴い新生児仮死および胎便吸引症候群などの発症頻度も高くなる[3]。早産児と同様に、分娩時の胎児心拍数モニタリングは重要で、何らかの異常があっ

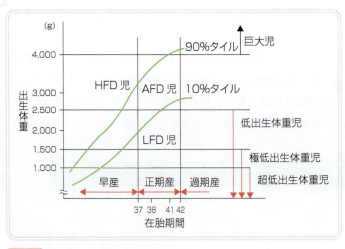

図⑩-1 新生児の分類（文献1より引用改変）

た場合には、迅速に対応できるように準備しておく必要がある。

正期産児であっても、母体合併疾患（糖尿病、甲状腺疾患、自己免疫疾患など）、妊娠経過、分娩経過によってはハイリスク分娩となり得る。

出生体重による分類

出生体重による分類は以下の通りである。
① 低出生体重児（low birth weight infant）：出生体重 2,500g 未満の児
② 極低出生体重児（very low birth weight infant）：出生体重 1,500g 未満の児
③ 超低出生体重児（extremely low birth weight infant）：出生体重 1,000g 未満の児
④ 巨大児（macrosomia）：出生体重 4,000g 以上の児

在胎期間を考慮した新生児分類の方が、児に起こり得る問題や予後を推測するのに役立つ。しかし、正確な在胎期間を知ることが難しい場合には、この体重別分類がハイリスク児のスクリーニングの上で重要な情報となる。もちろん体重が小さいほど、未熟性に伴う種々の全身性の病的症状を引き起こす可能性が高い。

4,000g 以上の巨大児で HFD 児（後述）の場合には、糖尿病母体児や Beckwith-Wiedemann 症候群が含まれることもあるので、低血糖、低カルシウム血症、多血症の有無に注意する。また巨大児の分娩では娩出が困難であることが多く、Erb 麻痺などの分娩外傷や新生児仮死の発生に注意する。

在胎期間と出生体重からみた分類

在胎期間と出生体重からみた分類は以下の通りである。

① LFD（light for dates）：在胎期間に比べて出生体重の軽い児、出生体重が 10 パーセンタイル以下
② SFD（small for dates）：LFD のうち出生体重だけでなく身長も 10 パーセンタイル以下
③ AFD（appropriate for dates）：在胎期間相応の出生体重児。出生体重が 10 パーセンタイルと 90 パーセンタイルとの間
④ HFD（heavy for dates）：在胎期間に比べて出生体重の重い児。出生体重が 90 パーセンタイル以上

出生体重 2,500g の児を例にとっても、その児が在胎期間 36 週の児で週数相当の体重である場合、在胎期間 30 週の児で週数相当以上の体重である場合、在胎期間 40 週の児で週数相当より小さい体重である場合では、それぞれ児に起こり得る症状、治療方法、予後は異なってくる。そこで在胎期間と出生体重の両方の面から分類したのが上記に当たる。

中でも、SFD は生後の管理において、特に注意が必要である。SFD はその体型により symmetrical SFD と asymmetrical SFD とに分類される。前者は在胎期間に比べて体重、身長、頭囲が一様に小さく、均整の取れた体型をしており、原因として染色体異常や胎内感染症など児自身の問題が考えられる。一方、後者は、体重は小さいものの頭囲は週数相当であり、原因として子宮・胎盤系の機能異常が考えられる。肝でのグリコーゲンの貯蔵量が少ないので低血糖に陥りやすく、頻回に血糖値をチェックし、可能な限り早期授乳を心がける。それでも低血糖が改善しない場合は、輸液ルートを確保して糖液を投与する必要がある。また母体からのカルシウム輸

送がなく貯蔵量がないために低カルシウム血症を起こしやすい。子宮内での低酸素血症が原因で、酸素運搬能を高めるために多血症が高頻度に認められる。

　早産児の場合には、胎内での劣悪な環境に置かれていた状態に未熟性が加わることで、さらなる状態の悪化が引き起こされる。もともと未熟な心筋に胎内での低酸素血症が追い討ちをかけ、生後の胎内環境から胎外環境への変化に適応できず左心不全を引き起こし、さらには肺出血の経過をたどる。腸管血流は低酸素血症の影響でダイビング反射により低下し、腸管の胎内での発育・発達を遅らせ、出生後にメコニウムイレウスの原因となる[4]。

家族への説明のポイント

- 予期せぬ早期の出産などで家族は戸惑いを持っている場合が多く、病状についての理解はすぐには進まないことを念頭に置き、繰り返しわかりやすく説明する必要がある。
- SFDの原因として染色体異常が考えられる場合には、児の状態が許すならば母親の回復を待って両親が同席の上で説明を行うことが望ましい。

引用・参考文献

1) 仁志田博司．"新生児の分類と定義"．新生児学．第2版．小川雄之亮ほか編．大阪，メディカ出版，2000，25-7．
2) 今村卓司．早産のメカニズムとその予防．Neonatal Care. 15 (6)，2002，472-7．
3) Luckas, M. et al. Comparison of outcomes in uncomplicated term and post-term pregnancy following spontaneous labor. J. Perinat. Med. 26 (6), 1998, 475-9.
4) 仁志田博司．"主要疾患の病態と管理"．新生児学入門．第3版．東京，医学書院，2004，382-406．

東京女子医科大学母子総合医療センター新生児医学科講師　**中西秀彦**

第2章 新生児の主な疾患・病態

家族のためのページ

1 呼吸窮迫症候群

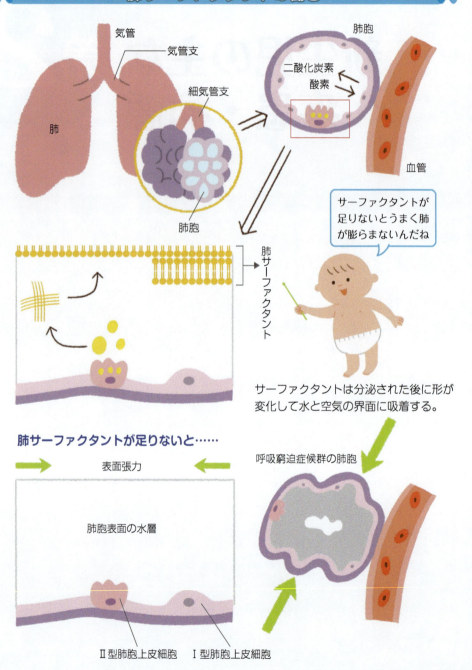

肺サーファクタントの働き

サーファクタントが足りないとうまく肺が膨らまないんだね

サーファクタントは分泌された後に形が変化して水と空気の界面に吸着する。

第2章 新生児の主な疾患・病態

① 呼吸窮迫症候群

🍀 一口で言うとこんな病気です

　赤ちゃんは、胎児の間は胎盤から酸素をもらっているので肺を使っていません。しかし、生まれたとたんに肺で呼吸しなければなりません。肺が膨らむためには、肺の中に「肺サーファクタント」という成分が必要です。これが足りないと、肺は硬い風船のようにふくらみにくくなります。肺がふくらみにくいために呼吸が苦しい病気を呼吸窮迫症候群といいます。

🍀 こんなことが原因とされます

　肺を膨らませるのに必要な肺サーファクタントが蓄えられないうちにお産になるか、生まれた後で使われきってしまって、結果的に肺サーファクタントが足りないことが、呼吸窮迫症候群の原因です。

🍀 これぐらいの頻度で起こります

　赤ちゃんが早く生まれるほど、呼吸窮迫症候群が起こる確率は高くなります。生まれたときの体重が1,500g未満の場合、35～40％の赤ちゃんがこの病気になります。

🍀 こんな治療を行います

　呼吸窮迫症候群があると、肺がふくらみにくく、酸素が肺から血液の中に入りにくいので、赤ちゃんの気管の中に管を入れて、人工呼吸器を使って肺を中からふくらませ、酸素をたくさん肺に送り込む必要があります。また、呼吸窮迫症候群の原因は肺サーファクタントの不足なので、サーファクテン®（人工肺サーファクタント）という薬を気管から肺の中に注入することで治療ができます。

🍀 見通し（予後）

　赤ちゃんは、肺サーファクタントが足りないうちに生まれたとしても、3日ほどで肺サーファクタントをつくれるようになります。サーファクテン®は1回だけ使うと自前の肺サーファクタントができるまでもつことが多いですが、赤ちゃんの状態によっては2回以上補う必要があります。呼吸窮迫症候群自体は生後3日ほどで解決しますが、赤ちゃんが人工呼吸器から離脱できる時期は、赤ちゃんが呼吸する力によって違います。

サーファクタント補充療法については p.204 参照 ● 人工呼吸器の装着と役割については p.208 参照

呼吸窮迫症候群とは

呼吸窮迫症候群（respiratory distress syndrome；RDS）は早産児にみられる呼吸障害の代表的原因疾患である。かつてRDSは、それ自体による呼吸不全に加えて、気胸、頭蓋内出血および慢性肺疾患を合併しやすいことから予後不良の疾患であったが、1987年にサーファクテン®が発売され、治療あるいは予防可能な疾患となった。

原因と病態生理

II型肺胞上皮細胞から分泌される肺サーファクタントの不足のため、肺胞内面を覆う肺水と空気の境界における表面張力が低下せず、肺胞が虚脱することがRDSの原因である。高い表面張力により血漿成分が肺胞内に吸引されてフィブリンが析出する。ガラスのような膜が形成されるために、病理診断では肺硝子膜症と称される。血漿成分により肺サーファクタントが不活化され、より高い吸入酸素濃度と気道内圧が必要となる。酸素と圧による損傷が血管透過性を亢進させ、肺サーファクタント欠乏と不活化の悪循環が成立する（図❶-1）。

肺サーファクタント欠乏の主たる要因は児の未熟性であり、妊娠期間が短いほどRDSの発生率は高くなる。しかし、妊娠期間以外にも胎児肺成熟に影響する多数の因子の影響を受ける。

感染と新生児仮死がRDSの発症を促進することが知られている。ある程度の肺サーファクタント産生があっても、血管透過性の亢進による肺サーファクタントの不活化がこれを凌駕して、機能的な肺サーファクタント欠乏に陥らせるためと考えられる。

診断

RDSの診断は、①臨床背景、②臨床症状、③血液ガス所見、④胸部X線像、⑤肺サーファクタント欠乏の証明、および⑥サーファクタント補充に対する反応によって行われる。

臨床背景とは、短い妊娠期間、男児、母体糖尿病などのRDSと親和性の高い因子、あるいは前期破水、母体ステロイド投与などの非RDSと親和性の高い因子の有無を指す。

呼吸窮迫症状とは、多呼吸、呻吟、陥没呼吸およびチアノーゼの4つである（図❶-2）。RDSでは1回換気量が減少し、多呼吸となる。また、機能的残気量の減少に適応して、児が声帯を緊張させて呼気終末の気道内圧を上昇させるため「うなり声（呻吟）」が聞かれる。肺のコンプライアンスが低下するため、自発呼吸の強い陰圧により陥没呼吸が生じ、酸素化障害のためチアノーゼとなる。

酸素投与や人工換気により呼吸窮迫症状は隠されてしまうため、呼吸障害の程度は「血液ガスを正常化するために必要な条件」に翻訳して表現される。a/APO$_2$＝PaO$_2$/P$_A$O$_2$＝

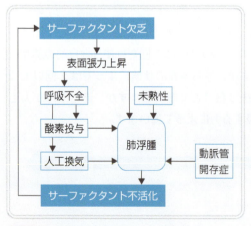

図❶-1 呼吸窮迫症候群における肺サーファクタントの欠乏と不活化の悪循環

第2章 新生児の主な疾患・病態

① 呼吸窮迫症候群

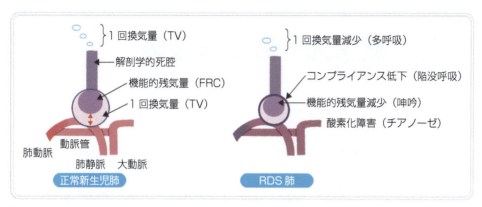

図①-2 呼吸窮迫症候群にみられる呼吸窮迫症状の発生機序

$PaO_2/[(760-48) \times F_IO_2 - PaCO_2/0.8] = 0.8 \times PaO_2/(570 \times F_IO_2 - PaCO_2)$ が酸素化の指標となる。また、$VI = MAP \times F_IO_2/PaO_2$ が換気の指標として用いられる。MAP（平均気道内圧）$= 7cmH_2O$、$F_IO_2 = 0.4$ で $PaO_2 = 60mmHg$ であれば、$VI = 0.047$ となる。

胸部X線像では、虚脱した肺胞と拡張した終末細気管支が混在するため、「ざらざら」した質感の網状顆粒状陰影が認められる。虚脱した肺胞の間に気管支が浮き出て見える気管支透亮像が観察され、肺野の透過性が低下する。

肺水とともに羊水中に排泄された肺サーファクタントの成分あるいはその活性を測定することで、胎児・新生児の肺成熟度を評価することができる。特に stable microbubble test で未熟と判定された場合は、ほぼ確実に RDS を発症する。RDS と他の疾患が合併している場合、サーファクタント補充療法が有効であった分が呼吸障害のうち RDS の占める分であったと考えることができる。

治療

全身管理、酸素投与、陽圧換気およびサーファクタント補充療法が治療の基本である。

❈ 家族への説明のポイント ❈

- RDS の主たる原因は児の未熟性であるが、「早く生まれたせいで人工呼吸器が必要になった」という言い方は、児を早産した母親の自責感を強める。「赤ちゃんは自分で呼吸しているが、まだ呼吸の手伝いがいる」ことを説明する。
- 児が RDS を合併する場合は、「突然の早産」である場合が多く、両親は混乱している。最初の説明は、生後72時間までに乗り越える疾患についての要点と、順調に経過した場合の退院の目安などに的を絞って簡潔に行い、翌日以降に改めて説明を行う。

北海道大学病院周産母子センター診療教授　長　和俊

家族のためのページ

2 新生児一過性多呼吸(しんせいじいっかせいたこきゅう)

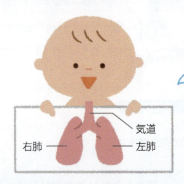

気道は空気の通り道。肺は右と左に一つずつだよ。肺胞が無数に集まったものが肺だよ。お母さんのおなかから出て、外の世界で息ができるように、肺胞はいらなくなった肺水を押し出すんだね

右肺　気道　左肺

胎児から新生児へ ― 呼吸が適応するしくみ ―

①胎児のとき

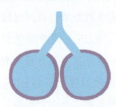

胎児の肺胞は肺水で満たされています。

②生まれるとき（産道を通るとき）

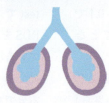

産道を通るときに肺が圧迫されて、肺水の一部は排出されます。

③生まれてすぐ

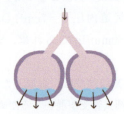

出生して呼吸が開始すると肺胞の中に空気が流入して肺胞がふくらみます。この時点で残った肺水も肺胞の周囲に吸収されていきます。

④肺呼吸が確立した後

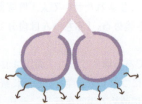

肺胞周囲に移動した肺水は、血流やリンパ流によって運び去られます。

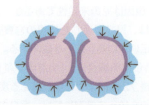

肺胞周囲に残った肺水によって、肺胞の拡張が妨げられた状態が新生児一過性多呼吸です。

一口で言うとこんな病気です

生まれたばかりの赤ちゃんに、呼吸回数が多い、顔色が良くない、息を吸うときに胸がへこむなどの症状がみられることがあり、これを呼吸障害といいます。これらのうち、水中である子宮内での生活から大気中である外界での生活への呼吸の適応が遅れて生じたものを新生児一過性多呼吸といいます。通常、自然に回復する病気です。

こんなことが原因とされます

赤ちゃんはお母さんのおなかの中にいるときには肺で呼吸をしていません。肺の中は肺水という液体で満たされています。産道を通るときに肺水は一部排出され、生まれて肺呼吸が開始すると、残った肺水も吸収されてなくなってしまいます。ところが、この肺水の排出、吸収に時間がかかることがあります。このため、肺呼吸開始後に1回の呼吸で取り込む酸素や排出できる二酸化炭素の量が不十分となり、それを補うために赤ちゃんは呼吸回数を増やします。

これぐらいの頻度で起こります

新生児にみられる呼吸障害のうち、最も多い病気です。出生直前の胎児の低酸素、骨盤位（逆子）や帝王切開で生まれた赤ちゃんなどの場合に起こりやすくなります。

こんな治療を行います

ほとんどの場合、酸素の投与を行うだけで数日のうちに呼吸状態が改善します。しかし、必要な酸素の量が多いときや、合併症の危険がある場合には人工換気療法（人工呼吸器を着けます）を数時間から数日行うことがあります。呼吸障害が強く、ミルクを口から飲みづらい場合は胃に留置した管でミルクを与える場合があります。あるいは、短期間だけミルクの量を制限または絶食とし、点滴による水分補給を行うこともあります。

見通し（予後）

一般的に予後は良好で、生後3～5日で良くなります。時に気胸という、肺から空気が漏れ出す病気を合併したり、新生児遷延性肺高血圧症という厳しい低酸素血症に進展したりすることがあります。その場合には治療期間が長くなります。

気胸については p.76 参照●新生児遷延性肺高血圧症については p.86 参照
人工呼吸器の装着と役割については p.208 参照●酸素の投与とその効果については p.212 参照

医療者のためのページ

呼吸の適応過程と新生児一過性多呼吸

　胎児の肺胞を満たしている肺水は、産道通過時の胸郭圧迫による排泄、呼吸開始後の肺胞周囲間質への移動、リンパ管および毛細血管からの吸収によっておよそ生後6時間頃までに肺胞からなくなる。骨盤位分娩、胎児機能不全・新生児仮死、特に陣痛が発来する前に行われた帝王切開、低蛋白血症、多血などが誘因（表❷-1）となって肺水の排泄、吸収の遅延が起こると呼吸窮迫症状を呈する。これを新生児一過性多呼吸（transient tachypnea of the newborn；TTN）と呼ぶ。

　肺胞周囲の間質内に残る水分のために肺胞の拡張が妨げられ、換気容積が減少して起こる換気量の減少が病態だと考えられている。出生時、上皮性ナトリウムイオンチャンネルの発現増加に伴って、肺上皮はCl^-分泌促進からNa^+再吸収活性化へとシフトする。この活性化が不十分であった場合にTTN発症につながるといわれる。一部の家族集積性のあるTTNでは、この活性化の障害に遺伝的素因が認められる[1]。

　骨盤位分娩、新生児仮死では呼吸確立の遅れから物理的な刺激が不十分で、肺水の間質への移行、リンパ系への吸収が遅れTTNのリスクが増す。帝王切開では陣痛や産道通過を欠くことから、胎児へのストレスが少なく、カテコラミンやステロイドの分泌が不十分となる。その結果、肺水の排泄、産生抑制、吸収が不十分となりTTNの誘因となる。

　低蛋白血症では血液の膠質浸透圧が低いために間質から血中への肺水の吸収が不十分となり、また多血症では高い静脈圧により毛細血管への肺水の吸収が起こりにくくなるためTTNの誘因になると考えられる[2]。母体に糖尿病がある場合、インスリンによってβアドレナリン作用に対する肺の反応が阻害されるためTTNのリスクが増すとされる[3]。

症状・所見[3]

　TTNでは肺のコンプライアンス低下に伴い、多呼吸、呻吟、陥没呼吸、チアノーゼなどの呼吸窮迫症状を呈するが、チアノーゼはあまり強くなく、35～40％以上の濃度の酸素が必要となることは少ない。理学所見でも、肺雑音、呻吟、陥没呼吸はわずかである。

診断

　stable microbubble testにより新生児呼吸窮迫症候群を、羊水所見より胎便吸引症候群を否定する。また、X線や超音波検査などにより心疾患、気胸、肺出血、気道閉塞などを否定し、さらに重症度や時間経過とともに改善することで最終的に診断される。胸部X線（図❷-1）では、肺門部血管陰影の増強、軽度心拡大、葉間腔の液体成分貯留や軽度の胸水がみられることもある。

　「呼吸障害はあるが羊水混濁はなく、呼吸窮迫症候群でも肺炎でもないならTTN？」というわけで、TTNは新生児呼吸障害診断

表❷-1　新生児一過性多呼吸の病態と誘因

- 呼吸確立の遅れ
  胎児機能不全、新生児仮死、骨盤位分娩
  分娩時の母体全身麻酔
- 胎児へのストレスが少ない
  帝王切開
- 血液の膠質浸透圧が低い
  低蛋白血症
- 高い静脈圧
  多血症
- その他
  母体糖尿病

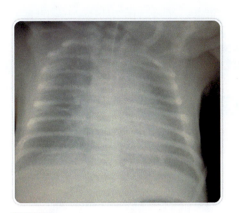

図❷-1 肺門部陰影の増強を認める

のゴミ箱にたとえられる。しかし、安易に診断するべきではなく、除外診断を正確に行わなければならない。

治療と予後

治療は酸素投与のみで十分な例が多い。しかしながら、エアリークは全新生児の1〜2％に発生するのに対して、TTNでは10％に合併するとされ[4]、さらに新生児遷延性肺高血圧症に進展する重症例もある。それらを防ぐべく十分に監視し、遅滞のない対応を行う。陥没呼吸が強い、酸素の必要量が高い場合には、漫然と酸素投与量を増やすだけではなく、経鼻的持続気道陽圧（CPAP）や気管挿管による人工換気療法を考慮すべきである。利尿薬フロセミドは肺水の吸収を促し、肺血管を拡張させるが、その投与はTTN症状の期間を短縮せず、投与は推奨されていない[4]。低蛋白血症を伴う例ではアルブミン投与が理論上有効であるが、血漿分画製剤であり、疾患自体が自然回復を期待できるものであることから、その投与には慎重であらねばならない。出生直前の胎児アドレナリンのサージが上皮性ナトリウムイオンチャンネルを刺激して肺水の吸収が始まることから、β作動薬吸入が有効であるという報告もある[1]。

TTNは適切に治療がなされれば長期的予後に影響しないが、βアドレナリン作用に対する肺の反応が遺伝的に弱いために起こった例では、小児期に気管支喘息が起こりやすいとする報告もある[1]。

家族への説明のポイント

- 自然回復する予後良好な疾患であることを知ってもらう。
- 呼吸の適応の遅れであり、赤ちゃんの体に問題がある、あるいはお母さんに落ち度があったわけではないことを付け加える。
- まれに重症化する例があることにも触れておいたほうがよい。

引用・参考文献

1) Yurdakok, M. Transient tachypnea of the newborn : what is new? J. Matern. Fetal Neonatal Med. 23 (Suppl 3), 2010, 24-6.
2) 仁志田博司. "呼吸器系の生理と臨床". 新生児学入門. 東京, 医学書院, 1999, 226-68.
3) Martin. RJ. et al. "Respiratory problems". Care of the High-Risk Neonate. 5 th ed. Klaus, MH. et al., eds. Philadelphia, W. B. Saunders, 2001, 243-76.
4) 沢田健ほか監訳. "エアリーク症候群". 新生児科シークレット. 東京, メディカル・サイエンス・インターナショナル, 2008, 486.
5) Kassab, M. et al. Furosemide for transient tachypnoea of the newborn. Cochrane Database Syst. Rev. 6, 2013, CD003064.

近畿大学医学部附属病院 NICU 准教授 **和田紀久**

家族のためのページ

3 胎便吸引症候群
（たい べん きゅう いん しょう こう ぐん）

胎便吸引症候群が起こるしくみ

子宮の中の胎児が快適なとき

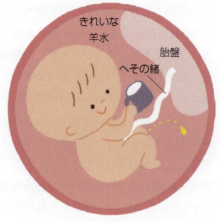

羊水を飲んで、おしっこだけをしています。

子宮の中の胎児が
何らかの原因で苦しんでいるとき

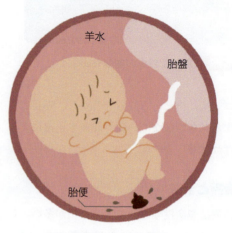

うんちが出てしまいます。

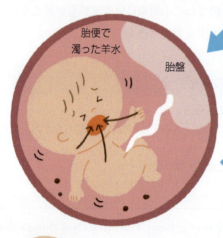

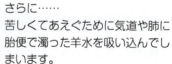

さらに……
苦しくてあえぐために気道や肺に胎便で濁った羊水を吸い込んでしまいます。

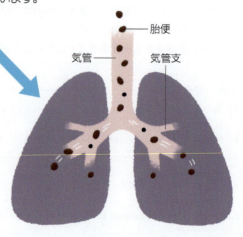

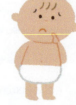

肺や気道が胎便で汚染され、正常な呼吸が妨げられます。

新生児の主な疾患・病態　第2章

③ 胎便吸引症候群

一口で言うとこんな病気です

子宮内の胎児に血液、酸素が不足した状態が続くと、肛門括約筋がゆるんで排便してしまいます。羊水がにごってしまう赤ちゃんは全体の約10〜20％です。このうち、5〜10％の赤ちゃんは苦しくてあえぎ、胎便でにごった羊水を気道や肺に吸い込んでしまい、この胎便が生まれてからの赤ちゃんの呼吸を邪魔するのです。

こんなことが原因とされます

吸い込まれた胎便は、気道をふさいで肺への空気の出入りを妨げます。このため肺は、空気が入らない部分（無気肺）と空気がたまり過ぎた部分（肺気腫）が混ざり合い、正常な呼吸ができなくなります。また、胎便は肺の膨らみを悪くすることがわかっています。一部の赤ちゃんでは、肺や気道が破れて空気が漏れてしまうことがあります（気胸、縦隔気腫といいます）。また、胎便によって肺や気道に炎症が起こったり、細菌感染を合併して肺炎になったりします。

重症になると肺の血液の流れが悪くなる遷延性肺高血圧症になります。この場合、人工呼吸器で肺に高濃度の酸素を送り込んでも肺から体に酸素を運ぶ血液が少ないために全身が低酸素状態となります。

こんな治療を行います

太めのチューブを使用して、口鼻腔吸引を行います。吸い込まれた胎便を、気管に入れた管から食塩水や薬剤（人工肺サーファクタント）を注入して洗い流すことがあります。また、生後しばらく酸素投与や人工呼吸などを行います。軽症では、これだけで楽になることもありますが、多くの場合その後、NICUに収容して酸素投与や人工呼吸器を使った管理が必要になります。

気胸や縦隔気腫では、軽症例は自然に治りますが、空気の漏れが多くて肺を圧迫する場合には、胸に針を刺したり、管を留置して空気を抜いたりしなければなりません。また、細菌感染を予防、治療するために、抗生物質を投与する場合があります。遷延性肺高血圧症に進行すると、危険な状態で特殊な治療を要します。

見通し（予後）

軽症から中等症例は数日から1〜2週間の人工呼吸管理や酸素投与で改善します。しかし、低酸素性虚血性脳症や遷延性肺高血圧症などの合併症によっては入院が長期になることもあります。

気胸については p.76 参照 ● 新生児遷延性肺高血圧症については p.86 参照

医療者のためのページ

胎便吸引症候群とは

胎内で、あるいは出生直後に混濁した羊水を下気道内に吸引し、呼吸困難を来すものを胎便吸引症候群（meconium aspiration syndrome；MAS）という。在胎36週以前では排便反射が確立されていないため、通常は正期産児、過期産児にみられる。重症度はさまざまである。

発生機序（図3-1）

何らかの原因により胎児が低酸素状態やアシドーシスに陥り、迷走神経が刺激され、腸管蠕動亢進と肛門括約筋弛緩により胎便が羊水内に排出される。その混濁羊水を胎児があえぎ呼吸をして吸引する。吸引された胎便によってサーファクタントの不活化と肺胞上皮の化学性炎症が起こり、二次的にサーファクタント欠乏状態となり、肺硝子膜形成や肺出血を来す。

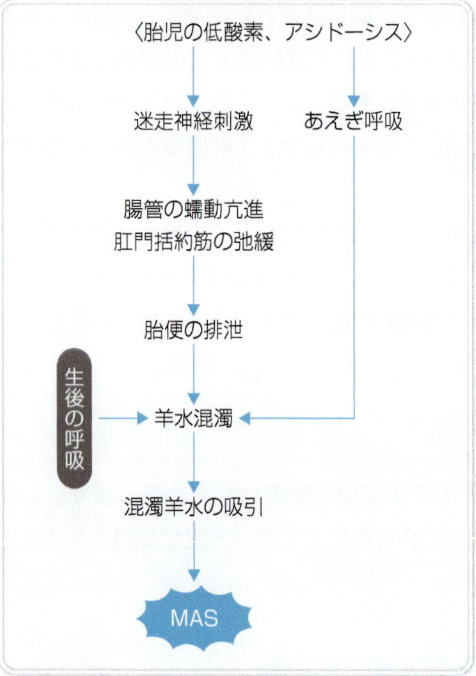

また、胎便により気道がさまざまな程度に閉塞することで、無気肺もしくは過膨脹から肺気腫が混在し、気胸や縦隔気腫を合併することもある。また、低酸素血症により肺動脈の平滑筋が収縮し、新生児遷延性肺高血圧症（PPHN）を来す危険性が高い。

診断・検査所見

胎便による羊水混濁は全分娩の約10〜20％に認められるが、MASを呈するものはこのうちの5〜10％である。臨床的には正期産児あるいは過期産児で、胎便による羊水混濁を認め、気道内への混濁羊水の吸引が証明され、呼吸困難を来していること、胸部X線写真で肺野に索状または斑状陰影を認めることなどで診断される。児の皮膚や爪や臍が黄染していることも参考になる。また、胎便水溶液の吸収度の吸収ピークが405nmにあることを利用し、尿中胎便由来物質の存在を証明するUMI（urinary meconium index）も参考とされる。APR score（CRP、α1-AG、Hpを用いたscore）が一過性に2点以下での上昇（CRPとα1-AGの上昇が主で、日齢1が最高値を示す）を示すことがある。

治療

出生時、羊水混濁を認めた際、太めの吸引カテーテル（12または14Fr）を使って口腔内・鼻腔内の順に吸引を行う。気道確保、気道開通の処置を行いながら、新生児蘇生ガイドラインに従い状況に応じた呼吸補助を行う。

胎便による羊水混濁のある活気のない児に対するルーチーンの気管吸引に対する十分な根拠はない。ただし、気道内に胎便貯留が疑わ

図3-1 胎便吸引症候群の発生機序

れる場合など、気管吸引が有効だと考えられる際に、気管挿管に習熟したスタッフがいれば、気管吸引を行っても差し支えない。

気管挿管された場合、吸引された胎便を洗浄除去することもある。洗浄には生理食塩水や、サーファクタント1Vを生理食塩水20mLにて溶解したものを使用する。その後、サーファクタント欠乏状態に対し、適宜サーファクタントの補充を行う。軽症例では、数日の酸素投与のみで改善を認めるが、中等症以上では人工呼吸管理が必要となる。気胸などを合併している場合は高頻度振動換気（HFO）が有効であるが、胎便による気道の閉塞が完全に解除されていない状態ではHFOの効果は弱まる。

化学性肺炎に伴って細菌感染を認めることもあり、抗生物質の投与が必要となってくる。また、酸素化が十分でないとPPHNに陥る可能性が高くなる。PPHNを来した場合は、PPHNの治療に準ずる。

まとめ

MASは、重症度に幅があり、また初期からの対応が大きく影響すると考えられる。破水し羊水混濁を認め、胎児心拍数モニタリングにて頻脈や遅発性一過性徐脈の頻発や基線細変動の減少を認めた場合、MASを疑って対処することが必要である。気道確保、気道開通の処置を行いながら、新生児蘇生ガイドラインに従い、状況に応じて呼吸補助などを行う必要がある。発症したMASに対しては、低酸素状態を遷延させないことが重要である。変化する状態に的確に迅速に対応することが求められる疾患である。

家族への説明のポイント

- 重症度に幅があるため、家族への説明範囲をその都度判断する。
- 出生前の状態も児の状態に影響するため、産科の医師との情報交換を密に行い、家族への説明に生かす。

小牧市民病院小児科部長 上田晶代
聖隷浜松病院総合周産期母子医療センターセンター長、新生児科部長 大木　茂

家族のためのページ

④ 気胸

気胸が起こるしくみ

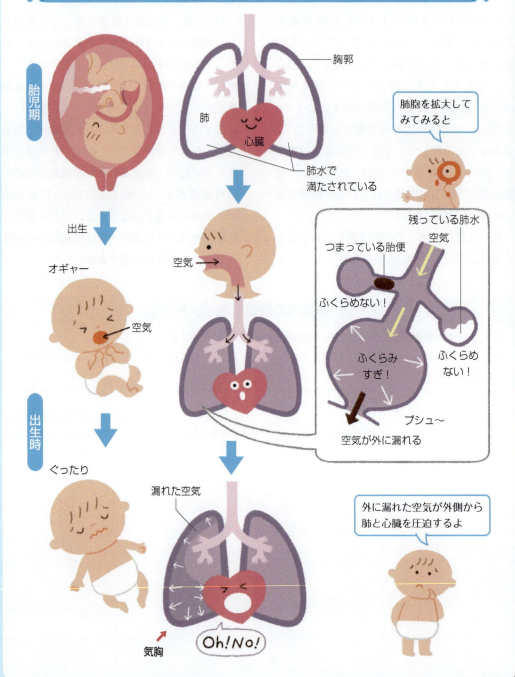

新生児の主な疾患・病態　第2章

④ 気胸

❀ 一口で言うとこんな病気です

　私たちの肺は空気でふくらんだ風船のようなもので、胸郭という肋骨でできた入れ物に入っています。ところが胎児の肺は空気ではなく「肺水」という水分で満たされています。肺水は分娩の過程で排泄吸収されて少なくなっていき、赤ちゃんが生まれて呼吸を始めると、今度は空気が肺に入ってきます。このとき、何らかの原因で肺に空気の入れる部位と入れない部位ができてしまうことがあります。赤ちゃんは一生懸命呼吸をしようとするので、空気の入れる部位にはどんどん空気が入っていき、その部分はどんどんふくらんでいきます。あまりに空気が入りすぎると過剰な空気は肺から外に漏れ出して、肺と胸郭の間にたまってきます。その空気が今度は外側から肺を圧迫するので、肺からはますます空気が漏れ出し、肺は穴のあいた風船のように縮んでしまいます。呼吸には肺の中にある空気しか使えないので、呼吸が苦しくなってしまうのです。

❀ こんなことが原因とされます

　原因の多くは、帝王切開や新生児仮死で肺水の排泄吸収が遅れたり、胎児機能不全（何らかの原因で胎児にストレスがかかり状態が悪くなること）で胎児が胎便を吸い込んだりすることです。肺疾患（低出生体重児の肺、肺嚢胞などのまれな先天性疾患）や、肺低形成（何らかの原因で肺が圧迫されていたり、長期間羊水が少なかったりすると胎児の肺の成長が妨げられます）が原因の場合もあります。

❀ こんな治療を行います

　軽症では高濃度酸素を投与します。中等症以上では胸壁にチューブを刺して留置し、胸郭内にたまった空気を器械で吸引します（ドレナージといいます）。人工呼吸管理が必要になる場合もあります。併行して原因疾患の治療も行います。

❀ 見通し（予後）

　軽症から中等症例では数日から2週間の酸素投与、ドレナージ、人工呼吸管理で改善します。原因疾患や合併症によっては、気胸が途中で悪くなって治療や入院が長期になる場合もあります。肺水の排泄吸収遅延のみが原因の場合は、成長後に気胸を繰り返すことはありません。

胎児と新生児の呼吸の違いについては p.28 参照●酸素の投与とその効果については p.212 参照

医療者のためのページ

気胸とは

肺胞や終末気管支の外に漏出した空気のために、肺胞や気管が圧迫され、呼吸困難を来す空気漏出症候群の一つである。胸膜腔に空気が漏出した場合を気胸という。

発生機序

空気漏出は、過膨張した肺胞や終末気管支から傍血管鞘や傍気管支鞘などの間質に向かって起こる（図4-1）。漏出した空気が間質に留まれば「間質性肺気腫」、縦隔に貯留すれば「縦隔気腫」に、胸膜腔に貯留すれば「気胸」になる（図4-2）。

原因となる病態としては、①蘇生時や肺疾患治療における人工換気での陽圧換気、②肺水の排泄吸収遅延や胎便吸引、呼吸窮迫症候群によるエアトラップや換気不均衡、③肺低形成（先天性横隔膜ヘルニア、羊水過少など）、④肺の脆弱性（早産・低出生体重児）、⑤肺囊胞などの先天性肺疾患、などが挙げられるが、基礎疾患のない成熟児にも1〜2％の発生率で特発性気胸が起こると報告されている[1]。多くは片側性で、右と左の比率は、4：1で右に多い[2]。

診断・検査所見

呼吸促迫症状、チアノーゼがあり、「発生機序」で述べた原因病態を示唆する周産期情報がある場合に疑う。視診で、患側胸部の膨張亢進を認める場合もある。基礎疾患がある症例の出生時蘇生中や、肺疾患症例の人工換気中に緊張性気胸を来す場合もあり、突然の徐脈、チアノーゼの増強時には迅速な対応を要する。聴診では呼吸音の左右差、心音の減弱、心音最強点の偏位を認める。部屋の照明を暗くした上で、光ファイバープローブまたはトランスイルミネーターを胸壁に密着させ、患側の透光性亢進を確認することもできる（透光試験）。

確定診断は胸部単純X線写真で、虚脱した肺組織と胸腔内に漏出した空気を確認する。横隔膜の平坦化、縦隔の健側への偏位を認める。空気が前胸部や縦隔近傍に集まった場合は、正面像のみでは診断が困難であり、側臥位像または側面像（cross table lateral view）も撮影する。

治 療

基礎疾患のない、無症状または呼吸障害が軽微な症例では、全身状態を注意深く観察し

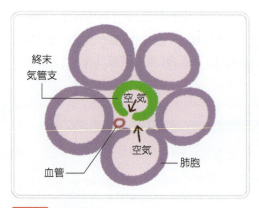

図4-1 空気漏出

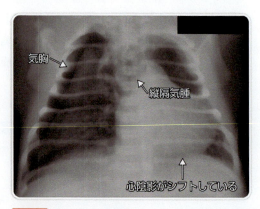

図4-2 気胸のX線写真

ながら、無治療または高濃度酸素投与で気胸の吸収を待つ。

緊張性気胸を来している症例、人工換気中に気胸を来した症例、肺低形成などの基礎疾患を有する症例には胸腔ドレナージが必要となる。緊張性気胸重症例で緊急を要する場合には、18Gなどの太めの静脈留置針で脱気を行う。時間に余裕がある症例ではトロッカーカテーテルを用い、胸腔を穿刺し、10～20cmH$_2$Oの陰圧で持続ドレナージを行う。ドレナージにより、肺血流が急激に増加し、体循環血液量が減少する可能性があるので、処置時には10mL/kgの生理食塩水をすぐ静注できるように準備する。持続ドレナージ中にカテーテルの閉塞や先端位置異常で気胸が増悪する場合があるため、持続吸引器内の泡の出方や水面の動きを観察する。

人工換気を要する症例では、吸気圧を可能な限り下げて空気の漏出の増大を防ぐ。自発呼吸により気道内圧が上昇する可能性があるため、換気モードを高頻度振動換気（HFO）で管理したり、十分な鎮痛・鎮静をかけたりすることも必要である。

基礎疾患の治療（呼吸窮迫症候群に対するサーファクタント投与、胎便吸引症候群に対するサーファクタント気管内洗浄など）も併せて行う。

予後・まとめ

基礎疾患のない症例は、有症状の症例でも1～2週間の呼吸管理で改善し、成長後も呼吸障害や気胸が再燃することはない。

胎便吸引症候群、肺低形成などの基礎疾患がある場合には、基礎疾患の重症度に気胸治療の期間は依存する。肺高血圧状態を合併する場合が多いため、低酸素状態が遷延しないように注意する。

気胸はすべての新生児に起こり得る病態であり、気づかずにいて治療が遅れると致死的になる症例もある。呼吸障害のある新生児では、常に念頭に置いて治療に当たるべきである。

家族への説明のポイント

- 基礎疾患の有無により重症度、症状再燃の可能性などが異なるため、家族への説明時にはその旨を考慮する。
- ドレナージ、人工換気を要する症例では鎮痛・鎮静が必要なため、その旨を家族に説明する。

引用・参考文献

1) Davis, C. et al. Value of routine radiographic examinations of the newborn, based on a study of 702 consecutive babies. Am. J. Obstet. Gynecol. 20, 1930, 73.
2) 山岸由佳ほか．自然気胸を来した新生児6例の検討．小児科臨床．56, 2003, 193-9.

横浜労災病院周産期センター新生児内科部長 **飛彈麻里子**

家族のためのページ

5 慢性肺疾患
まんせいはいしっかん

赤ちゃんの肺にダメージを与える原因

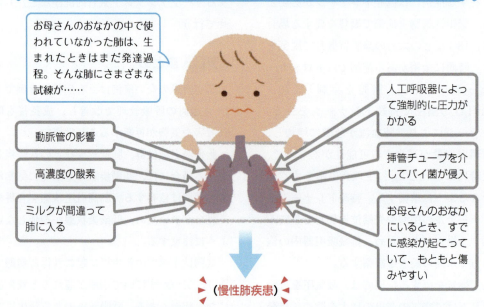

お母さんのおなかの中で使われていなかった肺は、生まれたときはまだ発達過程。そんな肺にさまざまな試練が……

- 動脈管の影響
- 高濃度の酸素
- ミルクが間違って肺に入る
- 人工呼吸器によって強制的に圧力がかかる
- 挿管チューブを介してバイ菌が侵入
- お母さんのおなかにいるとき、すでに感染が起こっていて、もともと傷みやすい

▶（慢性肺疾患）◀

予防と治療

① 人工呼吸器による呼吸の手助けは、なるべく肺にやさしい設定になるように心がけます。またできるだけ早く呼吸器から離脱して、よりやさしい鼻からの呼吸補助に切り替えます。

やさしくするよ

② 未熟な赤ちゃんは、飲んだミルクが胃から食道を介して逆流し、肺に入ってしまいます。ミルクをゆっくり注入したり、1回量を少しずつにして回数を増やしたり、十二指腸までチューブを入れたり、体位を工夫したりします。

少しずつゆっくり

③ ステロイド剤：肺をやわらかくし、呼吸を楽にする効果が証明されていますが、副作用もあるため慎重に使用します。点滴から入れる方法と吸入療法があります。
利尿薬：おしっこの量を増やし、肺を軽くして人工呼吸器の設定を下げたり、呼吸を楽にしたりする効果があります。

慎重に使います

新生児の主な疾患・病態　第2章

⑤ 慢性肺疾患

一口で言うとこんな病気です

　未熟な肺に、人工呼吸器をはじめさまざまな外力がかかり、肺が破壊と修復を繰り返して、だんだん傷んでくる病気です。

こんなことが原因とされます

　左の図を見てください。

これぐらいの頻度で起こります

　出生体重が1,000g～1,500gの赤ちゃんの約20％、1,000g未満の約70％に発症するといわれています。しかし、それぞれの子の家系の体質や、生まれるまでのお母さんのおなかの中での環境などにより発症の危険度はさまざまで、一概には言えません。

こんな治療を行います

　左の図を見てください。人工呼吸器はできるだけ赤ちゃんの肺にやさしい設定を心がけ、誤嚥（飲んだミルクが胃から食道を介して逆流して肺に吸い込んでしまうこと。肺を傷める原因になります）を予防します。そしてステロイド剤や利尿薬、メチルキサンチン製剤、カフェインなどさまざまな薬を使って、少しでも赤ちゃんの呼吸がラクになるようにします。

見通し（予後）

　未熟な肺は修復力が弱いため、いったん傷むと修復に時間がかかったり、うまく修復できなかったりします。この修復のさまざまな過程が一つの肺の中に混在する状態が慢性肺疾患の本体です。ある場所は、肺は硬くふくらみにくく、またある場所は痰などの分泌物が「とおせんぼ」して、それ以上空気が入らなくなっている場合もあります。また、肺の骨格が壊れて、肺の袋がいくつかくっついて、巨大な袋になっているところもあります。さらに、空気の通り道の粘膜が荒れて、神経がむき出しになっている場所は刺激にとても過敏になっていて、少しの刺激でもすぐに空気の通り道が細く収縮し、空気は入るけれど出られなくなって、ふくらみ過ぎてしまうこともあります。これらすべては呼吸をするのにとても効率の悪い状態です。これらに対する特別な治療はなく、肺の修復を待つしかありません。時間は、入院中にすっかりよくなる赤ちゃんから、数年かかるケースまで、さまざまです。

人工呼吸器の装着と役割については p.208 参照

慢性肺疾患とは

●定 義

慢性肺疾患（chronic lung disease；CLD）とは、生後より人工換気が必要で、日齢28以降も酸素依存性で、X線所見の変化が持続している、もしくは修正36週の時点で同じ臨床的な定義があてはまる場合を指す。前者の病型分類を表5-1、5-2に示す[1]。

●病 因

CLDの病態は未熟な肺、もしくは子宮内での感染により傷んだ肺に、表5-3に挙げたような複数の病因が複雑にからみ合った結果である。

CLDはその成立機序と臨床的特徴から、気管支肺異形成（bronchopulmonary dysplasia；BPD）とnew BPDとに分けられる。BPDは未熟な肺組織に、表5-3に挙げたような複数の病因が複雑に絡み合った結果である。一方new BPDは、主に絨毛膜羊膜炎（chorioamnionitis；CAM）などの子宮内炎症や絨毛膜血腫による血性羊水に起因して肺胞新生や微細血管系の発育が停止した結果生ずるもので、肺胞の数が少なく、個々の肺胞が大きいことが特徴である。

予 防

CAMや絨毛膜血腫による血性羊水を合併した早産では、肺の発育が停止し、肺胞が少ない状態で出生するとされ、出生後のさまざまなtrauma（表5-3）により、CLDはより重症化する。その意味で、preterm PROMに対する考え方が、より早い在胎期間での積極的なターミネーション（分娩し、NICUでの治療へ移行）へと変わりつつある。もちろん各施設のNICUの成績により、十分満足できる予後が期待できる週数が違うので、それに合わせた施設の考え方に依るところが大きい。

また出生後の呼吸器関連肺炎（ventilator-associated pneumonia；VAP）では、子宮内

表5-1 新生児慢性肺疾患の疾患分類基準（改訂）（chronic lung disease in the newborn）

I	新生児の呼吸窮迫症候群（RDS）が先行する新生児慢性肺障害で、生後28日を超えて胸部X線上びまん性の泡沫状陰影もしくは不規則索状気腫状陰影を呈するもの
II	RDSが先行する新生児慢性肺障害で、生後28日を超えて胸部X線上びまん性の不透亮像を呈するも、泡沫状陰影もしくは不規則索状気腫状陰影には至らないもの
III	RDSが先行しない新生児慢性肺障害で、臍帯血のIgM高値、絨毛膜羊膜炎、臍帯炎などの出生前感染の疑いが濃厚であり、かつ、生後28日を超えて胸部X線上びまん性の泡沫状陰影もしくは不規則索状気腫状陰影を呈するもの
IV	RDSが先行しない新生児慢性肺障害で、出生前感染に関しては不明であるが、生後28日を超えて胸部X線上びまん性の泡沫状陰影もしくは不規則索状気腫状陰影を呈するもの
III'	RDSが先行しない新生児慢性肺障害で、臍帯血のIgM高値、絨毛膜羊膜炎、臍帯炎などの出生前感染の疑いが濃厚であり、かつ、生後28日を超えて胸部X線上びまん性の不透亮像を呈するも、泡沫状陰影もしくは不規則索状気腫状陰影には至らないもの
V	RDSが先行しない新生児慢性肺障害で、生後28日を超えて胸部X線上びまん性の不透亮像を呈するも、泡沫状陰影もしくは不規則索状気腫状陰影には至らないもの
VI	上記I～Vのいずれにも分類されないもの

厚生省心身障害研究、慢性肺疾患班（小川雄之亮1992、藤村正哲1996）

表5-2 慢性肺疾患のⅠ型～Ⅵ型の分類

病型	RDS	IgM高値 絨毛膜羊膜炎 臍帯炎	28日以上 泡沫状／気 腫状陰影
Ⅰ	+	−	+
Ⅱ	+	−	−
Ⅲ	−	+	+
Ⅳ	−	不詳	+
Ⅲ'	−	+	−
Ⅴ	−	−	−
Ⅵ			

（文献1より引用）

表5-3 慢性肺疾患の誘因

- **Barotrauma**
  高い圧と吸気時間の長い人工換気による圧損傷
- **Volutrauma**
  不十分なPEEPによって肺胞が虚脱した状態での換気による容量損傷
- **Chemotrauma**
  高濃度酸素曝露による肺損傷―酸素毒
- **Biotrauma**
  繰り返す感染による炎症、サイトカインによる肺実質の破壊、修復機転に伴う異形成
- **Others**
  ミルクの誤嚥や動脈管など

感染同様にCLDが増悪するため、VAPの感染予防策を徹底することはCLDの発症・進行を食い止める重要な戦略である。

母体ステロイド（ベタメタゾン）投与も出生児の呼吸窮迫症候群（RDS）予防という意味では効果が確認されているが、CAM、出生後の副腎機能や児の神経学的予後に悪影響を及ぼすとする考え方もあり、2クール以上の投与には議論がある。

出生後のRDS児に対する人工肺サーファクタントの投与に関しては、挿管、早期に投与、直ちに抜管（intubation surfactant extubation；INSURE）し、nasal CPAPや高流量経鼻酸素療法（経鼻ハイフローセラピー）などの非侵襲的な呼吸管理を行う方が、CLDの発症頻度減少には有利であるとされている[2]。

呼吸管理

人工呼吸管理では、必要最小限の酸素濃度で管理するよう努める。血液の酸素化は動脈血酸素分圧や経皮的酸素飽和度を指標にし、供給酸素濃度は速やかに下げるよう心がける。必要な血液酸素濃度を得るのに60％以上の酸素濃度が必要な場合は、できるだけ速やかにこれを下げる介入が必要となる。

肺損傷は吸気圧の絶対値よりも、最大吸気時の過大な肺容量により相関すると報告されている。より未熟な児になるほど胸郭のコンプライアンスは大きく、同じ吸気圧でも大きな吸気容量になる。換気量が測定できない場合、より少ない最大吸気圧を目指して呼吸管理を行う。このためにある程度の高二酸化炭素血症はアシドーシスの進行（pH7.20～7.25以下）がなければ許容する。また肺胞を虚脱しない程度の適切な呼気終末圧（PEEP）は必要で、肺胞が虚脱した状態での呼吸管理はむしろ肺損傷を増悪する。

最近では、圧ではなく一回換気量を設定して換気圧を変化させる呼吸管理法（volume target ventilation、pressure-regulated volume control；PRVC、volume-assured pressure support；VAPSやvolume guarantee；VGを含む）や、横隔神経の電位を感知して呼吸補助を行うneurally adjusted ventilator assist（NAVA）などの新しい呼吸管理のCLD予防効果が報告され始めている[3]。

人工呼吸管理中は、挿管チューブのすき間

から誤嚥（silent aspiration）を起こしやすい。これは無呼吸発作の誘因になるだけでなく、CLDの増悪因子にもなり得る。腹臥位や頭部挙上などの体位を工夫したり、ミルクの回数を増やしたり、注入時間を長くしたりする。これらにても対応が困難な場合は十二指腸チューブを留置し、経幽門栄養を施行する方法もある。

薬物療法

● 出生後のステロイド投与

古くからCLDの治療として効果が確立されている薬である。しかし、全身投与による神経発達予後の不良を指摘する報告が蓄積されている。ステロイドの全身投与の神経学的予後に与える悪影響はその施設（対照群）のCLDの発症率に依存しており、高いほどステロイドの利益が損失を上回るとされている[4]。その意味でも、ステロイド全身投与はルチーンに適応するのではなく、施設や症例によって個別に検討されるべきであろう。一方、ステロイドの吸入療法によるCLD予防効果は十分証明されておらず、予防としても治療としてもその効果が全身投与を上回る根拠はない[5〜7]。

● 利尿薬

いくらかの研究は、ループ利尿薬のCLDに対する長期的効果や短期的効果を報告している。しかし長期投与は、電解質の変化や腎の石灰化などの副作用に十分注意が必要であり、ルチーンの投与や長期投与は推奨されていない[8]。

● 気管支拡張薬

テオフィリン製剤やカフェインの内服は無呼吸のみならず、呼吸機能の改善も期待できるとされるが、筋弛緩の影響で症状をより悪化させるとする考え方もあり、症例を選んで使用するべきであろう。

● 退院後

CLDの児へ、RSVモノクローナル抗体（パリビズマブ）投与が、呼吸器感染による入院率を有意に低下させるというデータが確立されつつある。適応を満たす児には投与が勧められる。

家族への説明のポイント

- 慢性肺疾患は、成長とともに少しずつ良くなる病気である（場合によっては年単位になるかもしれないけれど、いつかはきっと良くなる）ことを説明するとよい。
- 風邪をひいたときなどは呼吸が苦しくなったり、ゼイゼイが出たりして、長い経過になることもあるので、うまく付き合っていくように話すとよい。

引用・参考文献

1) 藤村正哲．"新生児慢性肺疾患の定義と診断"．改訂 2 版　科学的根拠に基づいた新生児慢性肺疾患の診療指針．大阪，メディカ出版，2010，4-5．
2) Isayama, T. et al. Noninvasive ventilation with vs without early surfactant to prevent chronic lung disease in preterm infants; A systematic review and meta-analysis. JAMA Pediatr. 69 (8), 2015, 731-9.
3) Wheeler, K. et al. Volume-targeted versus pressure-limited ventilation in the neonate. Cochrane Database Syst. Rev. 2010 ; (11): CD003666.
4) Doyle, LW. et al. An update on the impact of postnatal systemic corticosteroids on mortality and cerebral palsy in preterm infants : effect modification by risk of bronchopulmonary dysplasia. J. Pediatr. 165 (6), 2014, 1258-60.
5) Shah, SS. et al. Inhaled versus systemic corticosteroids for preventing chronic lung disease in ventilated very low birth weight preterm neonates. Cochrane Database Syst. Rev. 2012 ; 5 : CD002058.
6) Shah, SS. et al. Inhaled versus systemic corticosteroids for the treatment of chronic lung disease in ventilated very low birth weight preterm infants. Cochrane Database Syst. Rev. 2012 ; 5 : CD002057.
7) Shah, VS. et al. Early administration of inhaled corticosteroids for preventing chronic lung disease in ventilated very low birth weight preterm neonates. Cochrane Database Syst. Rev. 2012 ; 5 : CD001969.
8) Stewart, A. Brion, LP. Intravenous or enteral loop diuretics for preterm infants with (or developing) chronic lung disease. Cochrane Database Syst. Rev. 2011 ; (9): CD001453.

愛知医科大学病院周産期母子医療センター教授 **山田恭聖**

家族のためのページ

6 新生児遷延性肺高血圧症

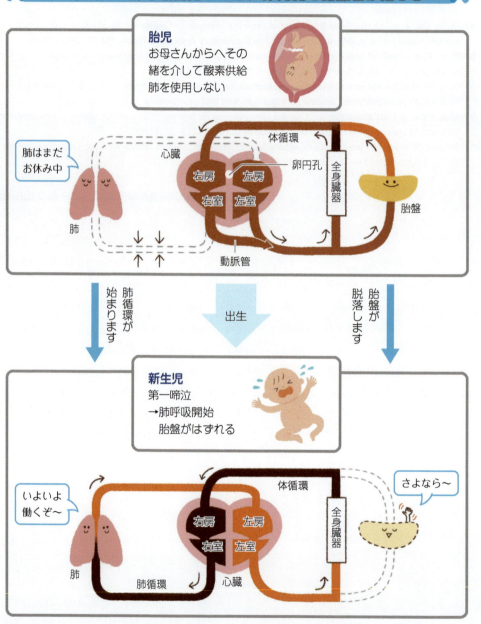

新生児遷延性肺高血圧症とは、胎盤が脱落した後も肺循環がうまく始まらない適応障害のことです。

新生児の主な疾患・病態　第2章

⑥ 新生児遷延性肺高血圧症

一口で言うとこんな病気です

　何かの原因で「胎児返り」が起こったと考えられます。胎児はなぜ、羊水の中で息をしなくても生きられるのでしょうか？　それは肺で呼吸をしないからです。子宮内の胎児では、胎児循環といって、肺の血管が収縮していて肺に血液が通らない特別な流れ方をしています。そして出生により赤ちゃんが元気に泣くことで、肺の血管が拡張して胎児→新生児へと体の変化が起こり、大人と同じ循環（血液が肺を通る＝肺を使って呼吸する）になります。この血液の流れ方の適応がうまくいかない状態を、肺高血圧症（PPHN）といいます。また、時として心不全を合併していることもあります。

こんなことが原因とされます

　子宮内環境の悪化（低酸素血症、羊水過少など）や、肺の解剖学的異常（横隔膜ヘルニア、肺低形成）、出生時の適応障害（仮死、胎便吸引症候群）、ある種の感染症（B群溶連菌など）が原因となります。

これぐらいの頻度で起こります

　子宮内や出生直後の赤ちゃんを取り巻く環境によりさまざまな頻度で起こるため、正確な発症頻度はわかっていません。

こんな治療を行います

　「胎児返り」の状態から、正常な循環に戻すことを治療の目標にします。
呼吸管理：人工呼吸器で高濃度酸素を赤ちゃんの肺に送ると同時に、換気を上手に行って体内の二酸化炭素を下げます。肺を傷めないように注意して行います。
NO吸入療法：肺血管拡張作用のあるガスを直接肺から吸入させる一酸化窒素（NO）吸入療法が欧米では実施されており、わが国でも2010年保険診療が可能となりました。
薬物療法：血管拡張薬を用いて収縮している肺血管を拡張させます。ただし血管拡張薬の全身投与は肺の血管だけでなく全身の血管も拡張させるため、低血圧を起こしてしまうという問題があります。

見通し（予後）

　各種治療に反応できるか、またその反応が持続するかどうかが予後に大きく関係します。

胎便吸引症候群についてはp.72参照●一酸化窒素（NO）吸入療法についてはp.226参照

新生児遷延性肺高血圧症とは

新生児遷延性肺高血圧症（persistent pulmonary hypertension of the newborn；PPHN）という疾患は、呼吸障害が強く呼吸管理が難しい点、胎便吸引症候群（MAS）や先天性横隔膜ヘルニアなど胸部X線異常を来す疾患に続発することが多い点から肺の疾患と考えられがちだが、本態は胎児期から新生児期への呼吸・循環系の適応障害[1]と位置づけられる（図6-1）。ここでは、主に循環系の病態生理に注目しながら、その原因・治療について解説する。

病態生理

PPHNの血行動態では、肺血管の攣縮などにより右心系の血液が肺に流れなくなり（右心系の後負荷の上昇）、「行き場」をなくしたチアノーゼ血（還元ヘモグロビン）は、この時期にまだ開存している卵円孔や動脈管を介して左心系に流れ込む（シャント）[2]。肺から左心系に還ってくる赤い血液（酸化ヘモグロビン）が少なく、そこへシャント血液が流れ込むため全身は強度のチアノーゼを来す。シャントが動脈管レベルのみの場合、上半身（preductal）と下半身（postductal）で酸素飽和度（SpO_2）に較差ができる。

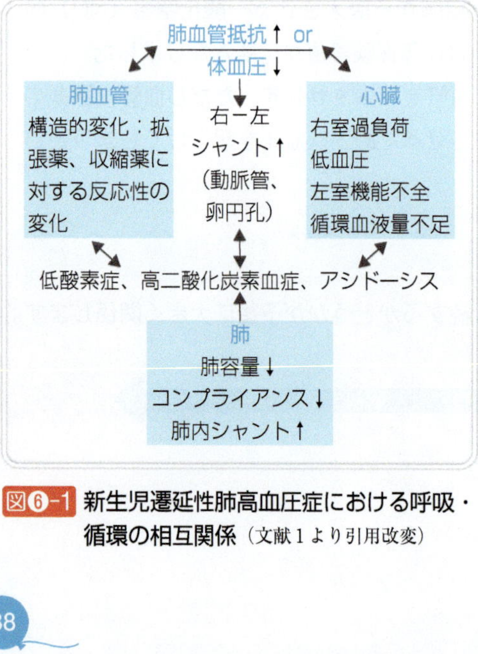

原因

単純型と複合型にと分けられる[3]。一番多いのはMAS後のPPHNである。いずれも低酸素血症が引き金になっていることは間違いなく、肺の血管の肥厚や血管床に不可逆性の変化が起こっているかどうかで予後が違ってくる。

診断

●血行動態の把握

100%酸素吸入によっても低酸素血症が改善しない、もしくはpreductalとpostductalでSpO_2に較差を認めた場合に強く疑われる。

●心臓超音波

動脈管、卵円孔レベルでの右－左シャントの証明で確定診断となる（三尖弁逆流、肺動脈血流速度の減弱も参考になる）。

●鑑別診断

先天性心奇形（総肺静脈還流異常など）。

治療

PPHNの治療の原則は、肺血管の拡張（＝肺動脈圧の低下）と体血圧の上昇である。①人工換気療法、②一酸化窒素（NO）吸入療法、③薬物療法、④ECMOに大きく分けられる。

●人工換気療法

高濃度酸素吸入：低酸素血症は肺血管の収縮に対し最も強い刺激となっているため、その悪循環を断ち切るのに有効である。

過換気療法：肺血管抵抗は血液pHと反比例

図6-1 新生児遷延性肺高血圧症における呼吸・循環の相互関係（文献1より引用改変）

の関係にあり、アルカローシスを保つ。あるところまで過換気によりCO_2を抜くと卵円孔、動脈管での右−左シャントが消失する値があり、critical CO_2と呼ぶ（PCO_2で30mmHg以下、多くは25mmHg前後）。過換気によりそれを維持する（脳虚血や肺の圧損傷に注意）。

HFO：過換気療法による圧損傷を防ぐ人工換気療法である。ただしMASのように気道の閉塞性病変を伴っている場合は振動が肺胞まで伝わらない可能性があり注意を要する。

● 一酸化窒素（NO）吸入療法

体血圧を下げずに肺血管抵抗のみを選択的に下げる唯一の治療法である。2010年より保険診療が可能となり、PPHNの第一選択薬となりつつある。

● 薬物療法

表6-1に代表的な薬物療法を挙げる。

● ECMO（膜型体外循環）

低酸素血症の改善だけでなく心負荷の軽減にもなり、多くの最重症PPHNの患児が救命されている。侵襲的でマンパワーを要する点、2,000g未満の児に対する適応の点などの問題がある。

表6-1 新生児遷延性肺高血圧症の薬物療法

1. **血管拡張薬**：現在、注射薬で体血圧を下げずに肺血管抵抗のみを選択的に下げる薬剤は見つかっていない。
   ① ニトログリセリン（ミリスロール® 0.5〜5μg/kg/分）
   ② PGE_1（プロスタンディン® 0.01〜0.1μg/kg/分）
   ③ PDE_3阻害薬（ミルリーラ® 0.25〜0.75μg/kg/分）
2. **カテコラミン**：心不全の治療、体血圧上昇の目的で使用する。
   ① ドパミン（イノバン® 1〜10μg/kg/分）
   ② ドブタミン（ドブトレックス® 1〜10μg/kg/分）
   ※ドパミンで血圧上昇が不十分なとき
   ③ イソプロテレノール（プロタノール® 0.02〜0.1μg/kg/分）
3. **その他の薬物**：全身管理を行い、PPHNの増悪因子を速やかに補正する。
   ① アシドーシスの補正（アシドーシスは肺の血管の攣縮を来す）
   ② ホメオスターシスの維持（中性温度域に置く、低血糖・低カルシウム血症・低マグネシウム血症の補正）
   ③ 循環血液量の維持（5%アルブミン、FFP、MAPなど）
   ④ 鎮静薬（塩酸モルヒネ：0.05〜0.1mg/kg/時、フェンタニル：2〜10μg/kg/時など）

家族への説明のポイント

- 胎児循環から新生児循環への適応障害であることを伝える。
- PPHNで血液が右−左シャントし、チアノーゼを起こす原理は、全身の血液と肺の血液の血圧バランスが崩れることだと理解してもらう。

引用・参考文献

1) Kinsella, JP. et al. Recent developments in the pathophysiology and treatment of persistent pulmonary hypertension of the newborn. J. Pediatr. 126, 1995, 853-64.
2) 鈴木悟. 新生児遷延性肺高血圧症. Neonatal Care. 9 (7), 1996, 597-602.
3) 田村正徳. 新生児遷延性肺高血圧症（PPHN）. 周産期医学. 21 (4), 1991, 551-5.

名古屋市立西部医療センター院長、第一小児科部長 **鈴木 悟**

7 動脈管開存症
(どうみゃくかんかいぞんしょう)

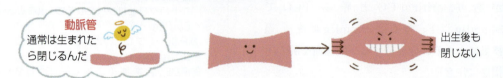

動脈管 通常は生まれたら閉じるんだ → 出生後も閉じない

動脈管が開いたままだと

血圧の高い**大動脈**から動脈管を通って**肺動脈**へ血液が大量に流れる。すると、左心房→左心室→大動脈→動脈管→肺→心臓と、一部の血液が**全身にまわらず空回り**する。

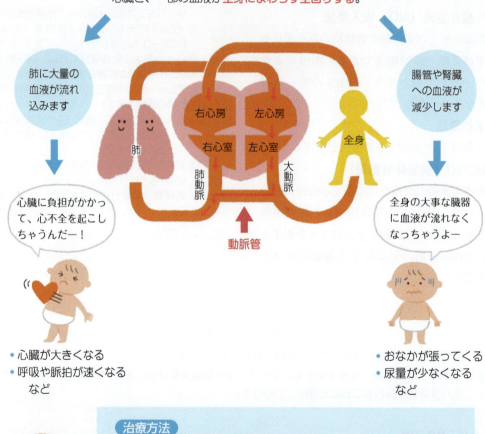

- 肺に大量の血液が流れ込みます
- 心臓に負担がかかって、心不全を起こしちゃうんだー！
  - 心臓が大きくなる
  - 呼吸や脈拍が速くなる
  - など

- 腸管や腎臓への血液が減少します
- 全身の大事な臓器に血液が流れなくなっちゃうよー
  - おなかが張ってくる
  - 尿量が少なくなる
  - など

治療方法

- 保温や水分制限、酸素投与を行います。
- インドメタシンという薬を使うと、90%の症例に効果があります。
- 薬が効かないときは、動脈管を閉じる手術を行います。

家族のためのページ

新生児の主な疾患・病態　第2章

⑦ 動脈管開存症

🌸 一口で言うとこんな病気です

　大動脈と肺動脈の間の管を動脈管といいます。動脈管は赤ちゃんがお母さんのおなかにいるときには、血液の重要な通り道です。ところが生まれた後は、生後2日目くらいまでに自然に閉鎖してしまいます。早産の場合、生後も動脈管が閉鎖しないで開いたまま経過する赤ちゃんがいます。動脈管が開いたまま（開存したまま）だと心臓に負担がかかり、心不全症状を引き起こしたり、いろいろな臓器に悪影響を及ぼしたりします。

🌸 こんなことが原因とされます

　通常、大動脈は肺動脈より血圧が高くなっているので、動脈管が開いたままだと、動脈管を通して大動脈から肺動脈へ多量の血液が流れ込んできます。そのため、心臓に負担がかかり全身に血液を送り出しにくくなる心不全症状を引き起こしたり、いろいろな臓器に影響が及ぶ症候性動脈管開存症になったりして、治療が必要になります。動脈管が開いていても症状がなければ治療は行いません。心不全症状として、呼吸や脈拍が速くなる、肝臓が腫大する、胸部レントゲン写真で心臓が大きくなってくる、肺が白っぽくなってくる、などがあります。また、呼吸を休んだり、おなかが張ってきたり、尿量が少なくなってくることもあり、赤ちゃんが必要とする酸素の量が増えることもあります。

🌸 これぐらいの頻度で起こります

　在胎期間が若ければ若いほど、出生体重が少なければ少ないほど発症頻度が高くなってきます。在胎27週以下では約40〜50％が発症しますし、呼吸窮迫症候群を合併した例ではさらに発症頻度が高くなってくるといわれています。

🌸 こんな治療を行います

　保温、水分制限、適切な酸素投与といった一般的な治療のほか、薬物を使った動脈管閉鎖療法が行われます。インドメタシンという薬剤が使われることが多く、90％程度の症例で効果があります。薬物療法で効果がないときは、手術によって動脈管を結紮します。また、動脈管をクリップで止める手術を行う施設もあります。

🌸 見通し（予後）

　内科的治療でほとんどが改善しますが、一度閉鎖しても再度開通することがあります。

胎児と新生児の循環の違いについては **p.24** 参照

動脈管開存症とは

胎児期には重要な血流のルートである動脈管は、出生後は動脈血酸素分圧が上昇することが最も大きな因子となって閉鎖する。低出生体重児は、動脈管の壁構造が未成熟であり、酸素やプロスタグランジンに対する反応性が成熟児とは異なっていることから、動脈管の閉鎖が遅延して、臨床的に問題となることが多い。これを動脈管開存症（patent ductus arteriosus；PDA）と呼ぶ。一度閉鎖しても再開通することもよく経験する。

開存している動脈管を経由して大動脈から肺動脈に血液が流入し、結果的に肺血流量が増加する。そのために心不全症状や他臓器に影響がある場合は、症候性動脈管開存症（symptomatic PDA：S-PDA）といい、迅速な対応が必要となる。通常 PDA といえば S-PDA を意味する。心不全症状のない PDA は経過を追跡するだけでよい。

頻度

在胎期間が若ければ若いほど、出生体重が少なければ少ないほど発症頻度が高くなってくる。在胎 27 週以下では約 40〜50％ が発症、呼吸窮迫症候群（RDS）を合併した例ではさらに発症頻度が高くなってきて、56％ に S-PDA が発症したとの報告がある[1]。

症状・所見・経過

S-PDA の症状は、前述したように心不全症状である。また、他臓器にも影響が及んでさまざまな症状が出現する。表7-1 によくみられる症状や所見を示す。臨床的には PDA スコア（表7-2）が使用される。これらの症状は、まさに心不全症状そのものであるし、心不全ならば心拡大は必発である。

他の臓器に対する影響では、腎血流が減少するために尿量減少が、腸管血流が減少するために腸管拡張や腹部膨満がみられる。肺は浮腫やうっ血のため、呼吸器条件が後退する。肺出血は最も警戒すべき症状であり、大量の出血のため重篤な状況に陥ってしまうこともある。無呼吸を認めたり、頭蓋内出血のリスクが高くなったりしてくる。

バイタルサインでは、心拍数の増加、脈圧増大（これによって bounding puls が生じる）を認める。心雑音は、発症が生後 24 時間以内ならば聴取できないこともある。日齢 2 を過ぎると心雑音が聴取される。心雑音の性状は、動脈管を流れる血流が多い場合は低調性であり（ザーザーと聞こえる）、動脈管を流れる血流が少ない場合は高調性（シャーシャーと聞こえる）である。

RDS に対して人工肺サーファクタントが使用され、呼吸器条件が低下してきた頃から S-PDA の発症に注意する。心雑音があるかどうかは重要であるが、心雑音を聴取しなくても S-PDA は発症していることもある。数時間前に比べて心拍数が増加した、脈圧が開いてきた（通常の状態なら収縮期圧：拡張期圧＝3：2 であるが、収縮期圧：拡張期圧＝2：1 以上になれば脈圧が増大したと判断する、例えば 45/30mmHg → 40/18mmHg）などをモニターのトレンドや温度板の数値で把握する。PDA スコアを適宜採点してみることも参考になる。肺出血では、重篤な状況に陥ることがあるので、気管分泌物が少しでも血性になったら医師に連絡する。早めの対応で重症化が防げることがある。

発症の原因

S-PDA が問題になるような超低出生体重

児は、もともと心筋が未熟で心筋の予備力に乏しいこと、肺血流量が多いこと、一部の血流が動脈管－肺－心臓－大動脈－動脈管を空回りしていることなどから心不全に陥ってしまう。大動脈から動脈管を通して一部の血流が逃げてしまうため、腹部臓器（腸管や腎）および下肢への血流量が減少することによって、腹部膨満、尿量減少などがみられる。

表7-1 動脈管開存症の症状・所見

1. 心臓に関連するもの
①心雑音、②頻脈、③脈圧増大、④心尖拍動が見える（hyperactive precordium）、⑤心拡大
2. 他臓器への影響に関連するもの
①肺出血、肺うっ血（心不全とも関連）、②尿量減少、③腹部膨満、④無呼吸発作、⑤肝腫大（心不全とも関連）
3. 検査所見
①低ナトリウム血症、②代謝性アシドーシス

治療

S-PDAと診断されたら保温、適切な酸素投与、水分制限、循環サポートなどの一般的な治療が行われるが、並行してインドメタシンによる薬物投与が行われる。0.2mg/kgを12～24時間ごとに3回静注するのが1クールであるが、閉鎖した時点で以後の投与は中止する。心雑音の消失、頻脈改善、脈圧減少、収縮期血圧の上昇などは治療効果の判定にもなる。インドメタシンが無効なときは外科的結紮術、またはクリッピングを考慮する。

予後

インドメタシンを使用した薬物学的閉鎖は80～90％の症例で有効である。閉鎖した動脈管が再開通するものもある。満期近くなって自然閉鎖するものもある。

表7-2 PDAスコア

	0点	1点	2点
心拍数（分）	＜160	160～180	180＜
心雑音	なし	連続性	汎収縮期～拡張早期
脈拍（跳脈）・bounding puls	正常	上腕動脈（bounding puls）	足背動脈（bounding puls）
CTR	0.6以下	0.6～0.65	0.65以上
心尖拍動	見えない	触診でわかる	見てわかる

＊スコア3点以上は治療を考慮する。

家族への説明のポイント

- 動脈管という管が出生後も閉鎖せずに残っていて、大動脈から肺動脈に大量の血液が流れ込むこと、それによって心不全症状が起こることや、他臓器に影響が及ぶことを説明する。
- 薬物学的治療がほとんどの症例で成功する。
- 極低出生体重児（特に超低出生体重児）の発症率が高いので、入院時の説明に動脈管開存症の説明も加えておくとよい。インドメタシンの効果と副作用についても触れておく。

引用・参考文献

1) 川滝元良ほか. 未熟児動脈管開存症の取り扱い方. 小児科診療. 66(3), 2003, 445-59.

東京都立大塚病院副院長　瀧川逸朗

8 壊死性腸炎

壊死性腸炎の起こるしくみ

胎児機能不全・新生児仮死 → 腸管の血流障害 ← 呼吸障害

ミルクや母乳が流れている未熟な腸管

感染 ← 細菌／真菌／ウイルス

難しい医学用語はここをみてね

胎児機能不全：何らかの原因によって、お母さんのおなかの中で赤ちゃんが苦しい状態
新生児仮死：生まれたときに呼吸がなく、ぐったりしている状態
穿孔：胃や腸に穴があくこと
壊死：一部の細胞が死滅してしまうこと
敗血症：細菌が血管やリンパ管に入ってしまい、全身に感染が起こってしまうこと

便／細菌 → 腹膜炎

穿孔 → 腸管の壊死 → 血流 → 細菌 → 敗血症

ボクたちのように小さく生まれた子たちに起こることが多いんだって

新生児の主な疾患・病態　第2章

⑧ 壊死性腸炎

🌼 一口で言うとこんな病気です

　未熟な腸管に、血行障害による粘膜の損傷や細菌などの感染によってダメージが与えられ、腸管に重度の損傷（壊死）が生じる病気です。壊死に陥った部分に穴があいて腹膜炎を起こしたり、病変部から血液の中に細菌が入り込み、敗血症という重い感染症を合併することがあります。

🌼 こんなことが原因とされます

　低出生体重児（特に出生体重 1,500g 未満の極低出生体重児）に多く、腸管の未熟性が大きな原因です。さらに胎児機能不全や新生児仮死、呼吸障害などが加わるとこの病気を起こしやすくなりますが、これは、低酸素状態になると脳や心臓などの重要な臓器に血液が優先的に回されることから腸管や腎臓などの臓器には血液が流れにくくなり、腸管の血行障害が起こりやすくなるためであると考えられています。また、未熟性が強かったり、血行障害によって損傷した腸管に細菌や真菌が感染し、腸管の重い炎症が起こることもこの病気の発症に関係している可能性があります。

🌼 これぐらいの頻度で起こります

　発生頻度は日本では NICU に入院した赤ちゃんで 0.15％ となり、出生体重が小さいほど高くなって、出生体重 1,000g 未満では 1.5％ と報告されています。

🌼 こんな治療を行います

　授乳を中止するとともに感染症に対する治療として抗菌薬などを投与します。また、血圧の低下に対する昇圧薬（血圧を上げる薬）の投与など、必要に応じた全身管理を行います。腸管に穴があいた場合や、炎症がおさまった後も病変部の通過障害がある場合は、おなかの中にたまった汚いものを体の外へ出す管を入れたり、病変部を切除したり、人工肛門をつくって通過障害に対処するなどの外科的な治療が必要になります。

🌼 見通し（予後）

　腸管に穴があいた場合は生命にかかわる危険性が高く、特にショック状態や敗血症などを合併した場合はその危険性が非常に高くなります。また、炎症がおさまった後も病変部の狭窄（腸が狭くなって詰まること）が生じることがあるため、十分注意します。

人工肛門の造設については p.278 参照

壊死性腸炎とは（図8-1）

胎児機能不全・新生児仮死や呼吸障害に伴う低酸素血症では、diving reflex で脳や心臓などへの血流を優先するように全身血流の再配分が起こり、腹部臓器への血流が減少する。それに伴い、腸管の虚血が生じ、未熟性の強い腸管粘膜に組織障害が起こり、細菌や真菌などの感染が加わると壊死性腸炎（necrotizing enterocolitis；NEC）を発症する。感染を伴わずに、虚血性の因子のみで腸管の壊死や穿孔を来したり、組織障害性の強い毒素を産生する細菌に感染した場合は、それのみで NEC 像を呈する。また、呼吸障害のみでなく、多血症やチアノーゼ性心疾患でも組織の低酸素症を来すことがあり、NEC の危険因子といわれている。授乳量や授乳内容も関連があり、授乳量が多すぎる場合や、母乳栄養に比べ人工栄養の場合は NEC が起こりやすい。授乳量が多すぎると相対的に腸管の虚血が起こりやすいこと、母乳中に感染防御因子や腸管粘膜の成長因子が含まれていることなどが関係していると考えられている。近年、プロバイオティクスが NEC の予防に有効なことが示されている[1]。

発生頻度

全国主要新生児施設を対象とした調査によると、発生頻度は日本では NICU 入院中の児で 0.15％で、出生体重が小さいほど高くなり、出生体重 1,000〜1,499g では 0.46％、1,000g 未満では 1.49％とされている[2]。

症状および診断

嘔吐、胃残渣の増加、腸蛇行や腹部膨満、腸蠕動音の減弱・消失などのイレウス症状が認められる。組織の壊死の進行、腸管穿孔による腹膜炎の合併では腹壁の発赤がみられる。特に穿孔例では腹部膨満が強くなる。画像診断所見が診断上重要で、単純 X 線検査上、初期もしくは軽症例では腸管拡張像がみられ、重症例では病変部の腸管壁に空気が入り込み、腸管壁内ガス像を認める。さらにこの空気が静脈内に入り肝へ流れていくと門脈内ガス像を呈する。穿孔を来すと気腹像が認められる。超音波検査では病変部の腸管が浮腫像を呈したり、門脈を流れていく空気が粒状の高エコーとして認められたり、門脈内の空気が末梢に達することにより粒状の高エコーが肝実質にびまん性にみられる。穿孔例や腹膜炎を来した症例では腹水の貯留がみられる（図8-2）。血液検査上は白血球増加または減少、CRP の上昇などがみられる。

治療

●内科的治療

絶食とし、腸管の感染および腹膜炎に対する治療として、抗菌薬やガンマグロブリン製

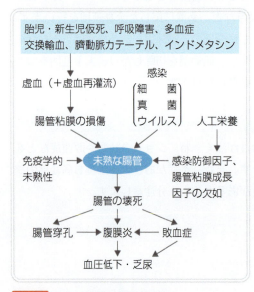

図8-1 新生児壊死性腸炎の病態

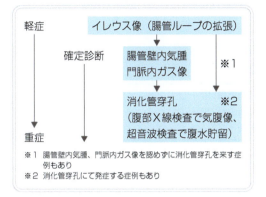

図8-2 画像所見による新生児壊死性腸炎の重症度

剤による抗菌療法を行う。真菌感染症をしばしば合併するため、抗真菌薬を必要に応じて投与する。DICの所見を認めた場合は、新鮮凍結血漿や濃厚血小板を輸血する。感染や外科的治療に伴う血圧低下に対しては、ドパミンなどカテコラミンやvolume expanderの投与を行う。DICや敗血症性ショックに対して交換輸血が有効な場合がある。

● 外科的治療

腸管病変に対する内科的治療を行っても腸管の損傷が強く、イレウス症状が改善しない場合や腸管穿孔例では外科的治療（一期的に壊死部を切除し端々吻合を行う、壊死部や穿孔部を瘻孔とし腸瘻を造設する）が必要になる。最近では、穿孔例にドレーンを留置し、腹腔ドレナージを行うだけで軽快することがあるため、ドレーン留置のみを行い、炎症所見や全身状態を見ながら、必要に応じて腸瘻造設などの腸管への治療を行う場合もある。

予後

欧米の教科書によると、生存率は70〜90％で、出生体重1,000g未満の児の生存率は約60％である[3]。生存例の代表的消化管合併症には腸管狭窄と短腸症候群があり、生存例の25％で数週間から数カ月以内に部分的な腸閉塞を、外科的治療を行った11％で短腸症候群を来す[4]。日本小児外科学会で5年ごとに行っている新生児外科全国集計では、2013年の低出生体重児のNECの死亡率は31.4％と報告されている[5]。

家族への説明のポイント

- ショックや敗血症などの合併症が予後を左右することを十分に説明する。
- 特発性限局性腸管穿孔は古典的な壊死性腸炎による穿孔に比べ予後は良好なため、経過中はこの2疾患の鑑別をしながら家族に説明していく必要がある。

引用・参考文献

1) AlFaleh, K. et al. Probiotics for prevention of necrotizing enterocolitis in preterm infants. Cochrane Database Syst. Rev. 4, 2014, CD005496.
2) 志村浩二. 壊死性腸炎. 小児内科. 23 (1), 1991, 121-4.
3) Newell, S. "Gastrointestinal disorders". Rennie and Roberton's Textbook of Neonatology. 5th ed. Rennie, JM. ed. Philadelphia, Churchill Livingstone Elsevier, 2012, 706-24.
4) Caplan, MS. "Neonatal necrotizing enterocolitis：clinical observations, pathophysiology, and prevention". Fanaroff & Martin's Neonatal-Perinatal Medicine. 9th ed. Martin RJ. et al., eds. St. Louis, Elsevier Mosby, 2011, 1431-42.
5) 日本小児外科学会学術・先進医療検討委員会. わが国の新生児外科の現況：2013年新生児外科全国集計. 日本小児外科学会雑誌. 51 (7), 2015, 1234-45.

群馬県立小児医療センター新生児科、第二内科部長 **丸山憲一**

家族のためのページ

9 胎便病(たいべんびょう)

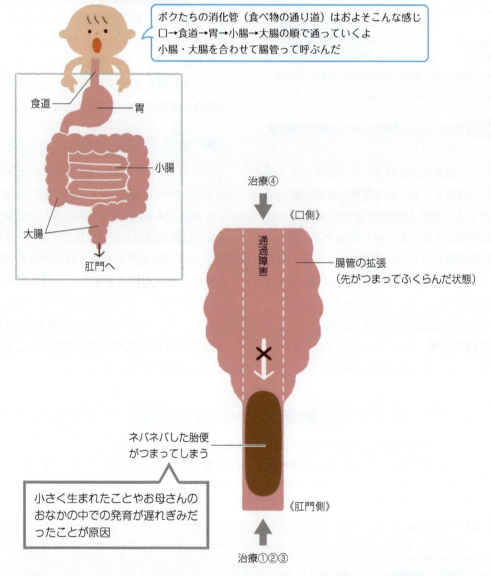

ボクたちの消化管（食べ物の通り道）はおよそこんな感じ
口→食道→胃→小腸→大腸の順で通っていくよ
小腸・大腸を合わせて腸管って呼ぶんだ

- 食道
- 胃
- 小腸
- 大腸
- 肛門へ

治療④
《口側》
通過障害
腸管の拡張
（先がつまってふくらんだ状態）

ネバネバした胎便がつまってしまう

小さく生まれたことやお母さんのおなかの中での発育が遅れぎみだったことが原因

《肛門側》
治療①②③

①浣腸(かんちょう)：肛門から薬を入れて便を出す。
②洗腸(せんちょう)：肛門からチューブを通して生理食塩水などを入れ、腸の中を洗う。
③注腸(ちゅうちょう)：肛門からチューブを通して造影剤を入れて、X線で腸の中を見ながら、便を出す。
④胃からもチューブを入れて薄めた造影剤を入れて便を出す。

改善がなければ → 手術または人工肛門造設

⑨ 胎便病

🍀 一口で言うとこんな病気です

　粘稠な胎便（胎児期に腸の中にたまっているネバネバした便）によって大腸や小腸の閉塞が生じる病気です。胎便が大腸の中にのみ詰まったものを胎便栓症候群、小腸の中に詰まったものを胎便病と分けて呼ぶことがありますが、どこに胎便が詰まっているかがはっきりしないことも多く、両方をまとめて胎便病と呼ぶ場合もあります。

🍀 こんなことが原因とされます

　粘稠な胎便による腸閉塞は、欧米では嚢胞性線維症という先天的な病気に伴って起こることが多いといわれていますが、わが国では、嚢胞性線維症の発症頻度が低いため、これに伴うものは少なく、低出生体重（普通よりも小さく生まれたこと）に伴ってみられるものがほとんどです。その原因としては腸管の未熟性などが関与していると考えられています。

🍀 これぐらいの頻度で起こります

　わが国での発症頻度は正確には明らかになっていませんが、出生体重 1,000g 未満の場合 5%、1,000g 以上 1,500g 未満の場合 3% といわれており、お母さんのおなかの中での発育がゆっくりだった赤ちゃんに多い傾向があります。

🍀 こんな治療を行います

　もし、出生後早期に腸閉塞の症状がみられ、この病気が疑われる場合は、定期的に浣腸をしたり、洗腸（腸の中を生理食塩水などで洗うこと）をしたりします。これらの処置をしても胎便が出ず、症状が改善しない場合は、透視をしながら肛門から薄めた造影剤を腸の中に注入します（注腸といいます）。また、これと同時に胃の中に入れたチューブからも薄めた造影剤を注入し、詰まった胎便の排出を促すことがあります。これらの治療で多くの場合は良くなりますが、もし良くならない場合は、手術で詰まった胎便を取り除いたり、人工肛門をつくって詰まった部分より口側の部分から便が出るようにしたりすることが必要になります。

🍀 見通し（予後）

　大部分は注腸までの治療で良くなり、治療を開始して数日から 1 週間くらいのうちに症状がとれますが、詰まった部分より口側で拡張した腸管に穴があいたりすると命にかかわることがあります。

▶ 人工肛門の造設については p.278 参照

胎便病とは

　胎便による閉塞性腸疾患には、嚢胞性線維症に伴ってみられる小腸の閉塞を含む重症なメコニウムイレウスと、嚢胞性線維症を合併せず閉塞部位が結腸に限局している胎便栓症候群とがある。嚢胞性線維症を合併せず、メコニウムイレウス様の症状を呈するものを胎便病と呼ぶことがあるが、閉塞部位が結腸か小腸かを臨床的に明確に区別することがしばしば困難なこともあり、胎便栓症候群といわゆる狭義の胎便病を合わせて胎便病としたり、胎便による閉塞性腸疾患をすべて胎便病と呼んでいることもある。わが国では嚢胞性線維症の頻度が低いため、胎便病という場合は、狭義の胎便病もしくは胎便栓症候群といわゆる狭義の胎便病とを合わせたものと考えてよい。

病　態

　嚢胞性線維症では膵機能異常などに伴い、胎便の粘稠度が亢進して本症が発症するが、わが国の胎便による腸閉塞の多くは低出生体重児に発症し、出生体重が少ないほど発症頻度は高く、胎児発育不全が本症の危険因子であることが報告されている[1, 2]。本症の発症には、消化管の未熟性や胎内もしくは出生時のストレスに起因する腸管運動の低下をはじめとする消化管の異常による胎便の粘稠度の亢進が関与している可能性がある。

症状および診断

　出生後1～2日の間、ほとんど胎便排泄がなく、胆汁性の嘔吐または胃吸引物が認められる。腹部に腸蛇行を認め、胎便の詰まった腸管を触知できる。また、単純X線検査上は拡張した腸管ループを認める。治療を兼ねることもあるが、ガストログラフイン®を用いた注腸造影にて microcolon が認められる。下記のような治療を行い、粘稠な胎便の排泄後症状が軽快し、同様の症状を反復することがなければ本症と診断できる。鑑別診断としてはヒルシュスプルング病とその類縁疾患、小腸狭窄・閉鎖、壊死性腸炎などがある。窪田ら[1]は胎便による閉塞性腸疾患を胎便関連閉塞性腸疾患とし、その診断基準として、①胎便排泄遅延および腹部膨満が認められること、②胆汁性嘔吐あるいは胃留置カテーテルから胆汁性排液がみられること、③腹部単純X線像で腸ガス像の拡張が認められること、④胎便排泄のためにガストログラフイン®浣腸あるいは1日2～3回の定期的なグリセリン浣腸を2日以上必要とすること、⑤器質的な病変を認めないこと、⑥組織学的に壁内神経叢の異常を認めないこと、⑦注腸造影において直腸あるいは下部腸管の拡張を認めないこと、を挙げている。

治　療（図9-1）

　胎便排泄遅延例では、まずグリセリン浣腸を1日2～3回行う。軽症例ではこれだけで軽快する場合もある。グリセリン浣腸を1日～数日行って反応のない場合は、生理食塩水もしくはガストログラフイン®を用いた洗腸やガストログラフイン®を用いた注腸を行う。この場合、ガストログラフイン®は浸透圧比が約9と高いため、4～6倍に希釈して用いる。ガストログラフイン®の注腸は治療的意味と同時に診断的にも有用であることと、腸管穿孔の危険性もあることから透視下で行うようにする。ガストログラフイン®の注腸と同時に胃留置チューブからガストログラフイン®を投与し、粘稠な胎便を「はさみ

うち」にする方法が有用であったとの報告もある。以上の保存的治療にて症状が改善しない場合や小腸狭窄・閉鎖との鑑別が困難な場合、穿孔を来した場合は外科的治療が必要となる。外科的治療は原因となっている粘稠な胎便の除去を基本とするが、完全な除去が困難だったり、穿孔を起こしている場合は腸瘻の造設が必要なことがある。また、絶食期間が長期に及ぶ場合は経静脈栄養をはじめとする栄養管理を十分に行う。

予後

低出生体重児にみられる胎便による腸閉塞の多くはグリセリン浣腸やガストログラフィン®注腸などの保存的治療により軽快するが、保存的治療に反応しなかったり、腸管穿孔を来したりして外科的治療を要した症例で

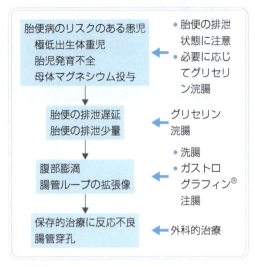

図9-1 胎便病症例の管理

は生命予後が不良なことも少なくない。過去の報告では穿孔例における死亡率は25～50％とされている。

家族への説明のポイント

- 本疾患の最終的な診断は胎便が出ることによって症状が改善することでなされるので、消化管閉鎖・狭窄やヒルシュスプルング病およびその類縁疾患の可能性もあることを病初期には十分に説明する。
- 注腸を行う場合は穿孔のリスクなどについて十分に説明する。

引用・参考文献

1) 窪田昭男ほか. 周産期センターにおける胎便関連性腸閉塞症例の検討. 日本新生児学会雑誌. 31 (1), 1995, 120-6.
2) 奥山宏臣ほか. 胎児発育不全における消化管機能障害：消化管穿孔ならびに胎便関連性腸閉塞に関する検討. 周産期学シンポジウム. 27, 2009, 43-6.

群馬県立小児医療センター新生児科、第二内科部長 **丸山憲一**

10 脳室内出血
（のうしつないしゅっけつ）

脳室内出血の部位とその程度

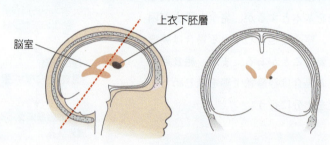

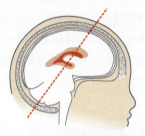 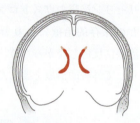

上衣下出血

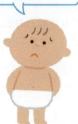

出血の場所や出血の量はいろいろなんだね

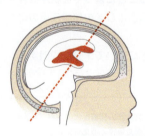 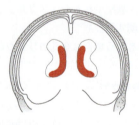

脳室内出血で脳室拡大なし

脳室内出血で脳室拡大あり

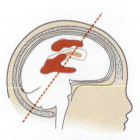 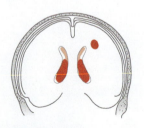

脳実質内出血を伴う脳室内出血

第2章 新生児の主な疾患・病態

⑩ 脳室内出血

🌸 一口で言うとこんな病気です

脳の中にある脳室と呼ばれる部分にある上衣下胚層というところから出血を起こす病気です。低出生体重児、特に1,500g未満の赤ちゃん（極低出生体重児）に起こりやすい病気です。症状は出血の程度によります。無症状のものから、ぐったりとしたり、けいれんや呼吸障害を起こしたりする場合もあります。多量の出血や急激な進行がみられる場合は生命にかかわることもありえます。

🌸 こんなことが原因とされています

上衣下胚層の血管は非常にもろい血管で、出血しやすい特徴をもっています。ストレス、呼吸状態や血圧の変動などによって脳血流の変動が起こり、出血すると考えられています。

🌸 これぐらいの頻度で起こります

1970年代には極低出生体重児の半数近くに起こっていましたが、次第に頻度は低下し、現在は20％程度だとされています。出血の50％は生後1日以内に起こり、90％は3日以内に発症しています。

🌸 こんな治療を行います

まずは呼吸や血液の循環、血圧を安定させるように努め、出血の進行を抑えます。けいれんに対して抗痙攣薬を使用します。貧血が進行する場合には、輸血が必要となることもあります。

🌸 見通し（予後）

出血の範囲が脳室の50％未満の場合は、70％〜80％は予後良好です。脳の実質内の出血や脳室内出血後水頭症を合併した場合は生命の危険性も高まり、運動機能障害、けいれん、視力や聴力の障害といった神経学的後遺症を残すおそれが高くなります。

出血後の合併症として、10〜15％の割合で、脳室内を満たしている脳脊髄液の吸収が障害され、脳脊髄液がたまることで脳室が拡大していく場合（脳室内出血後水頭症）があります。この場合、腰椎穿刺をしたり、大泉門から一時的に脳脊髄液を除去したりします。持続的な除去が必要な場合は、腹腔内に脳脊髄液を流すようにする脳室－腹腔シャントという手術を行うこともあります。

水頭症については p.106 参照

脳室内出血とは

脳室内出血（intraventricular hemorrhage；IVH）は早産児に多く、出血部位は主に脳室上衣下胚層である。1990年代半ばには極低出生体重児の15～20％程度であったが、近年はより小さく重症な児が救命できるようになったためだと推測されるが、20～25％と若干増加している[1]。わが国のNICU多施設調査では、2003年出生の極低出生体重児2,145例中、IVH頻度は13％であった[2]。

病態

上衣下胚層は神経細胞やグリア細胞に分化していく幼弱な細胞層である。26週頃を最大に、満期にはほぼ消失する。血管は薄く、支持組織も乏しく破綻しやすい。さらに代謝の亢進している場所であり、低酸素や虚血に弱い。上衣下出血の約80％が脳室内に穿破する[3]。出血量が多いと、脳室液の流出路のブロックやクモ膜炎を起こし、脳室拡大（脳室内出血後水頭症）を引き起こす。

IVHの15％に実質内出血を合併する[1,3]。これは、脳室内出血が広がったものではなく、静脈性出血性梗塞と考えられている。

病因

大きく血管内と血管および血管外の要素に分けて考えられる（表⑩-1）[3]。

臨床症状

出血の約50％は日齢1までに、生後72時間までには90％が発生している。Volpeは臨床症状として、3つに分類している[1]。

catastrophic syndrome：急激に進行する予後不良タイプで、多くは実質内出血を伴う。高度の意識障害、無呼吸などの呼吸障害、痙攣、四肢の弛緩などがみられる。

saltatory syndrome：経過は緩やかで、通常予後良好タイプ。意識レベルの変動、自発運動の低下、筋緊張の低下などを呈する。

clinically silent syndrome：症状が軽微であり、説明の付かない貧血などで明らかとなるタイプ。

検査および重症度分類

超音波検査が簡便かつ有用である。重症度分類としてPapileのCTによるものがよく知られるが[4]、Vopleは実質内出血は出血性梗塞として付加事項としている（表⑩-2）[1]。

表⑩-1 脳室内出血の病因と主な危険因子

病因		主な危険因子
血管内要素	脳血流の変動	人工換気、脳血管の自動調節能の未熟性、出生前のインドメタシン投与、硫酸マグネシウム投与、貧血、低血糖、低酸素および虚血状態
	脳静脈圧の上昇	陣痛、経腟分娩、呼吸窮迫症候群（RDS）
	血液凝固異常	一酸化窒素
血管および血管外要素	上衣下胚層の血管脆弱性	低酸素および虚血状態
	乏しい血管支持組織	脱水
	線維素溶解活性の亢進	DIC（敗血症）

（文献3より引用）

表⑩-2 超音波による脳室内出血の重症度分類

グレードⅠ	上衣下出血、脳室内出血はないか、あっても脳室の10%以下
グレードⅡ	脳室の10〜50%を占める脳室内出血
グレードⅢ	脳室の50%以上を占める脳室内出血で、多くは脳室拡大を伴う
グレードⅣ	脳室周囲のエコー輝度（出血性梗塞）

（文献1より引用）

治療・予後

予防が大切である。出生前であれば早産予防、呼吸窮迫症候群（RDS）予防のための母体ステロイド投与などを行う。分娩時は児へのストレスを最小限にする。出生後は呼吸状態や循環動態の安定化を目指す。インドメタシンの予防投与はⅢ、Ⅳ度のIVHを有意に減らす[5]。フェノバルビタール投与によるIVH予防効果にエビデンスはなく、むしろ人工換気を増やしている[6]。

IVHの10〜15%は水頭症を合併する。反復腰椎穿刺、脳室内ストレプトキナーゼ療法、アセタゾラミドやフロセミドは、脳室−腹腔シャント術の回避率に影響しないとされる[7〜9]。出血後水頭症への対処方法としてVolpeによる管理法が広く知られており、成書を参照されたい。Volpeがまとめた予後を次項⑪「水頭症」の表⑪-2に示す。

家族への説明のポイント

 周産期にわたる予防が大切である。
 生後72時間までに大部分が発症する。

引用・参考文献

1) Volpe, JJ. Neurology of the Newborn. 5th ed. Philadelphia, W.B. Saunders, 2008, 483-588.
2) Kusuda, S. et al. Morbidity and mortality of infants with very low birth weight in Japan：center variation. Pediatrics. 118（4）, 2006, e1130-8.
3) Roland, EH. et al. Germinal matrix-intraventricular hemorrhage in the premature newborn：management and outcome. Neurol. Clin. N. Am. 21, 2003, 833-51.
4) Papile, LA. et al. Incidence and evolution of subependymal and intraventricular hemorrhage：a study of infants with birth weights less than 1,500 gm. J. Pediatr. 92（4）, 1978, 529-34.
5) Fowlie, PW. et al. Prophylactic intravenous indomethacin for preventing mortality and morbidity in preterm infants. Cochrane Database Syst. Rev. 2010, 7, CD000174.
6) Smit E. et al. Postnatal phenobarbital for the prevention of intraventricular haemorrhage in preterm infants. Cochrane Database Syst. Rev. 2013, 8, CD001691.
7) Whitelaw, A. Repeated lumbar or ventricular punctures in newborns with intraventricular hemorrhage. Cochrane Database Syst. Rev. 2001, 1, CD000216.
8) Whitelaw, A. Intraventricular streptokinase after intraventricular hemorrhage in newborn infants. Cochrane Database Syst. Rev. 2007, 4, CD000498.
9) Whitelaw, A. Diuretic therapy for newborn infants with posthemorrhagic ventricular dilatation. Cochrane Database Syst. Rev. 2001, 2, CD002270.

産業医科大学小児科学内講師 **金城唯宗**

11 水頭症
すい とう しょう

家族のためのページ

水頭症とは文字どおり頭に水がたまった状態

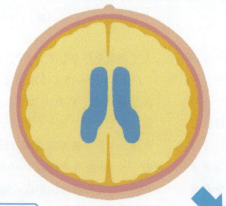

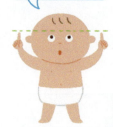

ボクの頭をここで切ってみたらこんなふうに見えるんだね！

鼻

耳

脳室に脳脊髄液がたまって、脳室が拡大しています。

脳室－腹腔シャントとは？

★ 脳室にたまった脳脊髄液を体の中にチューブを通しておなかの方へ逃がします。

★ おなか（腹腔）に流出した脳脊髄液は、自然に吸収されます。

★ ただし、シャント手術後は感染症やチューブの閉塞を起こす可能性があります。

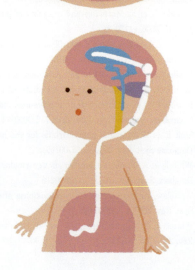

11 水頭症

一口で言うとこんな病気です

　脳には脳室と呼ばれる部位があります。脳室や、脳および脊髄の表面は脳脊髄液という液体で満たされています。脳脊髄液は常に産生されていますが、同時に吸収もされており、一定量に保たれるようになっています。水頭症とは何らかの原因によって、大量の脳脊髄液が脳室内などにたまり、脳室が拡大した状態になった病気です。症状は、脳脊髄液がたまっていくために頭蓋内圧が上昇することで発現します。新生児期では頭囲拡大や大泉門膨隆、それ以降では頭痛や嘔吐、意識障害などがみられ、発達に影響を及ぼすこともあります。

こんなことが原因とされています

　多くは産生された脳脊髄液がうまく吸収されず、脳室内にどんどん貯留することが原因です。吸収が障害される原因として、早産児の脳室内出血、脊髄髄膜瘤、先天的なもの、脳腫瘍、髄膜炎などがあります。

これぐらいの頻度で起こります

　さまざまな原因がありますが、先天性水頭症と診断されるのは 10,000 出生当たり 7〜8 人です。早産児の脳室内出血を起こす割合は 20〜25％で、そのうち 15％程度に水頭症の合併がみられます。

こんな治療を行います

　脳室の拡大が進行しないか、ゆるやかな場合は注意深く経過をみていきます。たまった脳脊髄液の除去が必要な場合、脳室から腹腔に液を流すチューブを通す脳室－腹腔シャント術や、脳室の外へ穴をあけて液を流出させる手術などを行います。

見通し（予後）

　早産児の脳室内出血後に発症した場合は、神経学的後遺症を残す可能性が高くなります。先天性水頭症では、2割は後遺症なく健康で、約半数は日常生活可能です。
　シャント手術を行った場合、感染やチューブの閉塞を起こすこともあります。

脳室内出血については p.102 参照

水頭症とは

水頭症は髄液の産生と吸収のアンバランスによって、脳室などに大量の髄液が貯留し、脳室などが拡大した状態である。

発生機序と病因

髄液は能動的に20mL/時程度産生され、1日に3～4回入れ替わっており、年齢や頭蓋内圧の影響を受けないとされる。一方、吸収は受動的で、クモ膜下腔と静脈洞内圧との較差により、吸収能は産生量の4倍以上とされる[1,2]。

発生機序としては、髄液を過剰に産生する脈絡叢乳頭腫のようなまれなものを除き、ほとんどが流路の狭窄・閉塞や吸収障害など髄液循環障害である。

病因には先天性と続発性とがあるが、主なものを表⑪-1に示す[1]。最近では脳室内出血後水頭症が主な原因となっている。近年、先天性水頭症の原因として遺伝子異常が報告されてきている。X連鎖性遺伝性水頭症（X-linked hydrocephalus）は、水頭症、精神運動発達遅滞、下肢の痙性麻痺、母指の内転屈曲を呈し、Xp28に座位する神経接着因子 *L1CAM*（*L1*）が原因遺伝子として確立している[3]。その他、常染色体劣性非症候性水頭症（*CCDC88C*、*MPDZ*）、Fried型症候群性精神遅滞（*AP1S2*）、Walker-Warburg症候群（*POMT1*、*POMT2*、*POMGNT1*）など遺伝子異常が推定されている[4]。

発生頻度

欧米では出生1,000当り1程度と報告されている[1,4]。わが国でも先天性水頭症は、10,000人出生当たり8.5人（2001年）、7.7人（2002年）であった[3]。

臨床症状

頭蓋縫合閉鎖以前では、頭蓋内圧の亢進により頭囲拡大や大泉門膨隆がみられる。その他、呼吸障害、落陽現象、頭皮静脈の拡大などが主症状である。

縫合閉鎖後は成人同様、頭痛、嘔吐、意識障害などが出現する。頭蓋内圧が緩徐に進行した場合、発達障害などがみられる。

治療

治療の目標は頭蓋内圧の正常化である。脳室内出血後水頭症に関してはp.102の「脳室内出血」の項に譲る。水頭症の治療としては、脳室-腹腔シャント術や内視鏡的第3脳室底開窓術などがある。シャント術の合併症として、感染と機能不全とがある。感染はおよそ8～10%程度で手術後6カ月以内がほとんどである。機能不全は術後1年以内に30

表⑪-1 水頭症の原因

- 早産児（脳室内出血後水頭症）
- 脊髄髄膜瘤
- 脳に影響を及ぼす先天性あるいは進行性の疾患
  ダンディウォーカー症候群
  クモ膜嚢胞
  透明中隔嚢胞
  全前嚢胞症
  先天性中脳水道狭窄症
  脳瘤
- 脳腫瘍
- クモ膜下出血
  外傷性
  脳動脈瘤
- 頭蓋骨に影響を及ぼす先天性あるいは進行性の疾患
  頭蓋骨早期癒合症
  軟骨異形成症
- 髄膜炎

（文献1より引用改変）

表11-2 脳室内出血の短期予後と長期予後

重症度	日齢14以内の死亡率（％）		進行性脳室拡大（％）		神経学的後遺症
	＜750g	751〜1,500g	＜750g	751〜1,500g	
グレードⅠ	12	0	5	4	15
グレードⅡ	24	2	6	14	25
グレードⅢ	32	8	77	75	50
グレードⅢ＋脳室周囲出血性梗塞	45	22	83	66	75

（文献5より引用改変）

〜40％に出現する[1]。

予後

　脳室内出血後水頭症を合併したものは、神経学的後遺症を残す可能性が高い。Volpeがまとめた脳室内出血の予後を表11-2に示す[5]。先天性水頭症患者の予後は2000年の全国調査では、後遺症なく健康19％、自力で日常生活可能7％、一部要介助18％、全面介助28％、植物状態・死亡6％であった[6]。小児水頭症の成人期の予後の報告では、IQ80以上は54.5％で、41.4％が普通に学校に行き、33.7％が普通に仕事をしていた[7]。

家族への説明のポイント

 シャント手術の合併症として、感染や機能不全の発生率は決して低くない。したがって、手術などが必要な場合は、適応をしっかりと説明する必要がある。

引用・参考文献

1) Garton, HJ. et al. Hydrocephalus. Pediatr. Clin. North Am. 51 (2), 2004, 305-25.
2) 山崎麻美．"水頭症"．小児疾患診療のための病態生理1．小児内科35巻増刊．東京，東京医学社，2003，598-601．
3) 胎児期水頭症ガイドライン編集委員会．胎児期水頭症診断と治療ガイドライン．京都，金芳堂，2005．
4) Kahle, KT. et al. Hydrocephalus in children. Lancet. 2015. doi : 10.1016/S0140-6736 (15) 60694-8. [Epub ahead of print]
5) Volpe, JJ. Neurology of the Newborn. 5th ed. Philadelphia, W.B. Saunders, 2008, 483-588.
6) 中山登志子ほか．先天性水頭症全国疫学調査成績．厚生科学研究費補助金特定疾患対策研究事業難治性水頭症調査研究班平成12年度研究報告書．2001，83-94．
7) Vinchon, M. et al. Adult outcome of pediatric hydrocephalus. Childs. Nerv. Syst. 28, 2012, 847-54.

産業医科大学小児科学内講師　**金城唯宗**

12 晩期循環不全
ばんきじゅんかんふぜん

早産児の副腎皮質機能（ステロイドをつくるしくみ）

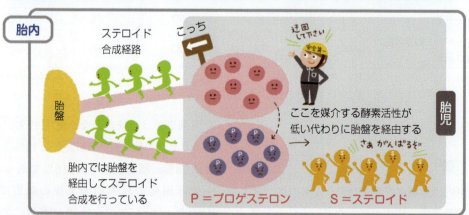

晩期循環不全の病態（生後のストレスと副腎皮質機能とのバランス）

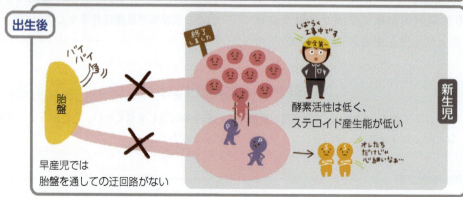

新生児の主な疾患・病態　第2章

⑫ 晩期循環不全

🍀 一口で言うとこんな病気です

予定日より早く生まれてきた赤ちゃん（早産児）、特に在胎28週未満の早産児が、出生後の大変な時期を乗りきって、ようやく全身状態が安定した生後1週以降に出現する病気です。突然、血圧が低下し、それに伴いおしっこの量が減る、異常に体重が増加する、体がむくむなどの症状が出ます。また、無呼吸発作の回数が増えるなど、呼吸状態の悪化を伴うこともあります。検査をしても、原因となるような病気が見当たらず、ステロイドホルモンを投与すると急速に症状が改善します。

🍀 こんなことが原因とされます

正期産児には認められないことから、その原因には未熟性が大きく関与しており、在胎期間が短いほど発症頻度が高くなります。正確な発症のメカニズムについてはまだ不明な点が多いですが、その中でも「相対的に副腎皮質の機能がうまく働かないこと」が原因と考えられています。副腎皮質では、いろいろなストレスに立ち向かうのに必要なステロイドホルモンがつくられており、緊張状態やショックをやわらげる働きを持ちます。早産児は、正期産児と比較して副腎皮質系の機能が未熟なため、生まれてから受けるさまざまなストレスに対し、十分な量のステロイドホルモンを分泌することができないため、その需要と供給のバランスが破たんして、発症すると考えられます。

🍀 こんな治療を行います

低血圧を引き起こすほかの疾患がないかどうかを検査したうえで、本症と診断したときには、ステロイドホルモンの投与を行います。「相対的な副腎皮質機能不全」が原因なので、体の中でもともと分泌されているであろう量のステロイドホルモンを補充してあげることで、速やかに状態は改善します。いったん良くなった後も再び症状が出現し、繰り返しステロイドホルモンの投与が必要となる場合もありますが、多くは週数が経過するとともにその頻度は減少していきます。今のところ、確立した予防方法はありません。

🍀 見通し（予後）

脳室周囲白質軟化症や脳性麻痺といった合併症を引き起こし、赤ちゃんの神経発達に悪影響を及ぼす可能性があるため、早期発見、早期治療が重要になります。

脳室周囲白質軟化症については p.116 参照

晩期循環不全とは

晩期循環不全（late-onset circulatory collapse；LCC）は、早産児、特に28週未満の超早産児が、出生直後の循環動態が不安定な時期を過ぎ、全身状態が比較的安定した生後1週以降に、突然の血圧低下、尿量減少、体重増加などの循環不全症状をもって発症する。併せて胸部X線上の肺水腫様変化、無呼吸発作の増悪といった呼吸状態の悪化を伴うことも多い。失血、敗血症、動脈管開存、壊死性腸炎のような循環動態に影響を与え得るその他の病態は認めず、カテコラミンやvolume expanderの投与では効果がなく、グルココルチコイド投与により急速にすべての症状が改善することから、本症の原因として副腎皮質機能不全が疑われるが、正確な発症機序は、まだ十分に解明されていない。

晩期とは対照的に、生後早期に循環不全症状を呈し、従来の治療に反応せずグルココルチコイドが著効した早産児例についての報告は欧米でも散見するが、発症時期が本症とは異なり、両疾患の間にどのような病態の違いがあるかは、不明である。

定義

正確な病態が十分に解明されていないため、現時点ではまだ統一した疾患の定義は存在しないが、新生児内分泌研究会では、表⑫-1に示す診断基準を作成している。各施設により低血圧、乏尿、電解質異常の定義は少し異なることもあるが、基本的な考え方は同じであり、早産児が生後7日以降に通常の治療には反応しない低血圧、乏尿を来し、前述した循環動態に影響を与え得る病態が除外された上で、グルコルチコイド投与により数時間以内にこれらの症状がすべて改善した場合には、本症と診断可能である。

治療開始が遅れた場合には、神経学的後遺症を合併する危険性があることを考慮すると、現時点では、血清コルチゾール濃度や、

表⑫-1 新生児晩期循環不全の診断基準（新生児内分泌研究会）

Ⅰ　出生後数日以上を経過し、
Ⅱ　呼吸循環動態が落ち着いた時期が存在した後、
Ⅲ　明らかな原因なく、
Ⅳ　突然以下のエピソードのいずれか1つ（血圧低下もしくは尿量減少）を認め、
Ⅴ　昇圧治療を要した症例

- エピソードとは
1. 血圧の低下：繰り返し測定した血圧がそれまでのおおよそ80%未満
2. 尿量の減少（下記のいずれか）
　　a）8時間の尿量が半量未満
　　b）8時間の尿量が1mL/kg/時未満
　　c）4時間排尿が確認できない（ただし尿閉は除外する）
- 明らかな原因とは
　失血、敗血症、症候性PDA、IVH、NECなど循環動態に影響を及ぼすと考えられる病態を指す。
- 参考所見
　1）胸部X線所見：肺水腫様変化
　2）Na＜130mEq/L、またはNa値5mEq/L以上の急な低下
　3）K＞5.5mEq/L
　4）15g/kg/日（または1.5%/日）を超える体重増加

ACTH負荷試験のような内分泌検査に基づいて判断することは実際的ではなく、臨床症状から総合的に本症と診断する必要がある。

病因

早産児は正期産児と比較して、視床下部－下垂体－副腎皮質系の機能が未熟であり、生後に受けるさまざまなストレスに対し、十分なコルチゾールを分泌できないことが知られている[1～3]。単独の原因で起こる疾患であるのかどうか、障害部位はどこかなど、正確な発症機序に関してはいまだに不明な点はあるが、補充量のステロイド投与が本症に対して有効であること、早産児が正期産児と比べて副腎皮質機能が未熟であることを考慮すると、発症機序として相対的な副腎皮質機能不全が考えられる。

臨床症状および検査所見

出生後1週間以上が経過し、多くは経腸栄養が確立され、呼吸・循環状態が安定していた時期に、突然に尿量減少、血圧低下などの急激な循環動態の悪化を示す。好発時期は、生後2～4週頃で、修正週数に換算して28～29週頃に相当する。自発運動の低下、皮膚色不良、全身の浮腫や体重増加に加え、酸素化の悪化、無呼吸発作の増加など呼吸状態が悪化することが多い。検査所見としては、低ナトリウム血症（＜130mEq/L）、高カリウム血症（＞5.0mEq/L）、胸部X線上の肺水腫様変化（hazy lung）などが挙げられるが、必発ではない。心臓超音波検査では、病初期には、駆出率（EF）および左室平均円周短縮速度（mVcfc）が正常もしくは亢進していることが多い。また上腸間膜動脈（SMA）、前大脳動脈（ACA）、腎動脈（RA）の各臓器血流パターンを評価すると、発症時には中でもACAの平均血流速度が他臓器よりも低下しており、LCCの病態は血流不均衡型循環ショックであると考えられる[4, 5]。またACAの低下は、LCC患者の神経学的予後の悪化と関連があると推測される。

治療

本症は、脳室周囲白質軟化症（PVL）や脳性麻痺（CP）などの神経学的合併症のリスクファクターであるため[6, 7]、できるだけ速やかに診断し、治療を開始する必要がある（図12-1）。まず循環不全状態を起こす他の疾患を除外する必要があることから、血液検査（血液ガス、血算、CRPなど）、胸部X線写真、心臓超音波検査などより、原因疾患の有無、心機能、循環血液量を評価する。循環血液量の減少が疑われれば、生理食塩水もしくは5%アルブミンを10～20mL/kg投与する。カテコラミンはドパミン、ドブタミンを2～10μg/kg/分で使用するが、多くのLCC症例では心収縮能は障害を受けておらず、カテコラミン単独投与では効果がないことが多いため、カテコラミン投与と容量負荷を併用する。ただし、本症は基本的にはカテコラミン不応性の循環不全であり、検査で心容量や心機能に問題がないときは、最初からステロイドの静脈内投与を行う。ハイドロコルチゾンを生理的量補充量である1～2mg/kg投与することで、大部分の症例は投与後数時間で血圧の上昇とそれに伴い尿量が確保される。

重症例では、複数回の補充量のステロイド投与が必要になることもあるが、長期投与に至った場合でも日齢の経過とともに改善を示し、予定日を超えて投与が必要になる症例は

医療者のためのページ

```
生後1週以降に認める血圧低下、尿量減少
├─【検査】
│    ・心臓超音波検査
│     心機能（左室駆出率）、前負荷（左室拡張期内径、IVC/Ao、PDA の有無など）、
│     後負荷（左室収縮末期壁応力）、臓器血流（前大脳動脈、腎動脈、腹腔動脈、上腸
│     間膜動脈など）
│    ・胸部 X 線（心胸郭比）
│    ・血液検査（血ガス、電解質、CRP など）
├─【初期治療】
│    ・心機能低値 → カテコラミン　ドパミン／ドブタミンで開始
│    ・心容量低下 → volume exander　アルブミン 10〜15mL/kg 投与
│    ・原疾患治療 → 人工呼吸管理、電解質補正、抗菌薬など

上記治療に反応が認められない場合には、ハイドロコルチゾン 1〜2mg/kg 投与
超音波検査でフォローし、2 時間で反応がなければ、ハイドロコルチゾン同量追加
超音波検査でフォローし、2 時間で反応がなければ、ハイドロコルチゾン 5mg/kg
```

図12-1 晩期循環不全の治療戦略

ない。

確立した予防方法はないため、早期発見、早期治療が原則である。そのため東京女子医科大学では、早期治療介入による予後改善を目指し、LCC も含めたステロイドが必要な病態に対し、独自の出生後ステロイド投与基準を設けている（表12-2）。従来の LCC 診断基準である血圧低下、電解質異常に加え、尿量減少は 4 時間で判断し、酸素化の悪化（F_IO_2 0.1 以上の上昇または頻回の無呼吸）、胸部 X 線の水腫様変化（hazy lung）を含めたステロイド投与基準に従って、LCC を迅速に診断して治療を開始している。明確なエビデンスがない現状では、早産児に対し

表12-2 出生後ステロイド投与の適応基準（東京女子医科大学母子総合医療センター）

- 酸素化の悪化（$F_IO_2 > 0.1$ の上昇または頻回の無呼吸）
- 胸部 X 線の水腫様変化（hazy lung）
- 低ナトリウム血症（130mEq/L 以下または 5mEq/L 以下の急激な低下）
- 尿量減少（尿量 1mL/kg/ 時が 4 時間以上持続）
- 血圧低下（収縮期血圧 ≦ 40mmHg または前値より ≦ 80%）

＊上記の症状のうち、2 項目以上を認めた場合にハイドロコルチゾン 1〜2mg/kg を静注（随時、心臓超音波検査により心機能、容量、臓器血流量を評価）

予防的ステロイド投与を行うことは神経学的予後を考慮すると控えるべきである。

家族への説明のポイント

- 本症は、比較的、児の状態が安定していたと思われる時期に発症することが多く、そのため両親の不安も大きいので、その気持ちを配慮して十分な情報および知識の提供を行う。
- 成人ではみられない早産児独特の病態であることから、一度だけの説明では理解できないことを考え、繰り返し説明することが大切である。

引用・参考文献

1) Hanna, CE. et al. Hypothalamic pituitary adrenal function in the extremely low birth weight infant. J. Clin. Endocrinol. Metab. 76, 1993, 384-7.
2) Ng, P. et al. Transient adrenocortical insufficiency of prematurity and systemic hypotension in very low birthweight infants. Arch. Dis. Child. Fetal Neonatal Ed. 89, 2004, F119-26.
3) 山田恭聖ほか. 超早産児急性期離脱後の低血圧症における下垂体副腎機能低下. 日本未熟児新生児学会雑誌. 17, 2005, 99-106.
4) 内山温ほか. 晩期循環不全 超音波所見の特徴（会議録）. 日本未熟児新生児学会雑誌. 19, 2007, 483.
5) Washio Y, Uchiyama A, Nakanishi H, et al. Hemodynamic analysis in infants with late-onset circulatory collapse. Pediatr. Int. 55 (5), 2013, 582-8.
6) 中西秀彦ほか. 晩期循環不全と出生後発症の脳室周囲白質軟化症（PVL）との関係. 日本未熟児新生児学会雑誌. 17, 2005, 57-67.
7) Nakanishi, H. et al. Clinical characterization and long-term prognosis of neurological development in preterm infants with late-onset circulatory collapse. J. Perinatol. 30 (11), 2010, 751-6.

東京女子医科大学母子総合医療センター新生児医学科講師 **中西秀彦**

13 脳室周囲白質軟化症
（のうしつしゅういはくしつなんかしょう）

脳室周囲白質軟化症（PVL）とはこんな病気です

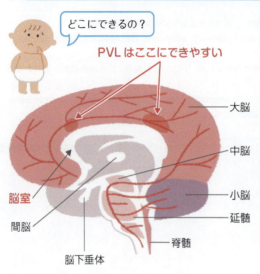

脳の中には脳室という、液体（髄液）のたまった部屋があります。この部屋の周囲には、動物の中ではヒトで最も発達している大脳があります。大脳には神経の細胞が集まっている「皮質」と、そこからの神経線維が集まっている「白質」があります。早産で生まれて、脳への血液の供給がうまくいかなかったり、炎症が起こったりすると、この「白質」の部分は血管やその他の細胞が未熟なために、壊死を起こします。簡単にいいますと、「脳の一部が溶けてなくなってしまう」という病気です。

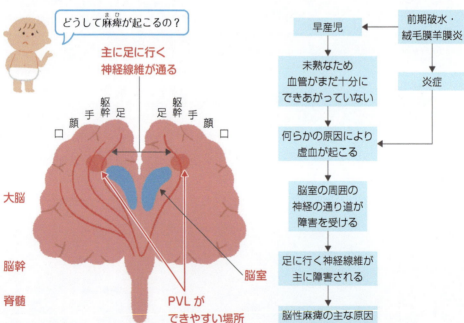

大脳の「白質」には、脳から手足を動かすための、神経の通り道がたくさん集まっています。特に、PVLが起こりやすい場所には、足に行く神経が集中していますので、この部分が「溶けてなくなってしまう」と、足の麻痺が起こります。

新生児の主な疾患・病態　第2章

13 脳室周囲白質軟化症

🌸 一口で言うとこんな病気です

予定日より早く生まれてきた赤ちゃん、特に在胎30週未満の早産児に多い脳の病気です。脳の中の、主に手足を動かす神経が通っている場所「白質」の障害で起こり、運動障害（脳性麻痺）の原因となりうる疾患で、知的障害を起こすこともあります。

🌸 こんなことが原因とされます

脳の中に髄液という液体がたまっている空間「脳室」があり、その周囲には「白質」という、主に手足を動かす神経が通っている場所があります。早産児ではこの付近の血管が十分にできあがっていないため血液の流れがよくありません。赤ちゃんが子宮の中にいるうちか、分娩時、または生後間もないときに、いろいろなストレスや病気により脳への血液の流れが不足したり、炎症が及んだりすると、この白質が障害を受けます。主に手足を動かす神経が通っているため、障害を受けた白質の程度により、運動障害（脳性麻痺）が起こりやすくなります。

🌸 これぐらいの頻度で起こります

予定日前に生まれた早産児の約30%に脳室周囲白質軟化症が起こっていると考えられていますが、運動障害（麻痺）を起こすのは、このうち約1/3です。在胎26〜30週前後の早産児のおおよそ10%前後に認められます[1]。脳室周囲白質軟化症が起こっても、必ずしも麻痺が生じるとは限りません。

🌸 こんな治療を行います

脳室周囲白質軟化症の原因について、現在も研究が進められていますが、まだすべてが明らかにはなっていないため、有効な治療法や予防策はわかっていません。運動障害（脳性麻痺）に関しては、早期運動療法（リハビリ）をすることにより、十分な効果が得られ、症状が弱くなることがあります。

🌸 見通し（予後）

この病気では、脳の組織の一部が失われてしまうので、障害として運動障害（脳性麻痺）や知的障害を起こす可能性があります。予定日から6〜8カ月頃まで、何の症状も出ないこともあるので、注意が必要です。最終的には、1歳半頃に行う頭部MRIという検査で診断がつきます。

新生児の脳の特性については p.54 参照

脳室周囲白質軟化症とは

1962年にBanker、Larrocheは、主として早産児の脳室周囲に壊死を主体とした病変を見出し、脳室周囲白質軟化症（periventricular leukomalacia；PVL）と名付けた。そして、この病変と脳性麻痺（CP）との関連を示唆した。

PVLは、側脳室周囲白質に局所的な虚血性壊死による多発性軟化病巣ができる疾患である。主として、在胎32週以下の早産児に多くみられ、早産児の脳性麻痺の主な原因となっている。PVLの好発部位である脳室周囲白質には皮質脊髄路が通っているため、同部位が障害を受けると運動麻痺を呈する。

原因

早産児のPVLの原因としては、下記の理由が考えられる。

●解剖学的素因

①脳室周囲白質の血管構築の未熟性、②脳室周囲白質の脆弱性、③早産児の脳循環の自動調節能の未熟性が挙げられる。

脳室周囲の白質は、脳表面から脳室に向かう動脈と、脳室周囲から深部白質に向かう動脈との灌流境界領域にあたる。早産児では、脳室側からの血管の発達が遅れており、これらの早産児における脳血管とグリア形成の未熟性を素因として、脳低灌流が加わるとPVLが生じると考えられる。

●臨床的危険因子

●出生前因子

双胎（一卵性）での双胎間輸血症候群、胎児発育不全（FGR）、胎児期の徐脈、胎児機能不全など脳循環障害による脳低灌流が挙げられる。多胎児では単胎児の2～3倍のリスクがあり、特に周生期に循環動態が不安定になりやすいためだと考えられている。

●周生期因子

周生期の仮死、緊急帝王切開を要する母体出血（常位胎盤早期剥離、前置胎盤など）などによる低血圧などが挙げられる。

●出生後因子

低血圧を伴うショック状態、低二酸化炭素血症、徐脈、頻発する無呼吸、動脈管開存症、気胸、敗血症などが挙げられる。

●その他の因子

エンドトキシン、サイトカイン、フリーラジカルなどが関与しているとも考えられている。

最近では、前期破水や絨毛膜羊膜炎のある例に多いことから、感染とそれに伴うサイトカインの影響が、発症に関与しているのではないかと考えられている。

臨床症状

生後数カ月は無症状のことが多く、生後6カ月以降に下肢優位の痙性麻痺が出現してくる。PVLの好発部位は、大脳白質から脊髄に下行する運動神経（皮質脊髄路）を含んでいる。特に脳室に近い部位には、下肢に行く神経線維が通っているため、下肢の痙性麻痺が多くみられる。一般にPVLでは精神発達の遅れは他の脳性麻痺例（低酸素性虚血性脳症など）に比して軽度であり、両麻痺（下肢のみの麻痺）では知能障害を認めないことがある。そのほかにてんかんの合併、視空間認知の障害、学習障害などがみられる。

検査

診断には画像診断を用いる。死亡例では病理診断による。

●頭部超音波検査（US）（図13-1）

PVLの特徴的なUS所見は、脳室周囲高

13 脳室周囲白質軟化症

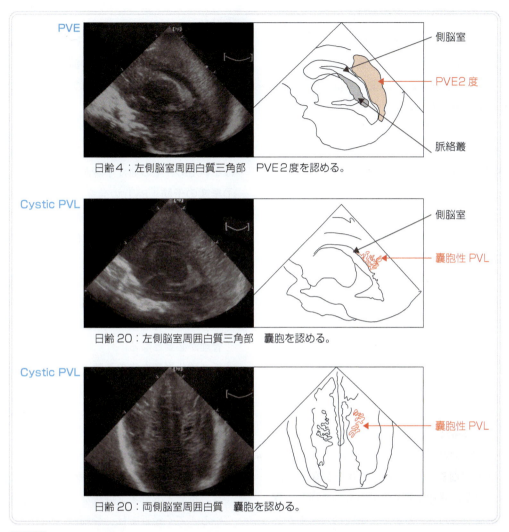

図13-1 脳室周囲白質軟化症の超音波検査所見（画像はいずれも同一症例）

表13-1 脳室周囲高エコー域（PVE）の分類

PVE0度	側脳室周囲に高エコー域なし
PVE1度	側脳室三角部を中心に高エコー域が存在し、脈絡叢の輝度よりも低いもの
PVE2度	側脳室三角部を中心に高エコー域が存在し、輝度が脈絡叢と同じもの
PVE3度	側脳室三角部を中心に高エコー域が存在し、輝度が脈絡叢よりも高いもの

エコー域（periventricular echogenicity；PVE）と嚢胞形成性PVL（cystic PVL）である。PVEのエコー輝度の強さは、脈絡叢との比較によって4段階に分類されている（表13-1）。PVEが出現してから1〜3週間経過すると、PVEの中心部あたりが櫛状に抜

けて嚢胞を形成する。脳室周囲白質に嚢胞が出現したものが cystic PVL である。PVE 2 度が 2 週間以上持続する（遷延性脳質周囲高エコー域、prolonged PVE）では、脳性麻痺を呈する確率が高いことが報告されているので、嚢胞形成がなくても PVL として注意が必要である。

● 頭部 MRI

頭部 MRI は、新生児期以降の診断および病態把握にとても有用である。検査時期により以下の通り所見が異なる。

初期変化（修正 6〜7 カ月以内）：①脳室周囲白質内に嚢胞を認める、②脳室拡大と脳室壁の不整、③髄鞘形成の遅延

後期変化（修正 1 歳以降）：①脳室周囲白質容量の減少、②脳室の拡大（三角部優位）と側脳室壁の不整、③脳梁体部の菲薄化、④脳室周囲白質内に T2 強調画像で異常高信号域を認める（この高信号域は病理学的にグリオーシスにあたることが多く、嚢胞形成しなかった PVL の診断として非常に有用である）。

新生児期には頭部超音波検査が有用である。虚血性変化が起こってから約 2 週間で嚢胞形成が認められるので、継時的な検査が必要である。ただし、超音波検査で診断できないものが 40% 程度ある。新生児期以降には、頭部 MRI が用いられる。

発症頻度は、わが国の NICU での 33 週未満の児に関する調査によると、超音波検査では、約 5%、CT/MRI では、8〜9% にのぼっている。

運動障害の程度と MRI 所見との間には相関関係があり、大脳白質量の減少がより広範で、前方に広がるほど運動障害は強くなる。

治療

現在のところ PVL に対する有効な治療法はないため、その発症予防が重要となる。

① **早産の予防**：PVL の発症は脳の未熟性が主な要因となるため、可能であれば在胎 32 週以上に妊娠が継続されることが望まれる。

② **低血圧の予防**：低血圧による脳血流の低下は、PVL の重要な危険因子であるため、脳血流の変化を最小限に抑えるような循環管理が必要となる。

③ **低二酸化炭素血症の予防**：低二酸化炭素血症は PVL の重要な危険因子であるため、低二酸化炭素血症に陥らないような呼吸管理が必要である。

④ **その他**：エリスロポエチン、カルシウムチャンネルブロッカーやマグネシウムの投与、抗サイトカイン療法などが研究されている。ごく最近では、幹細胞（Stem Cell）を用いた治療の可能性が報告がされており、今後の成果が期待される。

PVL の後障害である、脳性麻痺や知能障害については、適切な理学療法や訓練などが必要である。

家族への説明のポイント

- 治療法はなく、確固たる予防法もまだない。
- 障害の程度はさまざまであり、知能障害を起こさない症例もある。
- 脳性麻痺に至ったら、運動療法（リハビリ）が不可欠となる。

引用・参考文献

1) 戸苅創ほか. PVL発症頻度の年次推移に関するアンケート調査. 厚生科学研究「新生児の虚血性脳障害予防に関する研究」. 1997, 29-32.
2) Baker, BQ. Larrochem, JC. Periventricular leukomalacia of infancy. Arch. Neurol. 17, 1962, 386-410.
3) Volpe, JJ. Cerebral white matter injury of the premature infant : more common than you think. Pediatrics. 112 (1 Pt 1), 2003, 176-80.

埼玉県立小児医療センター未熟児新生児科部長 **清水正樹**

14 新生児仮死（低酸素性虚血性脳症）

家族のためのページ

新生児仮死とはこんな病気です

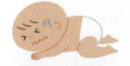

新生児側因子
- 奇形
- 神経筋疾患
- 中枢神経系疾患
- その他

このような原因があると、新生児は出生前に苦しい状態になることがあります。

胎児が苦しい状態

このような原因があると、胎児は出生時に苦しい状態になることがあります。

母体側因子
- 胎盤早期剥離
- 前置胎盤
- 胎児発育不全（FGR）
- 臍帯脱出
- その他

新生児仮死

- 軽症仮死：すぐに回復すれば経過を観察するのみです。
- 重症仮死：呼吸、循環やその他臓器の検査・治療が必要になります。

けいれんや意識障害などの神経学的な異常所見があるときは……

新生児脳症
- NICUによる新生児集中治療が必要になります。
- 神経学的後障害が残る可能性があります。
- 生命に危険が及ぶこともあります。

胎便吸引症候群
- 胎児は苦しくなると、羊水の中に便を出してしまいます。この汚れた羊水が肺に入って、肺炎を起こしてしまう病気です。
- 呼吸と循環の管理が必要になります。
- 重症だと生命に危機が及ぶこともあり、新生児遷延性肺高血圧症におちいる可能性があります。

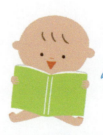

胎便吸引症候群については72ページでくわしく説明してあるよ

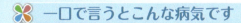

14 新生児仮死（低酸素性虚血性脳症）

一口で言うとこんな病気です

　生まれたとき、泣き声を上げなかったり、呼吸ができなかったり、皮膚の色が悪かったり、全身が「だらん」として手足の動きがない赤ちゃんがいます。生まれたときに呼吸や心臓などの機能が悪く、神経系の働きなども悪い場合を、新生児仮死といいます。低酸素性虚血性脳症とは、新生児仮死のときに、脳に十分な酸素と血液が供給されないために、何らかの神経症状が起こった状態をいいます。脳の障害の程度によっては、意識障害やけいれん、反射の異常などの症状を認め、重度の障害を残したり、死に至ることもあります。

こんなことが原因とされます

　新生児仮死の大半は、出生直前や出生時に、すでに胎児が苦しい状態にあり、そのために出生直後にうまく呼吸ができなかったり心臓の動きが悪かったりすると考えられています。原因としては、分娩時にお母さんの血圧が低かったり、胎盤の働きが悪かったり、胎盤のはがれるのが早かったり、へその緒（臍帯）が圧迫されたりして、胎児への酸素と血液の供給がうまくいかない場合などと、新生児自身に疾患がある場合（奇形、神経筋疾患、中枢神経疾患など）があります。

これぐらいの頻度で起こります

　1,000人赤ちゃんが生まれると、そのうち約20人程度は新生児仮死で生まれてくるとされています。新生児仮死のうち2～4人は、けいれんなどの神経症状を伴い、低酸素性虚血性脳症と診断されます。

こんな治療を行います

　新生児仮死で、呼吸や心臓の動きが不安定なときには、保温、酸素投与、人工換気療法、点滴などの治療を行います。仮死状態に対する蘇生は新生児蘇生法（NCPR）に定められたアルゴリズムに従って行われています。低酸素性虚血性脳症のときには、脳を保護し、障害を残さないように、新生児低体温療法などの特殊な治療を行うことがあります。

見通し（予後）

　大半の新生児仮死では、障害が残りません。しかし、重度の新生児仮死や低酸素性虚血性脳症では、運動障害や知能障害が残り、在宅医療やいろいろな訓練（リハビリ）が必要なこともあります。

胎便吸引症候群については p.72 参照

新生児仮死とは

　新生児仮死は、そのほとんどが胎児機能不全に起因するもので、子宮内環境から子宮外環境への移行が円滑に行われないときに起こる。新生児は出生後、高度の低酸素と虚血状態に陥り、全臓器の機能障害を引き起こす。特に中枢神経系には重篤な後障害を残すことがあるので、迅速な初期対応が必要である。

　新生児低酸素性虚血性脳症（hypoxic ischemic encephalopathy；HIE）は、新生児仮死や急性呼吸循環不全に起因し、脳の低酸素・虚血による神経症状を伴う場合に診断される。脳性麻痺、てんかん、精神運動発達障害など恒久的な脳障害へ発展する重篤な疾患である。

原因

　新生児仮死の約90％は胎児機能不全に引き続き起こってくる。その要因には常位胎盤早期剥離、胎盤機能不全、胎児発育不全（FGR）、母体ショック、臍帯脱出などが考えられる。また、新生児の肺拡張障害、胎児奇形（横隔膜ヘルニア、先天性心疾患など）、胎児水腫、先天性神経筋疾患などでも起こる。

　HIEは、出生前後の脳細胞に対する虚血と低酸素曝露に伴う脳神経細胞の不可逆的変化により起こる。出生前後の5～10分の虚血・低酸素による神経細胞死（一次性神経細胞死）と、脳血流再開後に起こる脳血管障害、グルタミン酸を介したCa^{2+}細胞内流入、フリーラジカルや一酸化窒素の産生などによる神経細胞の壊死やアポトーシス（二次性神経細胞死）が、数時間から数日かけて徐々に進行すると考えられている。この二次性神経細胞死を防ぐことが脳保護・脳蘇生として検討されている。

臨床症状

　新生児仮死は、呼吸循環不全を主徴とするため、代謝性アシドーシス、高二酸化炭素血症を伴い、中枢神経系の障害をはじめ、さまざまな臓器障害（多臓器不全）を伴うことがある。臨床症状は、低酸素・虚血の程度や持続時間などにより異なるが、HIE、脳室周囲白質軟化症（PVL）、胎便吸引症候群、肺出血、一過性の虚血性肺障害、気胸・縦隔気腫、遷延性肺高血圧症、一過性心筋虚血による低血圧・心不全、壊死性腸炎、肝機能障害、急性腎不全、尿細管壊死、代謝性アシドーシス、低カルシウム血症、低ナトリウム血症（SIADH）、高カリウム血症、高血糖、低血糖、血小板減少、DICなどが起こる。新生児仮死の評価には、通常Apgarスコア（表⑭-1）を用い、1分値あるいは5分値で7点以下を軽度仮死、4点以下を重症仮死とする。5分値は神経学的予後と相関する。

　HIEの臨床症状は、低酸素・虚血による障害の程度により神経症状が異なる。HIE重症度の判定に役立つ理学的所見としては、Sarnatらの重症度分類（表⑭-2）[1]が最も一般的である。しかし、出生後早期にHIEの重症度を判定することは難しく、明確な神経学的予後の推測は困難である。

検査

●臍帯動脈血・新生児動脈血ガス分析

　代謝性アシドーシス（pH＜7.2、BE＜－10は要注意）、呼吸不全や胎便吸引症候群による高二酸化炭素血症、過換気による低二酸化炭素血症

●生化学検査

　逸脱酵素（GOT、GPT、LDH、CPKなど）の上昇、虚血再灌流に伴う嫌気性代謝の

表⑭-1 Apgar スコア

徴候	点数		
	0	1	2
心拍数	なし	100 未満	100 以上
呼吸	なし	緩徐・不規則	良好な啼泣
筋緊張	なし	四肢やや屈曲	活発な運動
反射	なし	顔をしかめる	咳・くしゃみ
皮膚色	蒼白 チアノーゼ	四肢チアノーゼ 躯幹淡紅色	全身淡紅色

表⑭-2 Sarnat 分類

	軽症 Stage I	中等症 Stage II	重症 Stage III
意識レベル	不穏状態 (hyperlert)	嗜眠または鈍麻状態 (lethargic or obtunded)	昏迷状態 (stuporous)
神経筋コントロール 　筋緊張 　肢位 　腱反射	 正常 軽度の遠位部屈曲 亢進	 軽度低下（mild hypotonia） 高度の遠位部屈曲位 亢進	 弛緩（fl uccid） 間欠的除脳姿勢 減弱～消失
原始反射 　吸啜反射 　モロー反射 　眼球前庭反射正常 　（人形の目反応） 　緊張性頸反射	 減弱 顕著：容易に誘発 正常 軽度に出現	 減弱～消失 減弱：出現しても不完全 亢進 高度に出現	 消失 消失 減弱～消失 消失
自律神経機能 　瞳孔 　心拍 　気管、唾液分泌 　消化管蠕動	交感神経優位 散瞳 頻脈 低下 正常～減弱	副交感神経優位 縮瞳 徐脈 増加 亢進：下痢	交感、副交感とも抑制状態 種々、時に左右不同、対光反射減弱 種々 種々 種々
痙攣発作	なし	通常あり	通常あり（除脳姿勢を除く）
予後	正常	正常～後障害～死亡	後障害～死亡

（文献 1 より引用改変）

亢進（高乳酸血症 10mmol/L 以上）、活性酸素の産生亢進（尿酸など）。神経特異エノラーゼ（NSE）は神経学的予後と相関するとされる。

●画像検査

超音波画像検査（脳浮腫、脳内循環動態［RI、PI］）、頭部 CT 検査（脳浮腫、出血、梗塞の評価）、頭部 MR 検査（多囊胞性脳軟化、傍矢状脳梗塞、皮質下白質軟化、視床・基底核障害、出血壊死）

●脳機能検査

aEEG（継時的な脳機能モニタリング、低体温療法の導入決定、神経学的予後予測を行う）、近赤外線分光装置［NIRS］（脳組織の

酸素代謝や血液循環代謝をモニタリングできる）、脳波（平坦脳波あるいは高度の低電位が持続する場合は予後不良のことが多い。suppression-burst の予後はさまざまである。早期に脳波が改善する場合には、ある程度予後が期待できる）、聴性脳幹反応（ABR）、脳幹障害の評価

治療

●新生児蘇生法（NCPR）

現在、新生児仮死に対する蘇生は、国際蘇生連絡協議会（ILCOR）の「2015 Consensus on Science with Treatment Recommendations（CoSTR）」に則り定めた NCPR のアルゴリズムに従って行われるようになった。NCPR に関しては新生児蘇生法普及事業のホームページを確認してほしい。

家族にこんなお話をしています

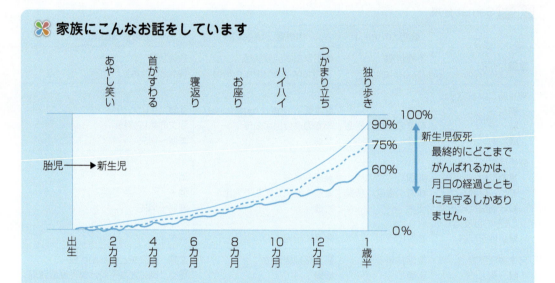

ヒトはみんな仮死に近い状態で生まれてきます。生まれてくるということは、胎児から新生児に変わるという、劇的な変化をするので、そのとき誰もが、とても大きなストレスを受けます。ただ、生まれる前からそのストレスがより大きかったり、生まれたときにからだが上手に変化できなかった赤ちゃんが、新生児仮死となります。

お子さんは、生まれたときは仮死状態でした。図に描いたように、ヒトの脳は、生後およそ12カ月をかけて、徐々に出来上がっていきます。言い換えると、われわれヒトは、100％の状態で生まれてくることはないと言えるかもしれません。

お父さんも、お母さんも、われわれみんなが90％の状態で、人生を歩み出したとします。生まれたばかりの赤ちゃんを見て、「この子は将来きっと順調に育つのだろう」と誰もが期待します。しかし、新生児にどんな検査をしても、将来その子が「歩けるかどうか」は実はわかりません。これは、元気に生まれた子も、仮死で生まれた子も、同じスタートラインに立っているということです。これからの成長・発達を見守っていくしかありませんが、出血などのよほど大きな脳の傷がなければ、たとえ仮死であっても、十分な期待をもって接してあげてください。もし少しでも麻痺などの障害がみられるようになったら、それから訓練やリハビリを開始しましょう。

●循環管理

　脳灌流圧を保つために収縮期血圧60mmHg、平均血圧40mmHg以上を保つ。昇圧薬・利尿薬・輸血を使用する。

●呼吸管理

　低酸素・高二酸化炭素血症の管理のために人工呼吸管理を要する。失調性呼吸や無呼吸、難治性痙攣でも人工呼吸管理を必要とする。

●水分・電解質管理

　末梢循環不全によるアシドーシスやhypovolemia（循環血液量減少）に対して十分な輸液・輸血を必要とする。しかし循環動態が安定したら輸液は60mL/kg/日前後で管理する。高血糖や低血糖を起こしやすいので注意する。高血糖が続く場合はインスリン（0.5～1.0IU/kg/日 DIV）などを使用し、輸液により70～100mg/dLに保つようにする。

●痙攣の治療

　ミダゾラム（ドルミカム®）0.2mg/kg/時の点滴静注、ジアゼパム、リドカイン、フェニトイン、ペントバルビタールなどの使用

●低体温療法

　HIEに対する低体温療法はCoSTR 2010に「中等度／重症新生児仮死に対して低体温療法が強く推奨される」と制定された。ガイドラインでは、①生後6時間以内に治療を開始すること、②72時間以上治療継続すること、③復温には少なくとも4時間以上かけること、④血小板減少、低血圧などの副作用に注すること、とされた。

　冷却方法には、選択的頭部冷却法、全身冷却法、血管内冷却法があるが、ガイドラインでは冷却方法を特定しておらず、生後6時間以内に目標温度34℃になるように冷却するとしている。冷却の際の温度コントロールの指標としては、鼻咽頭後壁温や直腸温、深部食道温が用いられる。

　低体温法に関する大規模な比較対照試験（RCT）により、HIEに対する低体温療法の有効性が報告され、いずれの報告も中等度から重症のHIEに対する低体温療法により、18カ月での死亡率の改善や重度障害の減少をもって、有効であると報告している。

●その他

　脳保護のための各種薬物療法が検討されている（フリーラジカル阻害・除去薬、エリスロポエチンなど）。

家族への説明のポイント

- 明らかな証拠がない限り、新生児仮死の原因に関しては言及を避ける。
- 「胎児仮死」という言葉は使用しなくなった。日本産科婦人科学会では、「胎児機能不全」という用語が用いられている。
- 低酸素性虚血性脳症は、本当に低酸素と虚血が起こっていたという、確固たる証拠が得られないことから、使用されなくなってきた。「新生児脳症」という単語が推奨される。

引用・参考文献

1) Sarnat, HB. Sarnatm, MS. Neonatal encephalopathy following fetal distress a clinical and electroencephalographic study. Arch. Neurol. 33 (10), 1976, 696-705.

埼玉県立小児医療センター未熟児新生児科部長 清水正樹

家族のためのページ

15 高ビリルビン血症（黄疸）

赤ちゃんに高ビリルビン血症（黄疸）が起こりやすい理由

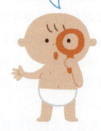
血管の中でこんなことが起こっているんだね

赤ちゃんの血管

赤血球

赤血球の寿命による破壊
（大人：120日
赤ちゃん：60〜90日）

1 赤ちゃんは大人よりもビリルビンがつくられる率が高い！

ヘモグロビン

皮膚へ ← 間接ビリルビン ⇄ 間接ビリルビン　間接ビリルビン

肝臓へ

2 肝臓ではビリルビンが処理されて腸へ運ばれますが、赤ちゃんの肝臓はその処理能力が低いため、うまく体外に出されません。

3 肝臓で処理されないビリルビンが血管からあふれ出して、赤ちゃんの皮膚を黄色くします。

4 いったん腸に運ばれたビリルビンが再び吸収される割合が高いのも、赤ちゃんの特徴です。

胆道を通って小腸へ

直接ビリルビン ↓ 体外へ排泄

新生児の主な疾患・病態　第2章

⑮ 高ビリルビン血症（黄疸）

一口で言うとこんな病気です

　高ビリルビン血症は赤ちゃんの皮膚や白目（眼球結膜）が黄色く見える状態です。赤血球が壊れるときに出てくる血色素から産生される間接ビリルビンという黄色い物質が血液中にたまり、血管から皮膚に移動するために起こります。ある一定の値以上になると治療が必要になります。生後24時間以内に気づかれる黄疸（早発黄疸）、生後2週間以上続く黄疸（遷延性黄疸）は原因の検索も必要になります。

こんなことが原因とされます

　新生児期のビリルビン産生率は大人の2.5倍にものぼるといわれています。赤血球の寿命が大人に比べて短いことと赤血球の量が多いことがその理由です。ビリルビンは肝臓で処理されて腸管に排泄されます。生後の早い時期の赤ちゃんは肝臓でビリルビンを取り込んで処理する速度がゆっくりのため、血液中にたまり、血管から漏れ出し、皮膚を黄色く染めます。また、いったん腸管に排泄されたビリルビンが再び血液中に吸収される割合が多いのも赤ちゃんの特徴です。

治療が必要な理由

　高ビリルビン血症の治療の目的はビリルビン脳症（核黄疸）後遺症の予防です。ビリルビンは脳細胞に対して毒性があります。特に脳の基底核といわれる場所が障害を受けやすく、後遺症として運動障害、難聴と知的障害が問題となります。

これぐらいの頻度で起こります

　日本人の場合、黄疸はほとんどの赤ちゃんにみられる現象です。通常、生まれて2～3日で白目や皮膚の黄染に気づかれ、5～6日で血中ビリルビンは最高値になり、その後低下して、2週間以内に自然に消失します。

こんな治療を行います

　黄疸のある赤ちゃんすべてが治療を必要とするわけではありません。血液中のビリルビン値、生まれたときの体重と日齢とにより治療の必要性が考慮されます。治療法は確立されており、光線療法または交換輸血が行われます。

見通し（予後）

　治療法は確立しており、早期に発見して適切な治療を行えば後遺症の心配はありません。

光線療法については p.254 参照 ● 交換輸血については p.260 参照

日本人が黄疸になりやすい理由

日本人を含む東アジア地域では、新生児高ビリルビン血症は白人の2倍、黒人の3倍の頻度でみられることが知られている。

ビリルビン UDP-グルクロン酸転移酵素遺伝子（UGT1A1）のG71R変異が高ビリルビン血症の危険因子であり、この変異の遺伝子多型が日本人に多く存在することが原因だと考えられている[1]。

ビリルビン脳症の成立機序

ビリルビンが脳細胞に対して毒性を示すためには、血液脳関門を通過して脳内へのビリルビンの進入によりビリルビンが神経細胞の膜リン脂質に結合し、細胞内に取り込まれなければならない。神経細胞内に取り込まれたビリルビンは細胞のエネルギー代謝系と酸素伝達系に障害を及ぼし、ミトコンドリアの電子伝達系を制御し、アデノシン5'-三リン酸（ATP）の産生を抑制して細胞障害が惹起される。

アンバウンドビリルビンと free bilirubin theory

中枢神経に対して毒性を持つビリルビンは脂溶性の間接ビリルビンで蛋白と結合していない遊離ビリルビン、すなわちアンバウンドビリルビン（unbound bilirubin）である（図15-1）[2]。これを"free bilirubin therapy"と呼んでいる。脳内のアンバウンドビリルビンが上昇する要因としては、①血中でのアンバウンドビリルビンの上昇、②血液脳関門の透過性の亢進、③脳血流の増加、が考えられる[3]。

ビリルビン脳症と核黄疸

核黄疸は病理学的に大脳基底核に黄染を来す疾患である。重症黄疸では基底核が最も障害を受けやすい場所であるが、それ以外の脳組織も広く障害を受けること、剖検以外の検査および臨床症状から診断されることから、ビリルビン脳症（bilirubin encephalopathy）の用語がより適切であるといわれている。

ビリルビン脳症の臨床症状

Praaghにより4期に分類される（表15-1）。1期症状は核黄疸に特異的な症状ではないが、核黄疸が疑われた場合はこの時期に適切な治療を行わなければ、後遺症を残すことがある。

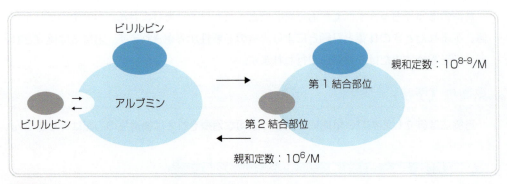

図15-1 ビリルビンとアルブミンの結合の模式図（文献2より引用）

表15-1 Praaghによるビリルビン脳症の分類

1期	発病2〜3日	筋緊張低下、嗜眠傾向、吸啜反射減弱、モロー反射減弱
2期	発病3日〜1週間	発熱、かん高い泣き声、落陽現象、筋緊張亢進、後弓反張、痙攣
3期	発病1〜2週以降	痙性症状の消退
4期	1年〜1年以降	錐体外路症状が徐々に出現（アテトーゼ、難聴、上方凝視麻痺、知的障害）

スクリーニング検査としての経皮的ビリルビン測定機器

　経皮的ビリルビン測定機器は、2光路2波長光学濃度差式黄疸計JM-105（コニカミノルタ社）と多波長スペクトラム解析式黄疸計ビリチェック（アトムメディカル社）が実用化され販売されている。従来の経皮的ビリルビン測定機器は相対値であったが、これらの機種はmg/dLまたはmol/Lでの絶対値表示で、高速液体クロマトグラフィー（HPLC）での血清ビリルビン値とは非常に高い相関が示され、カタログ上の精度は±1.5mg/dLまたは±25.5μmol/Lである。

　早発黄疸および光線療法中止直後は皮膚組織と血中ビリルビンの平衡状態が成立していないので、経皮的ビリルビン測定機器でのビリルビン値は血清ビリルビン値と比較して低値に出ることに注意する。必ず血中ビリルビン値で確認する。

予後

　近年、わが国では正期産児のビリルビン脳症の発症は極めてまれである。米国では、新生児の早期退院と関連して再びビリルビン脳症が散見され、大きな問題となってきている[4]。日本でも母児の入院期間短縮化の傾向があり黄疸のピーク前の退院が予想されるため、退院時の診察が重要である。ビリルビン値が上昇傾向にある場合は、児の退院延期も考慮しフォローする必要がある。

家族への説明のポイント

- 新生児高ビリルビン血症は日本人ではまれな病気ではない。
- 早期に適切な治療を行えば後遺症を残すことはない。
- 母乳は今まで通り続けることが重要である。

引用・参考文献

1) Maruo, Y. et al. Association of neonatal hyperbilirubinemia with bilirubin UDP-glucuronosyltransferase polymorphism. Pediatrics. 103, 1999, 1224-7.
2) 細野茂春．"血中ビリルビン値が低い「ハイリスク黄疸」"．新生児の症状・所見マスターブック．大野勉編．Neonatal Care秋季増刊．大阪，メディカ出版，2003, 248-51.
3) Bladlid, D. How bilirubin gets into the brain. Clin. Perinatol. 17, 1990, 449-65.
4) AAP Subcommittee on Neonatology. Neonatal jaundice and kernicterus. Pediatrics. 108, 2001, 763-5.

日本大学医学部小児科学系小児科学分野准教授 **細野茂春**

16 貧血
ひんけつ

貧血になると体の各臓器に酸素が届きません

酸素を全身の臓器に運ぶのが血液中のヘモグロビンの役割。このヘモグロビンが不足すると、体は酸素欠乏状態になってしまうんだ。これが貧血ってやつだね

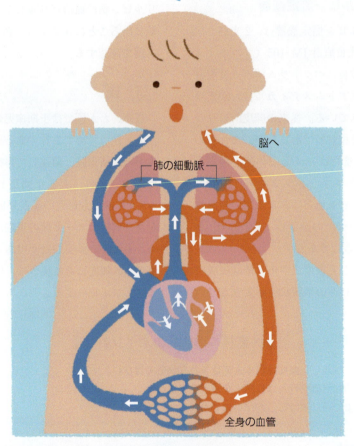

脳へ
肺の細動脈
全身の血管

① 大気中におよそ21％含まれる酸素は肺に吸い込まれます。
② ヘモグロビン（Hb）は酸素の多いところで酸素と結びつき、赤色のヘモグロビンになり、酸素の少ないところで酸素を放し、暗赤色のヘモグロビンになります。
③ 酸素が豊富な肺で酸素と結びついたヘモグロビンは、全身の組織に酸素を運びますので、ヘモグロビンの低下により、酸素欠乏状態になります。
④ 軽度の場合は肺や血液を送る心臓が働いて呼吸数や心拍数を増やし、ヘモグロビンの低下を肩代わりします。
⑤ 逆に、肺や心臓が悪いと、ヘモグロビンや吸入する酸素が多く必要になります。

家族のためのページ

新生児の主な疾患・病態　第2章

⑯ 貧血

🌸 一口で言うとこんな病気です

　肺で取り込んだ酸素を全身の臓器に運ぶヘモグロビン（Hb）が低下した状態です。

🌸 こんなことが原因とされます

　Hbは血管の中に存在する赤血球と呼ばれる細胞の中にあります。赤血球が赤ちゃんの血管外に失われる出血・失血、赤血球の破壊が亢進した溶血、赤血球の産生低下のいずれか、あるいはいくつかが原因で貧血が発症します。特に早産児、いわゆる未熟児では体重が少ないので、赤血球とそのもとになる成分も少なく、また全身状態が不安定なために採血回数も多く、さらにHb産生の未熟性も貧血の原因に加わります。

🌸 これぐらいの頻度で起こります

　出生を契機に、胎盤から酸素を供給されていた低濃度酸素環境の胎児期から、直接肺から酸素を取り込む高濃度酸素環境の新生児期へと環境は変化します。酸素を運ぶHbは胎児期ほど必要ではなくなるため、Hbの産生が停止し、ほとんどの新生児は貧血に陥ります。生後2カ月頃にHbは最も低下するものの、多くは治療の必要はありません。

　輸血を必要とする貧血は1,000g未満で出生した児の約半数で、1,000～1,500gでは約10％で、それ以上の体重で出生するとさらに少なくなります。

🌸 こんな治療を行います

　最も有効で、最終的な治療法が輸血です。場合によっては、一部血液を入れ換える部分交換輸血も行われます。いずれも他人の赤血球を輸血する一種の臓器移植ですので、万全の体制で臨みます。そのほかにも、貧血に至る疾患の早期発見を行い、まず全身状態を安定化させること、十分な栄養管理を行い、Hbのもとになる鉄剤の投与を行うことなども必要です。Hbの産生が低下した早産児では、Hbの産生を促進するエリスロポエチンと呼ばれる、人の体内で産生されるホルモンと同じ製剤を皮下に投与して、輸血を避ける治療も行われます。

🌸 見通し（予後）

　出生後すぐにみられる重度の貧血を除き、貧血自体で生命や後遺症の危機に陥ることはまれです。それ以外の貧血でも後に発達に問題を残すことが懸念されていますが、現時点では明らかではありません。

輸血と輸血製剤については p.264 参照

貧血とは

血液中の酸素運搬物質であるヘモグロビン（Hb）が減少した状態である。Hb値だけで判断するのは困難だが、早期新生児期は13g/dL未満、早期新生児期以降2カ月までは10g/dL未満、低出生体重児では生後1カ月から3カ月までは8g/dL未満を病的な貧血と見なす。

病態生理

正期産児における出生時のHb値は子宮内の低酸素状態を反映して成人よりも高値である。生後、高濃度酸素下におかれた新生児の赤血球造血は急激に低下し、2カ月頃に最も低値となる。早産児ではエリスロポエチン（Epo）に対する末梢血赤血球系前駆細胞（BFU-E）の反応性が成人に比して同等か亢進しているものの、Epo産生臓器は肝臓に由来し、在胎期間が短いほどその割合が多いこと、Epo産生に関して肝臓は腎臓より低酸素に対する感受性が1/10程度まで低いことから、Epo産生は正期産児よりさらに不良である。したがって、出生後の低下が著しく、出生時のHbが低値であることも加わり、出生後は低値となる（表⑯-1）[1]。これらの生理的な経過に加え、以下に述べる原因が加わると病的な貧血に陥る。

原因

新生児の貧血の原因は出血（失血）、溶血、産生低下に大別され、実際には単独かそれらの組み合わせにより発症する。

極低出生体重児にしばしば認められるいわゆる未熟児貧血は、貧血の中で最も頻度が高く、①在胎期間中に母体から付与される造血栄養素の備蓄が少ない、②造血系の調節機構が未熟である、③赤血球膜の抗酸化機構が不備である、④赤血球の特性として循環血液中での寿命が短いHbFが、在胎期間が短いほど多い、⑤頭蓋内出血、消化管出血などを合併しやすい、⑥総血液量が少ないために採血による失血の影響を受けやすい、などのハンディキャップを抱えているために発症しやすい。原因により、急性出血性貧血（頭蓋内出血などの出血や頻回の採血による失血）、早期貧血（Epoの分泌不良）、後期貧血（鉄欠乏）などに大別される（表⑯-2）。

表⑯-1 生後1週間の末梢血ヘモグロビンの変化

在胎期間	ヘモグロビン（g/dL）		ヘマトクリット（%）		網状赤血球数（‰）	
	出生時	生後7日	出生時	生後7日	出生時	生後7日
<24週（28）	13.8±2.6	11.6±1.1*	41.4±7.3	33.0±3.0*	112±52	21±13*
24〜28週（72）	14.1±2.2	11.8±1.7*	42.5±6.3	34.2±5.0*	131±51	21±20*
28〜30週（61）	15.1±2.0	12.7±1.8*	46.0±5.8	37.6±5.5*	73±45	6±14*
30週<（18）	15.6±3.3	15.1±1.5*	47.9±9.3	44.8±4.1*	85±49	20±12*

（ ）内は数、*$P<0.01$

（文献1より引用）

表⑯-2 新生児貧血の原因

●出血性貧血		●産生低下	
①胎盤・臍帯の異常による出血：前置胎盤、胎盤早期剥離、臍帯血管の損傷、臍帯の異常付着など	多い	① Josephs-Blackfan—Diamond 型貧血	まれ
		②先天性貧血	まれ
		③鉄欠乏性貧血	多い
②母児間輸血症候群	時に	●混合型貧血	
③双胎間輸血症候群	時に	①感染性貧血：梅毒、トキソプラズマ、サイトメガロウイルス、風疹ウイルスなどによる胎内感染、出生後のヘルペスウイルス、コクサッキーウイルス感染症、敗血症など	多い
④体内出血			
・体腔内出血（頭蓋内、腹腔内出血など）	時に		
・体腔外出血（消化管出血など）	時に		
・皮下出血（帽状腱膜下出血など）	時に	②播種性血管内凝固症候群（DIC）	時に
⑤早産児、頻回の採血	多い	③血球貪食症候群	まれ
●溶血性貧血		●未熟児貧血	
①母児間液型不適合：Rh 不適合、ABO 不適合	多い	①急性出血性貧血：周産期の出血や採血による失血	多い
②母体の自己免疫性溶血性貧血による新生児溶血性貧血	まれ	②未熟児早期貧血：エリスロポエチンの分泌抑制	多い
③遺伝性溶血性貧血：遺伝性球状赤血球症、グルコース-6-リン酸脱水素酵素欠乏症、ピルビン酸キナーゼ欠乏症	時に	③未熟児後期貧血：鉄欠乏性貧血	多い
		④巨赤芽球性貧血：葉酸の欠乏	まれ
④ビタミンE欠乏症	まれ	⑤溶血性貧血：ビタミンE欠乏	まれ
⑤酸化作用のある薬剤（水溶性ビタミンK製剤など）の投与	まれ		

治療

●赤血球輸血

病的な貧血に対する根本的治療は赤血球輸血である。緩徐に進む貧血の場合、一般的にはMAP加赤血球を使用して緩徐に輸血する。未熟児早期貧血に対する輸血ガイドラインが、新生児におけるガイドラインとして発表された[2]。改定が重ねられ、「血液製剤の使用指針（改定版）」として平成17年9月、厚生労働省医薬食品局血液対策課より通達され、ほぼ大きな変更点はなく現在に至っている。

一方、周産期や急性期の出血に対する輸血の基準で明確にされているわが国の基準はない。Blanchetteら[3]の赤血球輸血の監査基準によると、①出生後24時間以内では静脈血Hb値が13g/dL未満、②出生後24時間以上でも、重症呼吸器疾患、チアノーゼ型心疾患あるいは心不全がある場合には13g/dL未満、③循環血液量の10％以上の急性出血、④循環血液量の5～10％以上の採血による失血、と提唱されている。これは監査基準であり輸血の基準ではないが、その後の報告に多大な影響を及ぼしている。われわれは、ショックに至ると予想される急性出血に対しては、血中の乳酸値や血圧をモニターしながら、全血、合成血、凍結血漿、MAP加赤血球のいずれかをHb値が12g/dLあるいは、出血前値に復するように輸血している。現時点では、輸血を行うための信頼できるエビデンスが得られていないのが現状であり、今後、輸血基準は再考されなければならない。

●輸血以外の治療

●エリスロポエチンの投与

輸血を必要とする貧血に陥る可能性が高い早産児に対して、輸血を回避する目的で、遺

伝子組み換えヒトエリスロポエチン製剤（rEPO）の投与が行われている。日齢10〜40の間にHb値が12g/dL未満に低下したら、1回量200単位/kgのrEPOを1週間に2回皮下投与し、8週間後までに終了する。新生児管理の進歩と検査機器の進歩により採血量が減少したので、今後、適用となる症例、投与開始時期、投与量、投与終了時期などの再検討が必要である。

● 鉄剤投与

早産児では、鉄の備蓄が少なく、急速な成長に対して鉄が不足するので、早産児に対する鉄剤投与のガイドラインが作成されている（表16-3）[4]。また、2,500g以上の体重で出生しても、血液の喪失により全血100mL当たり50mgの鉄が失われるので貧血が進行することがある。低出生体重児に対する鉄剤の投与により、3歳6カ月時の行動異常が改善するという報告[5]もあり、鉄剤の投与の適応を拡大する必要があるかもしれない。

● 臍帯遅延結紮

臍帯遅延結紮が推奨されている。循環血液量は、出生後3分の遅延結紮により、出生後直ちに結紮すると70mL/kg、1分後では85mL/kg、3分後には90mLにまで増加する（図16-1）[6]。遅延結紮が困難であれば、臍帯ミルキングを行う。

表16-3 早産児に対する鉄剤投与のガイドライン

1. 対象の選択
   - 出生体重1,500g未満児では全例に鉄剤を投与する。
   - 出生体重1,500〜2,500gでは栄養法に関係なく、経腸栄養が十分に確立されていれば、鉄剤投与は必ずしも必要としない。
2. 開始基準
   経腸ミルク摂取量が100mL/kg/日で開始する。
3. 投与量
   6mg/kg/日（インクレミン®シロップ 1mL/kg/日）
4. 終了時期
   体重がおよそ2,500gで経腸栄養が十分であれば投与を中止する。
5. 投与中のモニタリング
   原則として特に必要なし
6. 投与中の注意事項
   消化管症状に注意する。
7. 鉄剤投与の禁忌
   特になし

（文献4より引用）

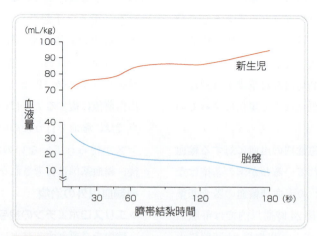

図16-1 臍帯結紮時間と児血、胎盤遺残血液との相関（文献6より引用）

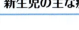

予 後

 循環不全や低酸素症を伴う急性貧血の予後は不良との報告がある。しかし、慢性に経過した貧血の予後に関しては、報告によって異なる。特に早産児に関しては、関与する因子が多く、明確にするのは困難である。

家族への説明のポイント

- 乳児の場合、貧血は生理的にも起こるので、必ずしも病気ではない。
- 輸血が有効である。しかし、一種の臓器移植であり、感染症などの危険性がある。
- 確立された貧血の治療法はない。施設間で異なるので、症例ごとに最良の方法を検討する必要がある。

引用・参考文献

1) 堀内勁ほか. 赤血球の輸血. 日本未熟児新生児学会雑誌. 7 (1), 1995, 89-96.
2) 日本小児科学会新生児委員会. 未熟児早期貧血に対する輸血ガイドラインについて. 日本小児科学会雑誌. 99, 1995, 1529-30.
3) Blanchette, VS. et al. Guidelines for auditing pediatric blood transfusion practices. Am. J. Dis. Child. 145, 1991, 787-96.
4) 楠田聡ほか. 早産児に対する鉄剤投与のガイドライン. 周産期医学. 36 (6), 2006, 767-78.
5) Berglund, SK. et al. Effects of iron supplementation of LBW infants on cognition and behavior at 3 years. Pediatrics. 131 (1), 2013, 47-55.
6) Yao, AC. et al. Distribution of blood between infant and placenta after birth. Lancet. 2 (7626), 1969, 871-3.

福岡新水巻病院小児科、周産期センター長 **白川嘉継**

17 多血(たけつ)

家族のためのページ

❖ 血液が濃く、粘稠度が高い（どろどろな）状態です ❖

正常な血液の流れ

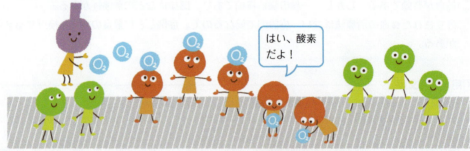

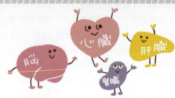

酸素をたくさん持ったヘモグロビンがスムーズに流れます。

多血の場合

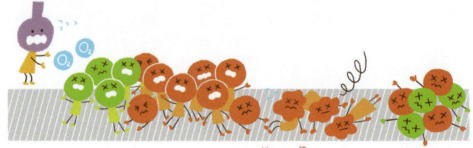

血液は濃くてどろどろ。流れが悪くなっているので、組織にスムーズに酸素を運べません。

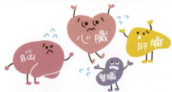

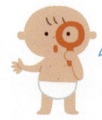

黄疸や低血糖にも注意が必要なんだよ。血液を薄めることで治療をするんだ

新生児の主な疾患・病態　第2章

⑰ 多血

🌸 一口で言うとこんな病気です

　血液の粘稠度が高い（どろどろな）ために、さまざまな症状がみられます。呼吸障害や神経症状、消化器症状、心不全なども起こすことがあります。黄疸は赤血球が壊れることに伴い起こります。また、赤血球がブドウ糖を消費します。そのため、黄疸や低血糖にも注意が必要です。

🌸 こんなことが原因とされます

　胎児発育不全やお母さんの合併症（糖尿病や喫煙歴など）が影響します。また、出生時に臍帯（へその緒）を切断するタイミングが遅かったり、赤ちゃんが胎盤よりも低い位置にいる時間が長かったりなど、胎盤からの血液の流入が多い場合にも多血症を起こします。

🌸 これぐらいの頻度で起こります

　全出生の1～5％とされますが、週数に比べて体重の小さなお子さんたちでは10～15％、糖尿病のお母さんのお子さんでは22～29％に多血症がみられます。

🌸 こんな治療を行います

　輸液（水分の点滴）で、血液の濃度を薄めます。部分交換輸血を行うこともあります。部分交換輸血は、多血のお子さんの動脈に入れた点滴から血液を抜いて、その分を輸液することで、血液を薄める治療です。血液製剤を使うこともあります。黄疸の治療として、光線療法が必要になることも多いです。

🌸 見通し（予後）

　多血によって起こる症状にもよりますが、インアウトバランス（輸液や経腸栄養など赤ちゃんに入る水分と、尿など赤ちゃんから出る水分のバランス）や黄疸・低血糖にも気を付けながら治療を行うことで、元気になることがほとんどです。

> 黄疸については p.128 参照●交換輸血については p.260 参照

医療者のためのページ

多血とは

多血症は、中心静脈血・動脈血のヘマトクリット（Hct）＞65％、ヘモグロビン（Hb）＞22g/dLと一般的に定義されている。

多血症では血液の粘稠度が増加する過粘度症候群によりさまざまな症状が出るため、バイタルサイン（心拍数、血圧、呼吸数、尿量）を含めた全身状態の観察も重要となる。血液粘稠度には赤血球容量（Hct）のほかに赤血球形態、血漿蛋白、血管壁の性状などの因子が関与するが、新生児では赤血球容量が最も大きな影響を与える。粘稠度はHct値60％までは緩徐な曲線を描いて上昇するが、65％を過ぎると急激に上昇する。

過粘度症候群による症状は全身に起こるが、最も重篤なものは血栓症である。

呼吸障害：多呼吸、チアノーゼ、無呼吸
中枢神経系症状：易刺激性、傾眠傾向、痙攣、筋緊張低下など
消化器系症状：哺乳不良、イレウス、嘔吐、腹満　腸管血流減少に伴う消化管機能の低下
腎尿路系合併症：腎静脈血栓症など。腎血流量は保たれているが、腎血漿流量やGFRが低下。血尿や蛋白尿がみられることもある。
心不全：粘稠な血流を送り出すために、血管抵抗が高くなり、後負荷が増えるために生じる。肺血管抵抗の増加・体血管抵抗の増加、心拍出量の低下による。
電解質異常：低カルシウム血症、低マグネシウム血症
血小板減少・白血球減少：胎児発育不全（FGR）など子宮内での慢性的な低酸素状態が存在する場合に、赤芽球の増加に伴って骨髄内の巨核球や顆粒球の割合が減少するために生じる。黄疸は過剰な赤血球が破壊されることに伴い起こる。またFGR児や糖尿病母

表17-1 多血症の原因

赤血球産生の亢進	・周産期の急性低酸素状態（胎児機能不全、新生児仮死） ・子宮内での慢性低酸素状態（胎盤機能不全、胎児発育不全、糖尿病母体児、母体高血圧症、母体喫煙、母体慢性心・肺疾患） ・胎児因子（13、18、21トリソミー、甲状腺機能亢進・低下症、副腎過形成、Beckwith-Wiedermann症候群）
胎盤からの赤血球の流入	墜落産、臍帯結紮遅延、母体胎児間輸血症候群、双胎間輸血症候群

体児では、原疾患自体の合併症としての低血糖も多いが、多血によっても循環赤血球量増加によるブドウ糖消費量の増加、低酸素による脳でのブドウ糖消費量の増加、多血による末梢循環不全から膵臓の低酸素をもたらしインスリン分泌が増えることなどにより低血糖が起こる。

原因

低酸素の代償として造血の亢進が起こるものと考えられる。多血症の原因としては大きく2つに分けられる（表17-1）。

発症頻度

多血症の頻度は全出生の1〜5％とされ、正期産児では2〜4％、light for dates児で10〜15％、heavy for dates児で6〜8％とされている。胎児は胎内で慢性的な低酸素状態にあり代償的に造血が亢進するが、FGRでは特に低酸素傾向が顕著となるため多血症の頻度が高い。また、糖尿病母体児でも22〜29％で多血になるといわれている。

診断

　Hctは動脈・中心静脈血＜末梢静脈血＜毛細血管血の順に高くなり、多血が顕著なほど格差が大きくなる。特に足底からの毛細血管血を採血する際に、うっ血させて搾ると差が大きくなるので、この値で多血を評価してはならない。診断は中心静脈血（central Hct）で行う、とされているが、中心静脈血を採血することは実際的でなく、動脈血を採血して代用とすることが多い。Hctの原法はウィントローベ管によるもので、これは高速遠心器による毛細管法（ヘパリン処理した毛細管で11,000回転、5分間遠沈する方法：ミクロヘマトクリット法）に近い。自動血球計測器では、赤血球が大きい新生児では実際よりも数％以上低めに出ることが知られており、毛細管法によるHct値がより粘稠度との相関がよく、こちらを指標にすべきである。

　自動血球計測器では、有核赤血球である赤芽球は白血球としてカウントされてしまうので、必ずヘモグラムで赤芽球を補正しなくてはならない。胎内での低酸素症が顕著で未熟なほど赤芽球は増加する。

治療

　基本的にHct 65～70％で無症状の場合には輸液などの介入を行い、Hct 65～70％で症状のある場合、無症状でもHct＞70％では部分交換輸血を行う。Hctの改善では、部分交換輸血で置換する液（生理食塩水やリンゲル液、アルブミン製剤など）による変化はないが、著明な高ビリルビン血症でアンバウンドビリルビンが高い場合や、早産児で低蛋白血症が存在する場合には、血液製剤であってもアルブミン製剤を用いる方が好ましいこともある。臍カテーテル使用との関連性もあるが、交換輸血により壊死性腸炎のリスクが上がるとの報告もあり、注意が必要である。

　黄疸に対し光線療法を行う場合、不感蒸泄の増加から多血が進行することも予想されるため、閉鎖式保育器かインファントウォーマかも考慮し、輸液量の調節が必要である。

予後

　部分交換輸血で過粘度症候群による症状は改善するが、発達予後の改善は現時点では明らかではない。ただし、低血糖は神経学的予後を悪くし得るため、こまめに血糖を測ることが必要である。

家族への説明のポイント

- 赤ちゃんは大人に比べて血が濃いが、濃すぎると過粘度症候群などにより症状が出る。
- 血液を薄めるための治療と、多血によって起こる黄疸や低血糖に対して治療を行う。
- 赤ちゃんに起こっている多血の原因、症状、治療について、わかりやすく説明を！

引用・参考文献

1) 島田衣里子ほか．"多血"．周産期の症候・診断・治療ナビ．周産期医学37巻増刊．東京，東京医学社，2007，464-8．
2) 中村利彦ほか．"多血症"．周産期医学必須知識．第6版．周産期医学36巻増刊．東京，東京医学社，2006，468-71．
3) 仁志田博司．"内分泌系・代謝系の基礎と臨床"．新生児学入門．第4版．東京，医学書院，2012，213．

川口市立医療センター新生児集中治療科　石黒利佳

18 乳び胸・乳び腹水（にゅうきょう・にゅうふくすい）

リンパ流と乳びのしくみ

リンパってなに？

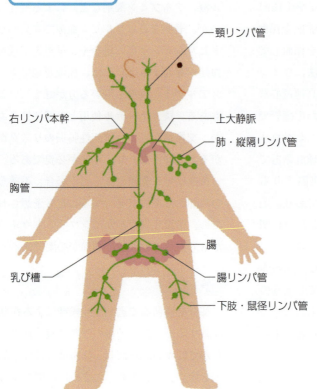

- 頸リンパ管
- 右リンパ本幹
- 上大静脈
- 肺・縦隔リンパ管
- 胸管
- 腸
- 乳び槽
- 腸リンパ管
- 下肢・鼠径リンパ管

リンパにはリンパ液が流れています。リンパ流には、体の中の老廃物や細菌・ウイルスを含んだ水分を浄化する働きがあります。

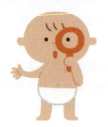

「リンパ」の語源は「澄んだ水」という意味だよ

閉塞・破綻したリンパ管から漏れ出たリンパ液は、一定量は吸収されます。しかし、ある一定量を超えると、リンパ圧が上昇して、処理しきれなくなったリンパ液が胸にたまったり（胸水）、おなかにたまったり（腹水）します。

乳び胸

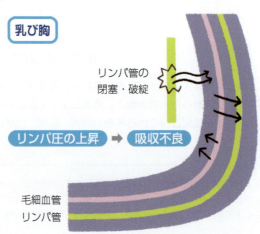

- リンパ管の閉塞・破綻
- リンパ圧の上昇 ➡ 吸収不良
- 毛細血管
- リンパ管

家族のためのページ

第2章 新生児の主な疾患・病態

⑱ 乳び胸・乳び腹水

一口で言うとこんな病気です

リンパが流れる管がつまったり破綻したりしてしまうことで、胸やおなかに乳び液という液体がたまった状態です。たまった液体によって呼吸が苦しくなったり、ミルクの消化が悪くなったり、顔や手足のむくみを引き起こしたりすることがあります。

こんなことが原因とされます

生まれつきの病気のためにリンパ管がうまく形成されていない場合や、感染や腫瘍の圧迫でリンパ管がつまってしまった場合、お産や外科手術に伴いリンパ管が傷ついてしまった場合などに起こります。

これぐらいの頻度で起こります

生まれつきの乳び胸は10,000～15,000人に1人程度です。乳び腹水は乳び胸に比べてさらに頻度が低く、正確な頻度はわかっていませんが、50,000～100,000人に1人という報告もあります。

こんな治療を行います

乳び液が肺を圧迫してうまく呼吸ができない場合には、人工呼吸器を使って呼吸を助けてあげる必要があります。乳び液を減らすためには、絶食にして点滴での栄養補給を行ったりMCTミルクという特別なミルクを使った栄養管理を行うことで、乳び液の漏れがなくなるのを待つのが主な治療です。それでも改善がなければ、プレドニゾロンやオクトレオチドといったリンパの流れを減らす薬を使ったり、手術を行うこともあります。

見通し（予後）

原因によって予後はさまざまです。合併症がなく、1カ月程度で乳び液の漏れが改善すれば予後は良好です。絶食期間が長くなったり、乳び液の漏れが持続すると栄養や感染などの問題が出てきます。発達には生まれつきの病気（ダウン症候群をはじめとする染色体の問題など）や絶食期間などが影響します。

医療者のためのページ

乳び胸・乳び腹水とは

リンパ管の欠損や破綻あるいは閉塞により、乳び液（腸由来のリンパ液）が胸腔内／腹腔内に漏出することで起こる。先天性のものはリンパ管系統の形成不全によると推測されており、胎児期から羊水過多があり胸水／腹水貯留を認め、出生直後や早期から症状が出現する。分娩時の一過性の圧迫によりリンパ管系統の外傷を来し、生後間もなく発症する例もある。症状としては、乳び液が多量に貯留すると肺を圧迫して換気不全が起こり、多呼吸や浅呼吸、陥没呼吸、チアノーゼを呈する。心臓や大静脈の圧迫による静脈還流低下により、頻脈・血圧低下などの循環不全や全身浮腫を認めることもある。

原因

多くは原因不明であるが、表18-1に挙げるさまざまな病態で発症する。

発症頻度

先天性乳び胸は10,000〜15,000出生に1人程度である。先天性乳び腹水は非常にまれで、新生児期の腹水の4％、50,000〜100,000例に1人との報告もある。

診断

X線検査や超音波検査で胸水／腹水の存在を認め、穿刺により乳び特有の白濁液を確認することで診断可能である。ただし、経腸栄養開始前には特徴的な外見を示さないので注意が必要である。胸水／腹水中のトリグリセリド値が110mg/dL以上、それ以下であってもリポ蛋白分画中にカイロミクロンを同定できれば診断でき、また細胞数が1,000/μLかつリンパ球が80％以上という所見も診断に有用である。そのほかに、リンパ管の形成異常や流れを評価する方法としてインドシアニングリーンを用いた蛍光リンパ管造影やリンパ管シンチグラフィーなどがある。

治療

①貯留した乳び液をドレナージして肺の膨張を保つ、②腸リンパ液を減少させるため絶食あるいは低脂肪食にする、③乳び液とともに失われる水分・電解質・蛋白質を補うことが治療の柱である。実際には、原疾患の検索・全身管理を行いながら、完全静脈栄養、MCTミルクの使用、脂肪制限食、プレドニゾロンやオクトレオチド投与などを行う。

MCTは腸粘膜細胞内で再エステル化され、カイロミクロンにならず脂肪酸のままで直接門脈に入るためリンパ流量を増加させない。MCTはエネルギー源としては有用であるが、組織修復に必要な必須脂肪酸を有していないため、治療が長期にわたる場合は必須脂肪酸補充目的で脂肪乳剤の経静脈的投与が必要であり、大量の体液喪失による水分・電解質喪失の経静脈的な補正や乳び液中の蛋白

表18-1 新生児乳び胸の原因

先天性		21トリソミー、ターナー症候群、ヌーナン症候群など
非外傷性	悪性	悪性リンパ腫、肺原発腫瘍、縦隔原発腫瘍、転移性腫瘍
	その他	特発性、良性腫瘍、胸膜炎、先天感染（パルボウイルスB19、サイトメガロウイルス、結核）、大動脈瘤、甲状腺腫、心不全など
外傷性	手術	心臓の手術、胸郭形成術、食道形成術、肺葉切除術、頸部手術、静脈内カテーテル挿入など
	非手術	頸部・胸部・上腹部の外傷、分娩時外傷

（文献1より引用）

質喪失に対して蛋白製剤の経静脈的な補充も必須である。オクトレオチドはリンパ管を収縮させ、腸管からの脂肪吸収抑制・リンパ液産生の減少に有効であるとされている。

難治性乳び胸例には胸膜癒着療法、胸管結紮術や胸腔-腹腔シャントといった外科的治療を行うこともある。胸膜癒着療法に使用される薬剤はタルク、テトラサイクリンなどがあるが、わが国ではOK-432を用いることが多い。OK-432は抗悪性腫瘍溶連菌製剤で、強力な胸膜の炎症を惹起してフィブリンを析出することで癒着を促進させ、胸水貯留を防止する作用を有している。近年、ポピドンヨードを用いた胸膜癒着療法が効果的で、新生児にもほとんど副作用なく施行できたという報告が散見される。在胎期間や体重ごとの至適な投与量や投与期間などを含めて今後の症例の蓄積が期待される。図18-1に当院の治療プロトコールを示す。

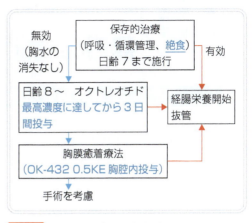

図18-1 先天性乳び胸の治療プロトコール（埼玉医科大学総合医療センター）

【オクトレオチド（サンドスタチン®）投与方法】
50μg/kg/日（24時間持続静脈投与）から開始。副作用の有無を確認しながら、2～3日ごとに50→100→150→200μg/kg/日まで漸増。（症例により250μg/kg/日まで増量可）
治療効果判定：投与開始から10日以内、または最高濃度に達してから3日以内に胸水減少傾向があれば有効と判断し、50μg/kg/日、1～2日ごとに漸減。胸水減少傾向がなければ無効と判断し、最高濃度を維持したまま胸膜癒着療法へ移行する。

予後

乳び胸・乳び腹水ともに、全体の死亡率は25～50％に及ぶが、原疾患により予後はさまざまである。保存的治療のみで改善するのは全体の約3分の2程度で、外科的治療に移行しても治療抵抗例は少なくない。

家族への説明のポイント

- 本症は胎児診断例も少なくないが、出生後に診断がつくこともある。比較的まれな疾患であり、病態についての理解には時間がかかるため、繰り返し丁寧に説明することが大切である。
- 原疾患によって治療や予後が大きく異なるため、原因検索が重要であり、両親の気持ちに十分配慮しながら染色体検査を含めた精査について説明を行う。
- 確立した治療法がないため、治療の経過を伝えながら、治療の選択肢も事前に説明しておく。

引用・参考文献

1) 奥野貴士ほか. 胸水・乳び胸. Neonatal Care. 27 (4), 2014, 356-62.
2) Tutor, JD. Chylothorax in infants and children. Pediatrics. 133 (4), 2014, 722-33.
3) Chye, JK. et al. Neonatal chylous ascites-report of three cases and review of the literature. Pediatr. Surg. Int. 12 (4), 1997, 296-8.

埼玉医科大学総合医療センター小児科 **三宅芙由** 助教 **齋藤 綾** 講師 **難波文彦**

19 無呼吸徐脈発作
（むこきゅうじょみゃくほっさ）

無呼吸徐脈発作を見逃しません

NICUに入院している赤ちゃんにはいろいろなモニターが装着されており、無呼吸徐脈発作はモニターによって検出されます。アラームが鳴ると看護師さんが飛んで来て、皮膚刺激などを行い、赤ちゃんを回復させてくれるのです。

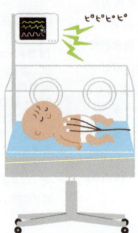

お家に帰ってからは…

無呼吸徐脈発作が長引いたり、おっぱいやミルクを飲むときだけ起こったりするとき（呼吸嚥下調節障害）は、退院時に蘇生講習の受講やホームモニタリングをおすすめすることがあります。

- ホームモニタリングは、無呼吸を検知してくれる無呼吸アラームや、酸素飽和度が下がるとアラームを鳴らしてくれるパルスオキシメーターが利用されることが多いです。
- でも、モニターは「無呼吸を起こしているかも知れない」ことを教えてくれるだけで、蘇生はしてくれません。いざというときのために、ご両親だけでなく、おじいちゃん、おばあちゃんにも蘇生の講習を受けていただきましょう。

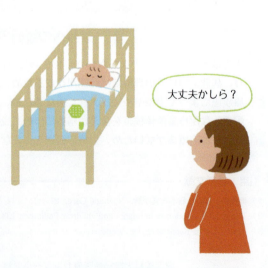

⑲ 無呼吸徐脈発作

第2章 新生児の主な疾患・病態

一口で言うとこんな病気です

小さく生まれた赤ちゃんが、呼吸をするのを忘れたり、さぼったりすることです。無呼吸発作に伴ってチアノーゼ（血液中の酸素飽和度が低下すること）や徐脈（心拍数が下がること）が認められることもあり、総称して無呼吸徐脈発作と呼びます。

こんなことが原因とされます

脳幹にある呼吸中枢が未熟なためです。おおむね34週より在胎期間の短い赤ちゃんは、無呼吸徐脈発作を起こしても不思議ではありません。

多くは成熟するにつれて改善しますが、無呼吸徐脈発作は基本的に赤ちゃんの神経や循環にとって望ましいことではありません。急に増えてきた無呼吸徐脈発作は、頭蓋内出血や感染などの初期症状のこともあり、注意が必要です。

こんな治療を行います

治療にあたっては、まず原因の検索が必要です。

呼吸中枢の未熟な赤ちゃんに対しては、薬物療法として、カフェインなどの仲間の、アプニション®、アプネカット®、レスピア®などキサンチン誘導体と呼ばれる薬や、ドプラム®などの呼吸中枢を刺激する薬が使用されます。これらの薬は、新生児無呼吸発作に対して開発された薬で、新生児科医が注意深く様子を観察しながら投与すれば、副作用などの問題が起こることは少ないです。

呼吸管理としては、鼻に圧力をかける nasal CPAP（ネーザル シーバップ）があります。特に人工呼吸器をはずすことができた赤ちゃんたちには、無呼吸徐脈発作を予防するためにも、次のステップとして nasal CPAP が多く使われます。

薬物療法や nasal CPAP でも効果がみられず、無呼吸徐脈発作が頻発するときには、残念ながら人工呼吸に逆戻りです。でも、週数が過ぎて再び人工呼吸器をはずすことができれば、見違えるように発作を起こさなくなる赤ちゃんもよく経験します。

予後（見通し）

多くは予定日近くとなり、呼吸中枢が成熟してくると無呼吸徐脈発作の頻度が減ってきます。薬物療法を中止して、およそ1週間無呼吸発作が起こらなければ退院となります。

nasal CPAP と nasal DPAP については p.216 参照
赤ちゃんに使うモニターとその役割については p.242 参照

診断と原因の検索

無呼吸徐脈発作の診断基準としては、「20秒以上の無呼吸もしくはチアノーゼ、徐脈を伴うもの」とされている。各勤務帯2～4回以上（1回/2～4時間）、もしくは急激な無呼吸徐脈発作の増加は治療の対象となる。無呼吸徐脈発作の急激な増加をみた場合は、まず頭蓋内出血・敗血症などの症候性無呼吸を除外診断する必要がある。原因検索の後、治療と並行して原疾患の治療を行う。

人工呼吸器離脱のタイミング

人工呼吸器からの早期離脱を考える場合、基本的に無呼吸徐脈発作をどこまで我慢するかということになろう。児の神経系、循環系に影響が出ないのは、どの程度までかというエビデンスがない以上、無呼吸徐脈発作は少ないに越したことはないが、声門下狭窄による抜管困難、壊死性気管気管支炎による気管軟化症などの長期の挿管人工換気に伴う合併症との危険を天秤にかけることになる。

無呼吸徐脈発作の検出

生体情報モニターの中には、CRG（cardiorespirogram：心拍数、SpO_2、胸郭インピーダンスのトレンドを同時表示する）の画面が出せるものもあり、中枢性無呼吸か閉塞性無呼吸かの診断に有用である。胸郭運動の停止に続いてSpO_2の低下、心拍数の低下が認められるものは、呼吸中枢のドライブが減少したために起こる中枢性無呼吸である。それに対しSpO_2の低下に続いて胸郭運動の連続もしくは増大が認められ、続いて心拍数の低下が認められるものは、気道閉塞のために起こる閉塞性無呼吸である。実際にはこれらが混合している混合性無呼吸が多く認められる。CRGにAirflowの情報などを加えたポリグラフによる長時間の連続記録は診断に有用である。

治療および管理

●薬物治療
●キサンチン誘導体製剤

キサンチン誘導体（テオフィリン、アミノフィリン、カフェイン）は呼吸中枢刺激作用により二酸化炭素に対する感受性を高め、分時換気量の増加を認める。

アミノフィリン（アプニション®）：アミノフィリン静注用製剤である。アミノフィリン水和物として、初回投与量を4～6mg/kg（製剤0.8～1.2mL/kg）、維持投与量2～6mg/kg/日（製剤0.4～1.2mL/kg/日）を1日2～3回に分けて、緩徐に静脈内注射する。なお、臨床症状、血中濃度に応じて適宜増減する。

テオフィリン（アプネカット®）：テオフィリン経口製剤である。テオフィリンとして、初回投与量を4～6mg/kg（製剤1～1.5mL/kg）、維持投与量2～6mg/kg/日（製剤0.5～1.5mL/kg/日）を1日2～3回に分けて、経口投与する。なお、臨床症状、血中濃度に応じて適宜増減する。

テオフィリン、アミノフィリン（テオフィリン重合体）はテオフィリンとしての有効血中濃度が6～15μg/mLであり、中毒域（25μg/mL以上）との差が小さく、注意が必要である。無呼吸徐脈発作時には脳血流量を低下させること、また、幼若ラットへの投与により髄鞘化の遅延が認められるとの報告がある。

カフェイン（レスピア®）：カフェインクエン酸塩静注・経口製剤である。カフェインは、

テオフィリンと比較し、頻脈などの副作用が出にくく中枢性呼吸促進作用が強いこと、また有効血中濃度（8〜25μg/mL）と中毒域（50μg/mL以上）との差が大きいため比較的使いやすいと考えられる。早産児においては、半減期が70〜100時間と長いこと、商業ベースでは血中濃度が測定できないことなどが問題となる。

初回投与：通常、カフェインクエン酸塩として20mg/kg（本剤1mL/kg）を30分かけて静脈内投与する。

維持投与：初回投与から24時間後以降に、通常、カフェインクエン酸塩として5mg/kg（本剤0.25mL/kg）を1日1回、10分かけて静脈内投与、または経口投与する。なお、症状に応じて、10mg/kg（本剤0.5mL/kg）まで増量できる。

● 呼吸刺激薬

ドキサプラム（ドプラム®）：低濃度では、末梢のCO_2化学受容体を介した間接的呼吸促進作用を有する。高濃度では、呼吸中枢に対する直接作用として呼吸回数を増やすことなく1回換気量を増加させる。ドキサプラム塩酸塩水和物として初回投与量1.5mg/kgを1時間かけて点滴静注し、その後、維持投与として0.2mg/kg/時の速度で点滴静注する。なお、十分な効果が得られない場合は、0.4mg/kg/時まで適宜増量する。使用は原則的にキサンチン製剤による治療で十分な効果が得られない場合に限られる。消化管穿孔の報告があったため禁忌薬とされていたが、2015年に再承認された。

● **呼吸管理**

● nasal CPAP

挿管による人工換気からの離脱のステップとしてnasal CPAP（nasal DPAP）が頻用されている。アトムメディカル社製CPAPカヌラ（川口式）、ハドソン社製CPAPカヌラなどは、腹臥位管理が容易であり、汎用人工呼吸器にて使用することができ、nasal IPPVを行うことも可能である。インファントフロー、Medijet®は呼気抵抗が低く成熟児の呼吸障害には有用であるが、早産児では呼気はほとんど口からリークするため呼気抵抗は問題となりにくい。インファントフローは専用機が必要であり、nasal IPPVができないことや、腹臥位管理にやや難点がある。

● **その他（腹臥位管理・経十二指腸チューブ）**

胃食道逆流（GER）、嘔吐などによるダイビング反射や迷走神経反射により無呼吸徐脈発作が誘発される。そのため、無呼吸徐脈発作が頻発する場合には、腹臥位管理とすること、胃チューブが抜けかけていないか確認すること、経管栄養を緩徐に注入すること、また、経十二指腸チューブを使用することなどが推奨される。

遷延性の無呼吸徐脈発作・呼吸嚥下調節障害の管理

薬物治療を中止してから最低1週間は無呼吸徐脈発作が起こらないか経過をみてから退院させることが望ましい。

遷延性の無呼吸徐脈発作および呼吸嚥下調節障害が認められる場合、退院に際しては、以下が必要となる。

① RSウイルス感染などの場合に突然死のリスクが高いため、シナジス®や各種ワクチン接種を早期に勧める。

② 両親および同居家族に蘇生法の講習会受講を勧める。

③ ホームモニタリングの方法・情報を指導す

る（使用するモニターには、アラームが鳴ったときに何が起こったのかを記録するイベントレコーダーの機能があることが望ましい）。

現在、当院では、新生児蘇生法（NCPR）指導チームが、退院前に、両親や同居家族に対して蘇生法を指導している。

家族への説明のポイント

- NICU入院中は、モニターによって無呼吸徐脈発作はしっかり監視されていることを話し、安心を促す。
- ホームモニタリングにあたっては、無呼吸アラームやパルスオキシメーターなどが使用されるが、あくまでもバイスタンダー（第一発見者）が蘇生をしなければならないこと、"オオカミ少年"のような状態になる可能性があるが、上手に使用しなければならないことなどを話す。

川口市立医療センター新生児集中治療科部長　**箕面崎至宏**

memo

家族のためのページ

20 鼠径(そけい)ヘルニア

腹膜鞘状突起とヘルニア、陰嚢水腫の関係

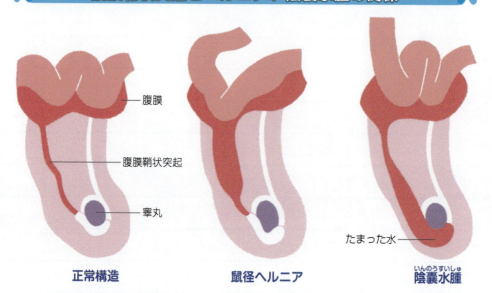

正常構造　　　鼠径ヘルニア　　　陰嚢水腫(いんのうすいしゅ)

鼠径ヘルニアは見た目こんなふうになります

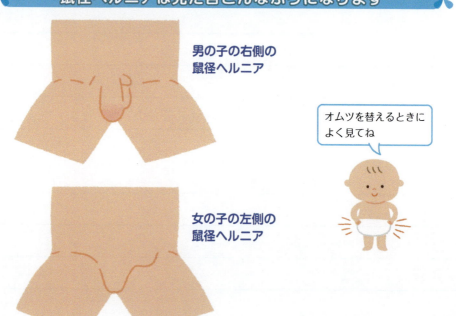

男の子の右側の鼠径ヘルニア

女の子の左側の鼠径ヘルニア

オムツを替えるときによく見てね

新生児の主な疾患・病態　第2章

⑳ 鼠径ヘルニア

🍀 一口で言うとこんな病気です

　おなかの中にある臓器（小腸、大腸など、女児であれば卵巣、卵管）が飛び出して、鼠径部、陰嚢、大陰唇が腫れてくる病気で、いわゆる「脱腸」のことです。

🍀 こんなことが原因とされます

　胎児のときに睾丸が徐々に陰嚢の方に下降してきますが、その通り道に腹膜の一部が鞘のように飛び出してきます（腹膜鞘状突起といいます）。これは成長とともに閉鎖していくのですが、閉じないままになっていると、そこが出口になり（ヘルニア門といいます）泣いたり、うんちのためにいきんだりしたときに、腸がそこに入り込んでしまうために起こります。女児でも腹膜鞘状突起はつくられるため発症します。しかも女児の場合は、出口の近くに卵巣があるため、卵巣が脱出してくることがあります。

🍀 これぐらいの頻度で起こります

　子どもの外科手術で一番多い病気で、1～5％くらいの子どもが発症します。低出生体重児だともっと高い頻度となります。親やきょうだいに鼠径ヘルニアの経験があると、やはり発症率は高くなります。1歳までに約2/3が発症します。男児に多い傾向がありますが、低出生体重児では女児もよく発症します。

🍀 見つけたらどうする？

　オムツを替えるときや沐浴のときに発見することが多いです。機嫌が良ければあわてずに、ふくらんだところを下から上に押してみましょう。「グジュグジュ」といった感触とともに消えるのがわかります。戻らない場合には、陰嚢水腫という別の病気やヘルニアの嵌頓を考えなければなりません。戻らず機嫌が悪い場合は、嵌頓という状態です。これは、ヘルニア門のところで腸管が締めつけられ、血流が途絶えてしまい、腸は腫れ、時間がたてば壊死に陥ってしまう危険な状態です。すぐに医療機関を受診してください。

🍀 こんな治療を行います

　自然治癒することは少ないので手術が治療となります。嵌頓していないヘルニアの手術は安全性が高く、最近では日帰り手術（入院は必要ない）を行う病院も増えています。3カ月を過ぎたら早めに手術をするようにしてください。

153

医療者のためのページ

鼠径ヘルニアとは

小児の鼠径ヘルニアは開存した腹膜鞘状突起内に腸管（主に小腸）の一部が入り込んだ状態をいう。成人では腹壁の脆弱化が原因で発症する内鼠径ヘルニアが多いのに対して、小児では、腹膜鞘状突起の閉鎖不全という先天的要因で発症する外鼠径ヘルニアである。

発生と病型

腹膜鞘状突起は、在胎12週頃に腹膜の一部が内鼠径輪へ突出することにより発生し、男児では在胎28週頃の精巣の下降に関与する。女児では Nuck 管がこれに相当する。腹膜鞘状突起の遠位端は精巣の鞘膜となり残存し、近位側が閉鎖する。閉鎖が不完全であるとヘルニア、陰嚢水腫、精索水瘤などが発症する（図20-1）[1]。正常でも生後7カ月で約60％に、またヘルニア既往のない成人でも約20％に開存を認める[1]。開存した腹膜鞘状突起に過剰な腹圧が加わることにより鼠径ヘルニアが発症する。女児の場合は、卵巣から陰唇へ伸びる円靱帯に沿って同様の現象が起こるが、卵巣の下降および子宮円靱帯付着の際の異常が発症に関与しているため、約20％で卵巣などがヘルニア嚢に入り込む（滑脱型ヘルニア）。

発症頻度

小児全体の発症率は約1〜5％と推定される。腹膜鞘状突起の閉鎖前に生まれる低出生体重児の発症率は高く、超低出生体重児では発症率が20〜30％という報告[2]もある。家族内発症率も高率（約10％）である。

男児では女児の約2〜3倍多いが、低出生体重児では性差が少ない。発症部位は、男児は右側が多いが、女児は左右差がほとんどない。低出生体重児は両側発症が比較的多い。

発症年齢

生後1カ月以内に約10％、1歳までに約2/3が発症するが、女児は発見が遅く、1歳で46％しか認識されていない。3歳および5〜6歳にも小さな発症のピークがある。低出生体重児は、急性期を過ぎて生後数週間以降で、啼泣が強くなる頃に発症することが多い。

症状・診断

啼泣時や排便時など腹圧がかかったときに、鼠径部や陰嚢・大陰唇が膨隆する。膨隆部の下端部を内鼠径輪の方向に押し戻すと「グジュグジュ」という感触で消失（還納）する。女児では外陰部が皮下脂肪でふっくらしているので腫れが目立たず、何となく腫れぼったい程度のこともあり気づくのが遅れることがある。また、女児ではリンパ節様にコロコロとした

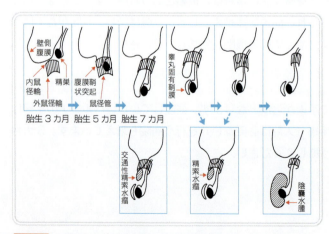

図20-1 腹膜鞘状突起の発生に伴う精巣の下降および鼠径ヘルニアの形態分類（文献1より引用）

硬い腫瘤を触れることがある。これは卵巣の脱出であり、この場合、還納が難しい。診察時、鼠径部に膨隆を認めない場合でも、鼠径部の皮下をすり合わせるように触知すると、肥厚したヘルニア囊と精索がすれる感覚（絹の布地をすり合わせるような感覚；silk sign）を認め、診断の手助けになる。

多くの場合、腹圧がとれると自然に還納するか、圧迫にて容易に還納できる。還納できないヘルニアは嵌頓ヘルニアと呼ばれ、腸管の絞扼により血流が障害され、腸管壊死に陥る。不機嫌、鼠径部の圧痛、局所発赤などの症状を認める。腹部X線検査では鼠径部のガス像やイレウス像を認める。

低出生体重児の場合、ヘルニアの入り口が広いため還納も容易だが、脱出も容易なため何度もヘルニアを起こす。嵌頓は滅多にないのであわてる必要はない。また、女児では卵巣の脱出を伴うことが比較的多いが、絞扼性ではないので無理して戻さない。無理に徒手整復すると、卵巣・卵管腫脹を助長し、循環障害を惹起してしまう可能性がある。

整復できる場合には容易にヘルニアと診断できるが、整復困難な場合には、陰嚢水腫、精索水腫などとの鑑別が必要となる。1日中腫れていて機嫌が良い場合は陰嚢水腫、精索水腫の可能性が高い。低出生体重児ではヘルニアでも1日中腫れていることがあるが、いったんは整復できるので鑑別できる。以前から陰嚢の透光試験が有用とされてきたが、嵌頓した場合には鑑別が難しいことがあり、鼠径部を含めた腹部X線検査が有用である。

管理・治療

鼠径ヘルニアの自然治癒は意外と少ない。特に低出生体重児や乳児早期に発症した例では自然治癒が少ないので、手術の適応となる。嵌頓し、整復不可能であれば緊急手術となる。嵌頓ヘルニアの緊急手術以外は安全に行え、最近では日帰り手術を行う施設も多くなってきている。乳児期後期に嵌頓しやすいので、体重増加を待って3カ月以降のできるだけ早期に手術をするべきである。低出生体重児の場合は、NICU退院前の手術が推奨されている。極低出生体重児では修正3カ月頃の手術成績が良いという報告もある。手術成績は良好で、再発例はほとんどないが、乳児早期の手術の場合、対側のヘルニアが発症することがある。

家族への説明のポイント

- 自然治癒例は少ないので、嵌頓する前に手術を勧める。
- 低出生体重児は、退院後発症の可能性が高いので、家族に観察の方法を十分に教えておく。

引用・参考文献

1) 米倉竹夫. "外鼠径ヘルニア, 間接鼠径ヘルニア". 系統小児外科学. 改訂第3版. 福澤正洋ほか編. 大阪, 永井書店, 2013, 683-90.
2) Gauderer, MWL. Recent trends in the management of inguinal hernias in very low birth weight infants. 日本小児外科学会雑誌. 38 (6), 2002, 818-9.

厚生連高岡病院小児科、周産期母子医療センターNICU診療部長 **今村博明**

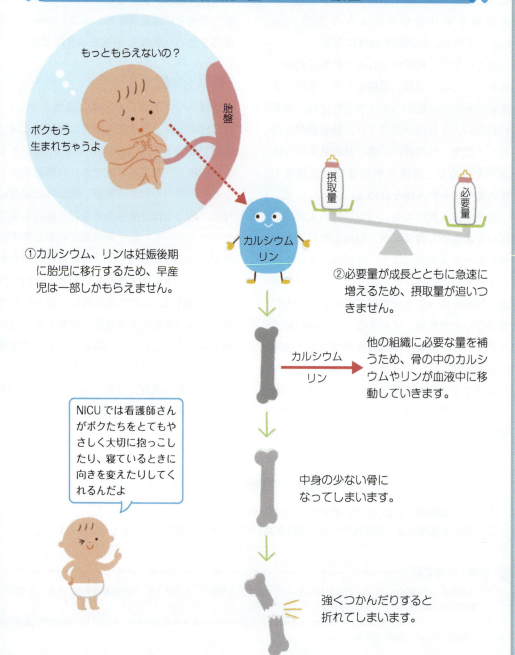

新生児の主な疾患・病態　第2章

㉑ 早産児骨減少症

🌸 一口で言うとこんな病気です

　骨の成長に必要なミネラル（カルシウム・リン）が不足し、骨が折れやすくなる病気です。

🌸 こんなことが原因とされます

　妊娠後期にお母さんからもらうはずだったミネラルをもらう前に出生したことに加え、出生後も成長に必要な量が摂取できないために骨に必要なカルシウム・リンが絶対的に不足します。密度の少ない弱い骨になってしまい、骨折を起こすことがあります。

🌸 これぐらいの頻度で起こります

　小さく生まれた赤ちゃんほど発症頻度が高くなります。生まれたときの体重が 1,500g 未満の極低出生体重児は、程度の差はありますが、みんな発症すると思ってください。しかし、早期から予防的治療を行うことにより、骨折するような赤ちゃんはほとんどいません。

🌸 こんな治療を行います

　カルシウムやリンを補充するために、母乳に強化母乳粉末（HMS-1 か HMS-2）を加えて赤ちゃんに飲ませます。それでも足りないとき、あるいは母乳が足りないときには低出生体重児用のミルクの混合栄養とします。

🌸 見通し（予後）

　順調に体重が増えて退院となったら、自然に治癒していきます。

早産児の栄養については p.248 参照

早産児骨減少症とは

妊娠後期に母体から胎児にカルシウム（Ca）やリン（P）、活性化ビタミンDの前駆物質である25-OHD3が移行する。したがって早産児では、体内のCa、Pの蓄積が不足した状態で出生する。さらに生後の急速な発育に見合うだけの摂取ができないために骨からCaおよびPが動員され、骨は十分に石灰化されず、骨減少状態となる。以前は未熟児くる病といわれていたが、ビタミンD欠乏が主ではなく、Ca、Pの摂取不足のために起こると考えられるようになってきたため、早産児骨減少症と呼ばれるようになった。

発症頻度

出生体重が小さく、在胎期間が短いほど頻度が高い。極低出生体重児では放置すれば、ほぼ100%発症すると考えられる。

病態

十分なCa、Pの蓄積がないまま出生した早産児は、必要量（Caとして約140mg/kg/日、Pとして約70mg/kg/日）を摂取しなければならないが、母乳には非常に少なく（Caとして約25mg/kg/日、Pとして約15mg/kg/日）、低出生体重児用ミルクでさえ含有量が少ない（Caとして65〜68mg/kg/日、Pとして36〜40mg/kg/日程度）。それに加え、消化管からの吸収率が低く（Ca 50%、P 90%）、低出生体重児用ミルクを150〜200mL/kg/日摂取したとしても足りない。また、呼吸・循環状態が安定し体重が増加してくると、軟部組織の代謝が亢進し、それに必要なPは骨から軟部組織に動員される。そのため骨吸収が促進し、Caも血液中に溶出され、そのまま尿中に排泄される（低リン血症、高カルシウム血症、低リン尿症、高カルシウム尿症となる）。

表21-1 早産児骨減少症の主な検査所見

血清P濃度	↑
血清Ca濃度	→ or ↑
血清ALP濃度	↑
血清 1.25（OH）2D3	↑
尿中P排泄	↓↓
尿細管P再吸収率	↑
尿中Ca排泄	↑
尿中Ca/P比	↑

検査・診断

●X線写真による骨の変化

手関節X線で尺骨・橈骨の骨端の変化を観察する。初期は骨濃度減少が認められ、重症になると"くる病"所見（骨端の盃状変化、末広がり状の変化など）を認める。生後2〜4カ月頃に出現することが多い。

●生化学的検査（表21-1）

Ca、P、アルカリフォスファターゼなどの異常所見を認める。鋭敏な生化学的指標として低P尿症および高Ca尿症が挙げられる。生後2週より毎週、尿中Ca・P・クレアチニンを測定し、血清Ca・Pは1〜2週ごとに測定してコントロールしていく。高アルカリフォスファターゼ血症も有用な指標ではあるが、骨代謝（未熟骨の吸収と成熟骨の形成）の活動性の指標であり骨減少症の重症度とは相関しない。また、アルカリフォスファターゼは亜鉛を含む酵素なので、亜鉛欠乏の場合低値を示すので注意が必要である。

●骨塩定量法

早産児骨減少症の評価法としてdual

energy X-ray absorptiometry（DXA）が非侵襲的、迅速かつ再現性に優れており、放射線量も低く、今後新生児領域で応用が期待されている。

予防および治療

早産児骨減少症はCa、Pの不足が原因であるから十分補充することがすべてである。骨変化が認められてからでは遅いので、予防目的で早期より治療を開始することが望ましい。治療開始基準として有用な指標を表㉑-2に示す。高アルカリフォスファターゼ血症を理由に活性型ビタミンD_3を投与する必要はない。尿中へのCa・P排泄が多く、血清Ca濃度・血清P濃度が維持できない場合には、活性型ビタミンD_3を加えると尿中へのCa・P排泄が減少し、血清濃度が上昇することが多い。

Ca・Pの補充方法として、早期より母乳に強化母乳粉末（HMS-1やHMS-2）を加

表㉑-2 治療開始の指標

尿中P濃度	< 1.0 mg/dL
尿中P/Cr	< 0.5
尿中Ca/Cr	> 0.5
血清P濃度	< 5 mg/dL

えるようにすることや低出生体重児用ミルクを併用する。

慢性肺疾患の児では、水分制限、利尿薬の投与などでCa、Pの不足がより強いため骨折に至ることもまれにあり、注意深い観察が必要である。

長期予後

慢性肺疾患などで長期にわたり水分制限された児を除けば、早産児の骨減少は体重増加が順調になれば、乳児期後半から改善傾向を示し、3〜4歳までには正常化すると報告されている[1]。

✿ 家族への説明のポイント ✿

- カルシウム・リンの絶対的不足が原因であるため、その補充が重要である。
- 母乳が一番ではあるが、カルシウム・リンの含有量は少ないので強化母乳粉末が必要であり、また必要となれば低出生体重児用人工乳を併用することについて理解してもらう。
- 退院した後は成長とともに治癒していく。

引用・参考文献

1）塚原宏一．早産児の骨代謝マーカーとDXAを用いた骨量計測．第4回新生児栄養フォーラム．2004，85-95．

厚生連高岡病院小児科、周産期母子医療センターNICU診療部長 **今村博明**

家族のためのページ

22 未熟児網膜症（みじゅくじもうまくしょう）

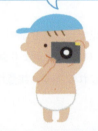

網膜は眼の一番奥にあって、カメラでいうとフィルムの部分になるんだ。画像を焼きつける部分なんだね

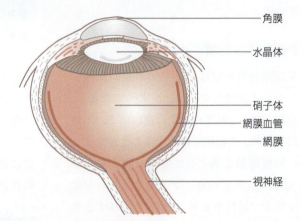

- 角膜
- 水晶体
- 硝子体
- 網膜血管
- 網膜
- 視神経

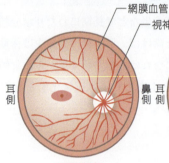

網膜血管／視神経乳頭　耳側／鼻側
正常眼底

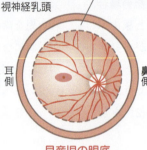

無血管野　耳側／鼻側
早産児の眼底

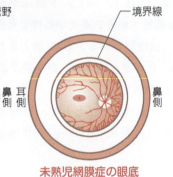

境界線　耳側／鼻側
未熟児網膜症の眼底
境界線を形成し、新生血管の増殖を認める。

3人がかりで慎重に行われるんだね

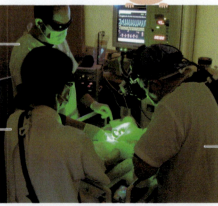

介助者①（眼科医）
開瞼器を用いて処置を助けます。

介助者②（ナース）
赤ちゃんの頭や体が動かないように固定し、またチューブ類などにも注意します。

施術者（眼科医）
精巧なレンズを使って赤ちゃんの目に処置を施します。

レーザー光凝固を行っているところ

一口で言うとこんな病気です

網膜は眼の一番奥にあって、カメラのフィルムに相当する場所です。正期産（早産ではない）の赤ちゃんでは、網膜の視神経乳頭から網膜血管が網膜の周辺まで伸びているのですが、早産の赤ちゃんでは血管が十分に伸びていない段階で生まれてしまいます。そのため、出生後、網膜の血管が周辺まで伸びず新しくできた血管が問題を起こします。これが未熟児網膜症です。軽症の場合は自然に治りますが、重症になると網膜が剥がれてしまって視力に影響が出ることもあります。

こんなことが原因とされます

早産で生まれたことによる網膜血管の未熟性が根本の原因です。これに加えて、出生後の血液中の酸素濃度や血圧、そして早産で生まれたことによるいろいろな病気が未熟児網膜症の発症に関係するといわれています。しかし、いずれも決め手に欠けるために予防は困難です。最近は、網膜血管の発達を制御する成長因子（VEGFといいます）がかかわっていることが明らかになっています。

これぐらいの頻度で起こります

初期の段階も含めると、在胎22～23週で100％、24～27週で90～95％、28～29週で70～80％、30～33週で30～40％です。

こんな治療を行います

未熟児網膜症は、ある程度まで進行しても自然に治癒する傾向があり、経過を見るために定期的に眼科診察を行います。しかし、程度が強くなった場合は治療を行います。レーザー光線で網膜の病変部を固定する治療（レーザー光凝固）が主流ですが、重症の網膜症で網膜剥離となったときには、別の手術（硝子体手術など）を行うこともあります。さらに、抗VEGF抗体を使うこともあります。

見通し（予後）

在胎27週以降で生まれた赤ちゃんでは、自然治癒または光凝固による治療効果が期待でき、視力に影響は出ないことが多いとされています。しかし、26週未満の児では視力に問題が残ることがあり、退院後も外来での定期的検査が必要です。

眼底検査については p.270 参照

医療者のためのページ

未熟児網膜症とは

未熟児網膜症は、発達途上の網膜血管に生じる血管の増殖性疾患である。網膜血管は妊娠15週に視神経乳頭より発生し、徐々に周辺に向かって伸びていって、妊娠40週頃に眼底周辺部に達する。早産児では、その途中で妊娠が中断されるために網膜血管の伸びが妨げられ、その結果として有血管野と無血管野の間の境界線に新生血管が生じる。それが未熟児網膜症である。

進行度の分類には、厚生省新分類と国際分類がある。国際分類[1]を表22-1に示す。

原因と発症頻度

早産であることによる網膜血管の未熟性が根本の問題である。在胎期間が短いほど網膜症の発症率が高く、重症度も高い。重症化の要因として、以前からさまざまな因子が報告されてきた。酸素については、SpO_2を70〜90％に保った群は88〜98％に保った群に比べて重症網膜症の発生頻度が低かったとする報告もあるが、それを否定する報告もあり、至適血中酸素飽和度についての結論は出ていない。

酸素以外には、仮死、低血圧、頭蓋内出血、無呼吸発作、貧血、感染症などの疾患、さらには輸血、水分過剰投与、エリスロポエチン、ステロイド、光刺激などの処置が発症に関係しているとの報告もある。血管内皮細胞由来増殖因子（VEGF）およびIGF-1が関与しているという報告もみられる。

発症頻度について、2004年の出生体重1,000g未満の東京都での多施設統計[2]を表22-2に示す。

検査と治療

在胎26週以上の症例では、生後3〜4週で初回検査を行う。在胎26週未満の症例では生後3週では水晶体血管の残存・硝子体混濁（hazy media）のため眼底の透見が不良であることが多い。未熟児網膜症の病変は早ければ受胎後31週には出現するとされているので、受胎後29週に初回検査を行うのが望ま

表22-1 未熟児網膜症の国際分類

Stage1	境界線（demarcation line）形成
Stage2	境界線の隆起（ridge）
Stage3	網膜外に線維血管性増殖を伴った隆起
Stage4A	中心窩外網膜剥離
Stage4B	中心窩を含む部分的網膜剥離
Stage5	全網膜剥離
劇症後極型未熟児網膜症（aggressive posterior ROP）	
網膜血管の発育が著しく未熟で早期に治療をしなければ、速やかに網膜全剥離に至るもの	

表22-2 超低出生体重児の未熟児網膜症発症率・治療率・重症瘢痕形成率

在胎週数	症例数	発症率（％）	治療率（％）	瘢痕3度以上形成率（％）
22	1	100	100	0
23	7	100	42.9	0
24	11	90.9	54.5	0
25	25	96	56	12
26	19	94.7	68.4	5.3
27	16	93.8	43.8	12.5
28	19	89.5	10.5	0
29	9	77.8	33.3	0
30週以上	15	40	6.7	0

（文献2より引用改変）

しい。治療となる時期はおよそ受胎後31～41週である。

国際分類Stage 3が治療時期としてスタンダードであるが、近年は世界的にも早期治療の方向に進んでいる。特に血管の成長が非常に不良で急激に網膜剥離に進行するタイプ（国際分類でのaggressive posterior ROP）では早期の対応が必要である。

治療方法は、日本ではレーザー光凝固が一般的である。治療時は、治療する眼科医、開瞼器を用いて介助する眼科医、児の固定を行う看護師の3名が必要である。患児を開放型保育器に移し、看護師または介助の眼科医が児の頭部を固定する。眼科医が局所麻酔点眼薬を適宜使用しながら治療を行うが、治療時の全身的な鎮痛・鎮静は各施設の方法で行う。必要に応じて人工換気も併用する。治療範囲が広範囲に及ぶ場合は、数日に分けて治療を行うこともある。

1回のレーザー光凝固で治療効果が不十分な場合は光凝固を追加するが、網膜剥離に至った場合は、輪状締結術（強膜バックリング）または硝子体手術が行われる。しかし、従来の硝子体手術は血管活動性が低下するのを待ってから行われており、手術でたとえ網膜が復位しても視力予後は不良であることが多かった。近年は、重症例に対して網膜部分を剥離する段階での早期硝子体手術が行われて効果を上げている。早期硝子体手術の場合は、水晶体を温存できることも利点であるが、治療時期のタイミングをはかるのが難しい。抗VEGF抗体（ベバシズマブ）硝子体内投与は、以前は光凝固術で治癒しない場合にのみ行われていたが、現在、一部の施設では、光凝固に代わる治療として位置づけられてきており、効果も上げている。

治療後の見通し（眼科的予後）
（表22-2）

2004年の出生時体重1,000g未満児の多施設報告[2]では、在胎25、26週で瘢痕3度以上がそれぞれ12.0％、5.3％みられた。在胎24週以下の児においても、今後症例数の増加により重度瘢痕例は増加すると思われる。

家族への説明のポイント

- 未熟児網膜症とはどういうものなのか、治療になるとしたらいつ頃なのかを事前に説明する。
- 治療の適応になったときには、治療の方法と今後の見通しについて眼科医とともに説明するが、重症例では網膜症の進行に治療が追いつかないこともあることを説明しておく必要がある。

引用・参考文献

1) The Committee for Classification of Retinopathy of Prematurity: An international classification of retinopathy of prematurity. Arch. Ophthalmol. 102, 1984, 1130-4.
2) 平岡美依奈ほか. 超低出生体重児における未熟児網膜症：東京都多施設研究. 日本眼科学会雑誌. 108 (10), 2004, 600-5.

獨協医科大学小児科准教授 鈴村　宏

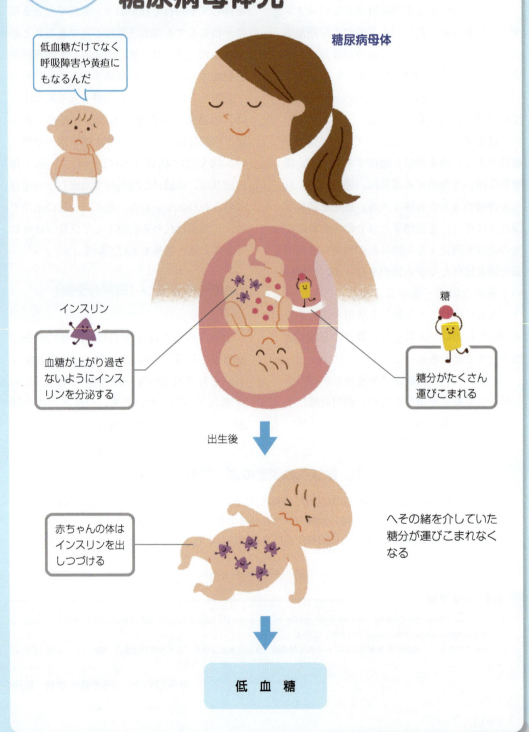

㉓ 糖尿病母体児

🍀 一口で言うとこんな病気です

妊娠糖尿病（妊娠中に初めて糖尿病と診断された場合）、または糖尿病合併妊娠（すでに糖尿病と診断されている方が妊娠した場合）のお母さんから生まれた赤ちゃんを、糖尿病母体児と呼びます。在胎期間に対して赤ちゃんが大きくなったり、出生後に低血糖となってしまったり、呼吸障害や黄疸になるリスクが高まったりします。

🍀 主な症状

おなかの中：先天奇形、HFD児（heavy for dates：在胎期間に対して大きな赤ちゃん）
生まれてすぐ：低血糖、黄疸、呼吸障害、多血、低カルシウム血症
成長したら：肥満、糖尿病

🍀 こんなことが原因とされます

糖尿病のお母さんは血糖値が高く、赤ちゃんにもたくさんの糖が運ばれます。赤ちゃんは血糖値を正常に保つため、たくさんのインスリン（血糖を下げるホルモン）を分泌します。

奇形・呼吸障害：体の器官を形成する時期に赤ちゃんが高血糖にさらされると、器官がうまく形成されないことがあり、先天奇形の原因になりうるといわれています。また、高血糖は肺の成熟も遅らせることがあり、生まれた後の呼吸障害の原因の一つとされています。

HFD児：インスリンは体を大きくする作用も持つため、たくさんのインスリンを分泌している糖尿病母体児は、おなかの中で普通より大きく育ってしまいます。

低血糖：出生後はお母さんとおへそでのつながりがなくなり、糖が急に運ばれなくなります。その一方で、赤ちゃん自身のインスリン分泌は止まらないので、赤ちゃんの体は血糖を下げる方にばかり傾き、低血糖になってしまいます。

🍀 こんな治療を行います

糖尿病母体児で生後一番気を付けなければいけないことは、低血糖を防ぐことです。
最も血糖が低くなりやすいとされる生後2時間を目安に血糖値を測り、低血糖（血糖50mg/dL以下）であればブドウ糖輸液を行います。

🍀 見通し（予後）

多くの場合、血糖値は2～3日以内に安定し、いったん安定すればその後再び低血糖となることはほとんどありません。

黄疸については p.128 参照 ● 多血については p.138 参照

糖尿病母体児とは

妊娠中に初めて糖尿病と診断された妊娠糖尿病の母、または、すでに糖尿病と診断されている妊婦（糖尿病合併妊娠母体）から出生した児を糖尿病母体児（infant of the diabetic mothers；IDM）と呼ぶ（表㉓-1）。

表㉓-1 妊娠糖尿病と糖尿病合併妊娠の違い

妊娠糖尿病	妊娠中に初めて診断された糖尿病。妊娠初期に高血糖である可能性は低い。
糖尿病合併妊娠	すでに糖尿病と診断されている人が妊娠すること。妊娠初期に胎児が高血糖に曝されている可能性が高い。

合併しやすい症状

胎児期：先天奇形（母体が妊娠糖尿病の場合）、巨大児、HFD児、胎児発育不全

新生児期：低血糖、多血、新生児呼吸窮迫症候群（RDS）、高ビリルビン血症、低カルシウム血症

学童期・思春期：肥満、耐糖能異常

病態

変動の大きい母体の高血糖は、胎児の高血糖・膵β細胞過形成・高インスリン血症を惹

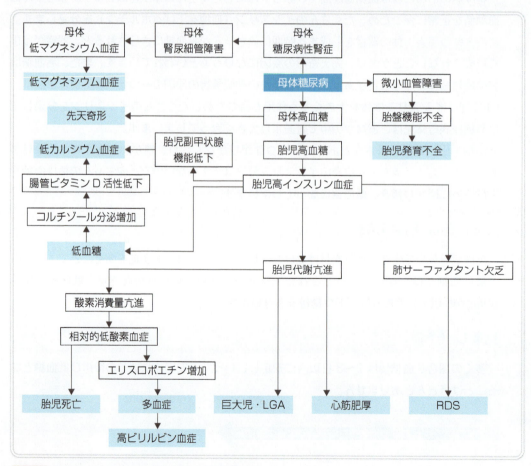

図㉓-1 糖尿病母体が胎児や新生児に及ぼす影響（文献1より引用）

起し、これらがさまざまな症状の基礎病態となっている。

先天奇形：糖尿病母体児の大奇形合併率は6.6％との報告があり、胎児期奇形と母体高血糖との関連を証明する報告もある。高血糖への曝露が器官形成に何らかのかたちで影響していると考えられているが、その機序については明らかとなっていない。母体が妊娠糖尿病の場合、妊娠初期に高血糖であることは少なく、糖尿病母体児に比べ先天奇形の合併率は一般に低い。

巨大児・HFD児：グルコースは胎盤を容易に通過するが、インスリンは通過しない。母体が高血糖であれば胎児にはグルコースだけが過剰に移行し、胎児は高血糖に陥る。この高血糖を是正すべく、胎児のインスリン分泌は高まり、同化ホルモンであるインスリンの過多状態は、児の発育を過度に促進する。

低血糖：出生とともに母体からのグルコース供給は途絶えるが、児のインスリン分泌は続くため、インスリン過剰状態となる。インスリンは細胞内への糖の取り込みを促し、糖新生を抑制するため、高インスリン状態は児の低血糖につながる。

低カルシウム血症：新生児は一般に副甲状腺機能が低下しており、低カルシウム血症を呈しやすい。糖尿病母体児では副甲状腺機能の未熟性がさらに強く、低カルシウム血症のリスクが高まるとされている。

高ビリルビン血症：多血・肝機能の未熟性が影響して高ビリルビン血症となるリスクが高まる。

RDS：高血糖は、サーファクタント産生細胞であるⅡ型肺胞上皮細胞の成熟を阻害するため、糖尿病母体児ではRDSを発症しやすい。また、インスリンのコルチゾール拮抗作用もRDS発症に関与しているとされる。

出生後の管理

母体からの糖供給が途絶え、児の糖新生が開始されるまでの生後1～3時間は血糖値が不安定となる。生後2時間を目安に血糖測定が行われることが望ましい。低血糖（血糖値＜50mg/dL）を認める場合は、早期授乳やブドウ糖輸液などを行う。

予　後

低血糖は通常数日以内に改善し、治療不要となる。低血糖が遷延する場合は、低血糖を引き起こす他の疾患について精査を進めるべきである。

家族への説明のポイント

 糖尿病母体児の血糖異常は、通常2～3日で軽快する。血糖異常が遷延する場合は、他の基礎疾患の存在を考えなければならないことを伝える。

引用・参考文献

1) 内山温．"糖尿病母体から出生した児"．新生児内分泌ハンドブック．改訂2版．河井昌彦編．大阪，メディカ出版，2014，171．

大阪市立総合医療センター新生児科医長　**原田明佳**

家族のためのページ

24 MRSA感染症

常在菌と一緒だとおとなしいMRSAが……

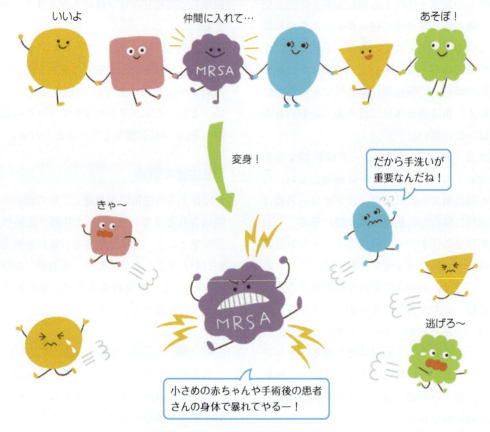

いいよ
仲間に入れて…
あそぼ！

変身！

きゃ～

だから手洗いが重要なんだね！

逃げろ～

小さめの赤ちゃんや手術後の患者さんの身体で暴れてやるー！

常在菌って？

その言葉通り、「常に在る（いる）菌」のことです。目には見えませんが、人間の身体（皮膚の表面や腸の中）には無数の微生物が住んでいて、身体を健康な状態に保つのに大いに役立っています。乳酸菌やビフィズス菌など、いわゆる善玉菌といわれるものが、常在菌としてよく知られていますね。

とてもおそろしい菌のようにいわれるMRSAも、善玉菌とはいえませんが、もとは黄色ブドウ球菌という常在菌が変身したものです。普段はとりたてて毒性が強いわけではないのですが、手術後の患者さんや小さく生まれた赤ちゃんのように身体が弱った状態のときには、とてもやっかいな菌に変身してしまいます。

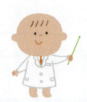

新生児の主な疾患・病態　第2章

24 MRSA感染症

🌸 一口で言うとこんな病気です

　MRSA感染症とは、メチシリン耐性黄色ブドウ球菌によって引き起こされる感染症を指します。新生児期には、敗血症、関節炎、骨髄炎、肺炎などの病名がつけられ、いずれも命にかかわる、あなどれない重症な病気が多いのが特徴です。体の一部からMRSAが検出されても本人が無症状である場合は、MRSA保菌者と呼ばれます。

🌸 こんなことが原因とされます

　黄色ブドウ球菌は常在菌（文字通り、常に在る菌）であり、本来ペニシリン系抗菌薬がよく効いて感染の進行を防止することが可能でした。しかしMRSAの場合は、その毒性は黄色ブドウ球菌と同程度ですが、菌の変異によりペニシリンを改良したメチシリンのみならず、多くの抗菌薬が効かなくなってしまったやっかいな黄色ブドウ球菌のことです。

🌸 これぐらいの頻度で起こります

　いくつかの施設の報告によると、重症な赤ちゃんがたくさん入院しているNICUにおいて1年間に0〜5例程度の発症頻度です。発症危険因子としては、いわゆる未熟児、ステロイド剤使用中（ステロイド剤は新生児の治療に効果を発揮する反面、身体の免疫力を弱めてしまうのです）、持続胸腔ドレナージ施行中や手術による皮膚切開創を持つ児（外科的な手術の後は、人間の身体は感染にとても弱い状態になります）などが挙げられています。

🌸 こんな治療を行います

　MRSAに感受性のある（効く）抗菌薬の投与を行うことです。多剤耐性といわれるように有効な薬剤も数種類に限られることが多く、静脈内投与が原則です。薬剤の副作用を避けるために生後日数や病名に応じて投与量、投与間隔を厳密に計画して、定期的な血液検査によって薬物の血中濃度も測定します。MRSA感染症の予防対策として、ご家族も含めて、赤ちゃんに接触する前後の手洗いや手指消毒の徹底が重要です。

🌸 見通し（予後）

　感染危険因子などにより、保菌状態から感染症に進行すると、死亡率が5〜10％との報告があります。早期診断と適切な治療が重要です。

感染対策については p.298 参照

MRSA とは

メチシリン耐性黄色ブドウ球菌（methicillin resistant *Staphylococcus aureus*；MRSA）は、感染症に対するハイリスク児が多いNICUにおいて感染起炎菌としての重要性が増してきている。一方、近年全国の多くのNICUにおいて、新生児のみならず医療従事者におけるMRSAの保菌率が高いことが判明した。

メチシリン耐性黄色ブドウ球菌とは、ペニシリン系およびセフェム系をはじめとして多くの抗菌薬に対しても耐性を持った多剤耐性の黄色ブドウ球菌を意味している。近年、ブドウ球菌に対して抗菌力の弱い第三世代セフェム系抗菌薬が濫用された結果、この耐性菌が選択的に増殖して、病院内で伝播するようになった。従来、黄色ブドウ球菌は、ヒトの鼻腔、咽頭、口腔、皮膚および腸管内の常在菌である。さらにMRSAは、通常の黄色ブドウ球菌と比べて、増殖速度はやや遅く、毒性もとりたてて強いわけではない。しかし、特に人工呼吸管理中の低出生体重児、ステロイド使用中の児、持続胸腔ドレナージ施行中の児、手術による皮膚切開創を持つ児など危険因子を持つ児が感染すると、重篤な感染症に進行する危険性がある。

伝播様式

MRSA感染症の発生は、易感染児に対して、家族や医療従事者の手指やMRSAに汚染した医療器具などからMRSAが水平感染することによる。MRSAの発生経路として、病棟外からMRSAを保菌した状態で患児が入院する場合と、病棟内で発生したMRSAを入院している患児、医療従事者が保菌している場合とが考えられる。

臨床像

●MRSA保菌児

MRSAは、危険因子の少ない新生児にとっては、保菌していても多くは感染症状を発生させない。

●MRSA感染児

全身感染症としては、敗血症、関節炎、骨髄炎、肺炎、髄膜炎などが知られている。この中で敗血症の臨床的特徴は、症状が徐々に進行し、哺乳力低下やnot doing well（何となく元気がない）、体色不良、体温不安定、腹部膨満など見過ごしがちな症状が多いことである[1]。一方、四肢関節の発赤、腫脹、触れると泣くなどの場合は、関節炎や骨髄炎などを疑うことも重要である。

治療

全身感染症に対しては、抗菌薬の点滴静注が必要となる。MRSAはその名の通り多剤耐性を大きな特徴とするため、有効な抗菌薬は限定されることが多い。塩酸バンコマイシンの場合は、1回投与量10〜15mg/kgを生後1週までの新生児では12時間ごと、生後1カ月までの新生児では8時間ごとに、それぞれ60分以上かけて点滴静注する。ハベカシン®では、1回投与量2〜3mg/kgを12時間ごと、30分かけて静脈内投与する。さらに、タゴシッド®は、初回量として16mg/kg、以後8mg/kgを24時間ごとに30分以上かけて点滴静注する。3剤ともに聴力障害、腎障害などの副作用が報告されているため、血中濃度をモニターしながらの使用が望ましい。

表24-1 NICUにおけるMRSA保菌と感染症への対応（提言）
（日本小児科学会、日本未熟児新生児学会、2014）

1. 入院中の児のMRSA保菌については、医療スタッフと面会者の手指衛生対策を遵守し、その伝播防止に努める。

    Moriokaらは最近のMRSA伝播防止対策として、アルコールベースの手指消毒薬使用、処置時の手袋着用と保菌児の区分けが有効であることを報告している。これらの一般化した対策により、NICUは入院中の児のMRSA保菌率の減少に努めなくてはならない。なおNICUの中でも、重症例や外科症例などを扱う総合周産期センターの基幹NICUにおけるMRSA保菌率は他のNICUに比べ高いことが報告されている。保菌率は必ずしも対策の有効性のみを反映しているものではなく、入院患者の重症度にも関連していることの理解が必要である。

2. NICU入室児のMRSA保菌率の低下によりMRSA感染症は減少してきたが、NICUではMRSA感染症が起こりうることを家族に説明し、良好な関係が維持できるように努める。

    上述したように、NICU入室児におけるVLBWの感染症としてはMRSAを含めた黄色ブドウ球菌が最大の原因である。NICUでは黄色ブドウ球菌による感染症発症のリスクがあることを患者家族に提示し理解を得ることが、NICUの医療が円滑に行われるために必要である。

3. MRSA感染症については、早期診断と適切な抗菌薬使用により重篤な結果にならないように努める。

    MRSA保菌率は低下していても、依然MRSA感染症による死亡例は起こりうる。NICU入室児は急激にMRSA感染症が重篤化することがあるので、早期診断と適切に抗MRSA薬を使用することが必要である。

4. NICUにおいてアウトブレイクおよび死亡例が発生した際は、病院感染対策チーム（ICT）と共同で対応し、保健所を含めた公的な報告が遅れないようにする。

    2011年6月17日に厚生労働省医政局指導課長通達（医政指発0617号）によって、病院内において多剤耐性菌の感染アウトブレイクおよび死亡例が発生した際に保健所に通知することが義務づけられた。2013年の中部地方での謝罪報道については、感染症の発生よりも、その後の病院内および保健所を含めた外部への連絡の遅れが理由となっている。これら死亡例やアウトブレイクが発生した場合は、速やかにICTおよび病院長への連絡を行い、必要の際は遅れないように、保健所にも報告しなくてはならない。NICUにおけるMRSA感染症発生に対しては、ICTと共同し適切な対応を行うことが必要である。

5. 感染症発生に伴うNICUの病床稼働制限については、地域の周産期医療の現状を考慮した対応を行う。

    現在の日本の周産期医療、特に新生児医療については、限られた病床と医療スタッフによって行われている。したがって、病床の稼働制限については、それぞれの地域への影響を慎重に考慮しつつ、最大限の効果が得られる方法を見出す必要がある。

（文献5より引用）

MRSA感染対策

●監視培養と対応

入院児全例に対して定期的に鼻腔、咽頭拭い液または気管分泌物の細菌培養を行い、MRSA保菌児を把握し、保菌児と非保菌児との区分けを行う（コホーティング）。保菌児を扱う面会者や医療従事者は手指衛生に加えてマスク、手袋およびガウン使用が必要に

なる。その際、床にテープを貼って要注意区域を示し（ゾーニング）、保菌児の存在を明確にしておくことは賢明な方法の一つだと思われる。MRSA感染児と診断した児に対しては、標準予防策を施行しつつ、速やかに感受性の良い抗菌薬を必要最短期間使用する。

一方、腸瘻、腎瘻など、いわゆるストーマ造設やドレナージを施行している児に対しても適切な部位の監視培養が必要となる。

●MRSA発生防止

新たなMRSAを発生させないためには、第三世代セフェム系抗菌薬の濫用を避けること、さらに抗菌薬の予防投与は原則的に行わないことが重要であり、院内での予防投与適応を限定すべきである。

●医療従事者と面会者の手指衛生対策

医療従事者全員の保菌チェックと除菌は不可能であり現実的でない。しかし、MRSA対策の効果を出すため、面会者を含めた医療従事者全員が取り組む必要がある。

まずNICU前室で石けんと流水による手洗いを行い、清潔区域入室の意識づけをする。次に、患児および周囲の物品に触れる前後の擦式アルコール製剤使用の習慣化が最も重要になる。NICU内における繰り返しの処置に対して、血液や分泌物など目に見える汚れがある場合には石けんと流水による手洗いが必要となるが、目に見える汚れがない場合にはケアまたは処置前後の擦式アルコール製剤使用のみでもよい。手荒れのある手指には細菌が定着しやすいといわれているため、使い捨て手袋を着用する。処置時に手袋を使用した場合でも手袋脱着前後の手洗いは必要となる。

●MRSA環境汚染対策

患児個人に日常使用する物品の共有をなくすことがまず挙げられる。この中には、聴診器、体温計、はさみ、ボールペン、テープ各種などが挙げられる。設備面では、沐浴槽は一人ひとりの沐浴ごとの洗浄・消毒を行う。排水口のくぼみの汚れにも注意が必要である。他に手洗いの蛇口部分やミルクウォーマー、超音波検査装置のボタン、各種プローブなども感染源として注意が喚起されている[2]。

●患児にMRSAを保菌させない工夫

MRSAをはじめとする有害細菌の定着を阻止するために、生後早期に常在細菌叢を積極的に獲得させようという考え方がある。口腔内に対して初乳を塗布することによるαまたはγ-streptococcus[3]、分娩直後の新生児と母の皮膚の直接接触によるStaphylococcus epidermidis（表皮ブドウ球菌）、母乳やビフィズス菌製剤の経腸投与によるBifidobacterium（ビフィズス菌）[4]などの定着が期待される。

家族への説明のポイント

- 黄色ブドウ球菌は健康新生児にも常在している菌である。
- MRSAは黄色ブドウ球菌と比べて特に毒性が強いわけではなく、特別な治療を受けていない新生児には通常は病原性を発揮できない。
- 人工呼吸器や外科的処置を施行している児の場合は、監視培養しながら早期治療できるような体制を整えている。

引用・参考文献

1) 鈴木千鶴子ほか. "MRSA感染症". 周産期感染症'99. 周産期医学29巻増刊. 東京, 東京医学社, 1999, 538-43.
2) 小山典久. 豊橋市民病院での感染予防対策の変遷・現状と問題点. Neonatal Care. 17 (6), 2004, 522-8.
3) 鈴木昭子ほか. 口腔内母乳塗布によるMRSA保菌阻止. Neonatal Care. 16 (10), 2003, 882-5.
4) 北島博之. 新生児病棟/NICU：MRSA感染症の予防と対策. 周産期医学. 32 (7), 2002, 967-73.
5) 日本小児科学会, 日本未熟児新生児学会. 新生児集中治療室（NICU）におけるメチシリン耐性黄色ブドウ球菌（MRSA）保菌と感染症についての見解と提言 2014. 日本小児科学会雑誌. 118 (5), 2014.

北海道立子ども総合医療・療育センター新生児内科部長 **新飯田裕一**

25 TORCH症候群

先天性サイトメガロウイルス感染症にみられる主な症状

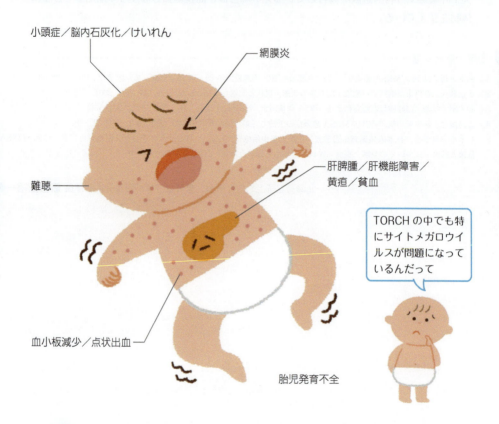

T	Toxoplasma　トキソプラズマ
O	Other　梅毒など
R	Rubella　風疹
C	Cytomegalovirus　サイトメガロウイルス
H	Herpes simplex virus　ヘルペスウイルス

25 TORCH症候群

一口で言うとこんな病気です

先天性感染症を引き起こす病原体のうち、胎児に影響を及ぼすものとして、トキソプラズマ、梅毒、風疹、サイトメガロウイルス、単純ヘルペスウイルスなどが知られています。これらの先天性感染症は、胎児の胎児発育不全、中枢神経系の異常、肝脾腫、発疹、聴力障害、眼科的異常、骨変化など、似たような症状が出ることから、病原体の頭文字をとって、TORCH症候群と呼びます。

こんなことが原因とされます

原因となる病原体の抗体を持っていない妊娠中の女性が、その病原体に感染すると（初感染）、母体のみならず、胎盤や産道を通じて胎児にも感染し、胎児に影響を及ぼすことがあります。

特に注目される先天性サイトメガロウイルス感染症

近年、若い世代におけるサイトメガロウイルスの抗体保有率が下がってきているので、妊娠中に初感染する割合が高くなっていると推測されています。サイトメガロウイルスはワクチンがまだ開発されていないので、ワクチンによる予防ができません。また、サイトメガロウイルス感染症は、生まれてすぐには症状がなくても、成長に従って聴力障害や発達の遅れが目立ってくることもあります。

こんな治療を行います

それぞれの病原体によって、また合併症の種類や重症度によって治療が異なります。治療内容、特に抗ウイルス薬などによる治療では、その効果や副作用などについて、主治医の先生とよく相談しましょう。

見通し（予後）

感染症の影響が全身に及び、重症の場合は生命の危険にさらされる場合もあります。また、命に別状はなくても、神経系に影響があった場合（水頭症、小頭症など）や、聴力障害、視力障害などを伴う場合は、発達に影響を及ぼします。小児科、耳鼻科、眼科など、定期的な受診が必要になります。

胎児発育不全についてはp.48参照●水頭症についてはp.106参照

TORCH 症候群とは

妊娠中の感染が胎児に重大な影響を及ぼす主な病原体は、類似した症状を呈することから、頭文字をとって TORCH 症候群として知られている。これらの病原体の感染経路、感染時期、新生児期の症状の有無について表に示した（表㉕-1）[1]。

先天性 CMV 感染症の重要性

この中で、臨床的に頻度が高く、最も重要な病原体はサイトメガロウイルス（CMV）である。わが国における妊婦の抗体保有率の低下に伴い、その発症率の増加が懸念されている。厚生労働省の班研究[1]によると、先天性 CMV 感染症の発生頻度は約 300 人に 1 人であり、その約 2 割が症候性であり、さらに 1 割が頭部画像上異常を認める。また、無症候性であっても、約 1 割に感音性難聴や精神発達遅滞などの障害が出現すると推測されている。研究班では、先天性 CMV 感染症診断サービスを行っている[2]。

症候性先天性 CMV 感染症

症候性先天性 CMV 感染症の急性期は巨細胞封入体症として知られ、肝脾腫、黄疸、出血斑、脳内石灰化、網膜炎などの症状を呈する。症候性先天性 CMV 感染症の長期予後は不良で、精神運動発達遅滞や感音性難聴などの神経学的後障害を合併することが多い。

近年、抗ウイルス薬による早期治療によって児の予後が改善することが報告されている。ガンシクロビルは、12mg/kg/ 日、6 週間の静脈内投与により、脈絡網膜炎、肝脾腫などの急性期症状に有効とされている。また、中枢神経系の合併症を伴った本症の児に同じプロトコールの治療を行うことで、聴力の悪化を防ぐことができたことが報告されている。わが国においても、厚生労働省の研究班により、ガンシクロビルやそのプロドラッグであるバルガンシクロビルによるプロトコールを提唱している[3]。骨髄抑制や生殖器への長期の影響などの副作用や保険適応でない点を考慮し、適切なインフォームド・コンセントの下で、投与すべきである。

無症候性先天性 CMV 感染症

一方、出生時には明らかな症状の乏しい「無症候性先天性」感染児も、感音性難聴や

表㉕-1 TORCH 症候群の中枢神経系への関与

病原体	主な感染経路	主な感染時期*	新生児の神経学的異常	
			症候性	無症候性
サイトメガロウイルス	経胎盤	T1、T2	＋	＋＋＋＋
単純ヘルペス	上行感染／産道感染	出生時	＋＋＋＋	＋
風疹	経胎盤	T1	＋＋	＋＋＋
トキソプラズマ	経胎盤	T1、T2	＋	＋＋＋＋
梅毒	経胎盤	T2、T3	＋	＋＋＋＋
HIV	経胎盤／産道感染	T2、T3、出生時	＋	＋＋＋＋

＋：0〜25%、＋＋：26〜50%、＋＋＋：51〜75%、＋＋＋＋：76〜100%
＊新生児の神経学的異常を発症させる感染時期／T1：妊娠初期、T2：妊娠中期、T3：妊娠後期

（文献 1 より引用）

発達遅滞などの合併症を来すことがある。新生児期に尿やろ紙血を用い、CMV DNAの存在を検出することで先天性CMV感染児を早期発見することは技術的に可能であり、無症候性先天性CMV感染症児に対する早期介入の可能性も出てきている。

先天性トキソプラズマ感染症

トキソプラズマは、胞子虫類の人獣共通感染症である。その先天性感染症においては、水頭症や網脈絡膜炎、視力障害が問題となる。発生頻度が低いために妊婦の抗体スクリーニングから除外している施設が多い。しかし、ネコとの接触のみならず、海外旅行、生肉の摂取、ガーデニングなどの機会に初感染する妊婦も増加していると考えられ、ワクチンがない感染症として注目しておく必要がある。母子感染は妊娠初期の初感染で起こるため、その感染時期の同定が必要となるが、そのためには、IgG、IgM抗体価のみならず、IgG抗体のavidity（結合力）の評価が有用だと考えられている。感染が強く疑われた妊婦には、アセチルスピラマイシンの投与が児の後障害の軽減のために推奨されている。

先天性風疹症候群

先天性風疹症候群においては、先天性心疾患、小頭症、難聴、精神発達遅滞がよく知られている。風疹は、ワクチンによって予防可能な疾患であるので、先天性風疹症候群の発生頻度は極めて低いとされていた。しかしわが国では、2012年からの流行により30例以上が報告されている。再感染からの先天性風疹症候群も報告されている。風疹抗体陰性あるいは低抗体価の妊婦には、分娩終了後のワクチン接種を勧める。また、ワクチン歴のない20〜40歳台の男性への接種も勧奨されている。

家族への説明のポイント

- 先天性感染症の説明の場合は、母親や家族が自責の念を抱かないよう、配慮が必要である。
- 先天性サイトメガロウイルス感染症の抗ウイルス剤投与に関しては、その効果や副作用に関して、インフォームド・コンセントを得る必要がある。

引用・参考文献

1) Volpe, JJ. Viral, Protozoan, and Related Intracranial infections. Neurology of the Newborn. 5th ed. Philadelphia, Saunders, 2008, 852.
2) 先天性CMV感染診断サービス. http://square.umin.ac.jp/ped/cmvtoxo.html〔2015. 10. 1現在〕
3) 森内浩幸. 先天性CMV感染症治療プロトコール. 小児感染免疫. 22 (4), 2010, 385-9.

大阪大学医学部附属病院総合周産期母子医療センター講師 和田和子

26 双胎間輸血症候群
（そうたいかんゆけつしょうこうぐん）

家族のためのページ

正常な状態

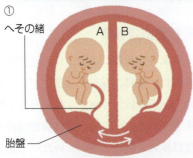

① へその緒／胎盤

AとB両方の胎児の血液は平等にバランスよく胎盤で混ざり合っている。

病気の起こりはじめの状態

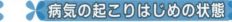
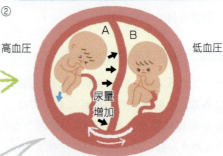

② 高血圧／低血圧／尿量増加

胎盤での血管のくっつき方に異常が起こると血の混ざりのバランスが悪くなる。B児には少なくA児に多くなる。

胎盤はどうなっている？

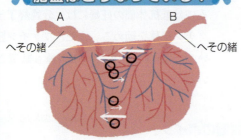

A へその緒／B へその緒

A児とB児のへその緒から枝分かれした血管が胎盤の中に入り、偶然に血管のくっつき方の異常により血液の移動が不平等になると、BからAへより多く血が流れ、病気が起こり始める。

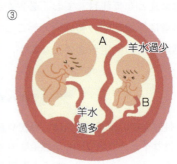

③ 羊水過少／羊水過多

病気が進行し完成してしまった状態

治療方法

出生前治療：①レーザー凝固術：治療的羊水穿刺に比べ、生存率、後遺症発症率ともにすぐれている。病気の進行自体を止める根本的治療である。②治療的羊水穿刺：妊娠継続に効果がある。

出生後治療（早産以外の主な問題と治療）：【心臓】心不全（両常）、高血圧（大頻）、低血圧（小時）、胎児水腫（両時）：心不全の極型でむくみが強い。生後1週間以内の救命に関わる重要な問題。強心薬、血管拡張薬、利尿薬などの点滴治療が必要。心筋肥厚（大時）、肺動脈狭窄（大時）：生後2〜3カ月持続することがある。肺高血圧症（両頻）：血管拡張薬の点滴やNO吸入、特殊な人工呼吸器を使うこともある。【腎臓】腎不全（小頻）：無尿が続けば透析治療を行う場合がある。【中枢神経】脳室周囲白質軟化症（両時）、脳内出血（両時）：脳性麻痺などの後遺症の原因になる。

注）上記（ ）内の文字は、双子のどちらの児にみられることが多いかと、頻度とを示す。両：両方、大：大きい方、小：小さい方、常：常に、頻：頻繁、時：時々。 ※例）両時：両方の児に時々みられる問題

26 双胎間輸血症候群

一口で言うとこんな病気です

　一卵性の中でも一絨毛膜性という胎盤を持つ双子の妊娠中に、両方の胎児の血のめぐりが悪くなることによって胎児の脳や心臓、腎臓などの臓器に障害が起こり、無治療であれば多くは進行し、早産や死産に至る恐ろしい病気です。その正確な原因・進行機序は不明です。

こんなことが原因とされます（左図①〜③）

　胎盤の中の血管のつながり方の異常が原因として疑われています。双子の胎盤には受精卵が2つに分割する時期の違いで、一絨毛膜性と二絨毛膜性の2種類があります。①一絨毛膜性の胎盤の場合は、胎盤の中で両方の胎児の血管がお互いにつながっており、胎児の血液はバランスよくお互いに混ざり合っています。②妊娠中、偶然に胎盤での血管のつながり方に異常が起こると、図のように血の混ざりのバランスが悪くなります。血液循環量の多いA児は高血圧となり尿量が増え始めます。③尿はA児の周囲を覆っている羊膜腔の中にたまり、羊水の量をどんどん増やして羊水過多が発生します。これにより、お母さんの子宮とおなかも急激に大きくなり、早産の原因につながります。A児がこれらの異常に耐えられなくなると脳障害などの臓器障害や心不全による全身のむくみによる胎児水腫が発生したり、胎内で突然死したりすることもあります。一方、血液循環が少なくなったB児は低血圧、尿量減少、発育不良を起こし、進行すれば同じように腎臓や脳などの臓器障害、心不全、胎児水腫、胎内死亡に至ります。

これぐらいの頻度で起こります

　一卵性の双子の約2/3を占める一絨毛膜性の胎盤の妊娠にのみ偶然に発生し、発生率は約10％です。3つ子以上でも一卵性の場合には起こることがあります。

こんな治療を行います

　生まれる前の治療がとても重要ですが、残念ながら非常に安全で有効な治療法はまだ開発されておらず、また進行が早いため出生前治療が十分にできない場合もあります。妊娠26週までであれば、最も有効とされる胎児鏡下胎盤吻合血管レーザー凝固術（FLP）が適応となる場合が多く、他に羊水穿刺による羊水除去術、羊膜隔壁穿孔術があります。

見通し（予後）

　発症した妊娠週数と生まれたときの週数が小さいほど一般的には重症です。早産、胎児死亡の可能性は常にありますが、出生前治療の進歩によりその予後は近年かなり改善されています。出生時、特に脳、心臓、腎などの重要臓器に障害がなく、胎児水腫の合併がなければ、普通の一卵性双胎早産児の予後と大差ないと考えられます。

双胎間輸血症候群の分類

●古典的急性型（acute TTTS）

古典的な一絨毛膜双胎で、ヘモグロビン（Hb）差5g/dL以上を診断基準とする。分娩直前、あるいは分娩中に胎盤表面の血管吻合を介した血液の移動が原因と考えられる。臨床的には、多血と貧血が認められる以外に治療を要することは少ない。経腟分娩など陣痛を認めた症例に多く認められ、恐らく子宮収縮という物理的な力が発症に関与していると思われる。

●twin anemia-polycythemia sequence（TAPS）

吻合血管を介する血液の移動による循環動態への影響が緩徐であるため、羊水異常は発生せず、徐々に多血、貧血を呈する。胎児間に体重差を認めたり、多血による梗塞や貧血のため胎児水腫に至る症例もある。妊娠後期の一絨毛膜双胎の3～6％に、FLP治療後の2～13％に認められる。

出生後診断は、羊水過多・過少がなく、Hb差≧8g/dLかつ双胎間の網状赤血球比（供血児／受血児）＞1.7かつ胎盤で小さな表在性のA-V吻合を認めることにより行う。

予後は両児死亡から、輸血、瀉血を要する症例、両児とも健康な症例までさまざまであるが、重大な罹病または死亡については双胎のコントロールと差を認めない。

●古典的慢性型（chronic TTTS）

今回解説する中で最も重要なもので、単に双胎間輸血症候群（twin-to-twin transfusion syndrome；TTTS）という場合はこの疾患を意味する。

発症頻度

全双胎妊娠の1/40～1/60、一絨毛膜二羊膜（MD）双胎の6～15％、一絨毛膜一羊膜（MM）双胎の6％に発生する。

診断

●出生前診断（胎児超音波診断）

一絨毛膜双胎で原因不明の著しい羊水過多（最大羊水深度が妊娠20未満：≧8cm、20週以降：≧10cm）と他児の羊水過少（最大羊水深度＜2cm）を伴うものが診断基準である。妊娠12週前後での静脈管の心房波形の消失、逆流や胎児項部透過像（NT）はその後のTTTSや胎児罹病の発生に関連するとされる（しかし、逆に心房波形の異常を認めても約40％にTTTSは発生しないとも言える）。

●出生後の特徴的所見

受血児（larger、羊水過多の方）：他児より体重は重く、臍帯ワルトンジェリーの浮腫、大理石様皮膚紋理、出生後早期の高血圧、多尿（多くは10mL/kg/時以上）、脳室周囲白質軟化症（PVL）、しばしば心筋肥厚や房室弁逆流を伴う低拍出性心不全、右心流出路の異常（肥厚、石灰化、閉鎖）、胎児水腫を認める。

供血児（smaller、羊水過少の方）：在胎不当軽量児であることが多く、しばしば出生後早期の大理石様皮膚紋理、乏尿（無尿）、腎尿細管の発生異常、脳室周囲白質軟化症（PVL）、胎児水腫を認める。

原因と病態（血管吻合と血管作動性因子）

正確な原因・進行メカニズムは不明であるが、主にA-V吻合による両児間の循環動態

表26-1 超音波所見による TTTS の staging（改変 Quintero 分類）

Stage	羊水過多／過少	供血児の膀胱描出不可	胎児血流所見異常	受血児の心筋肥厚	胎児水腫	胎児死亡
I	yes	no	no	no	no	no
II	yes	yes	no	no	no	no
IIIa	yes	yes/no	yes	mild	no	no
IIIb	yes	yes/no	yes	moderate	no	no
IIIc	yes	yes/no	yes	severe	no	no
IV	yes	yes/no	yes/no	yes/no	yes	no
V	yes	yes/no	yes/no	yes/no	yes/no	yes

のインバランスが発症のきっかけだと考えられる。最も多い吻合タイプである A-A 吻合は TTTS ではまれであるので、胎盤表面で血流のインバランスを解消し、発症の安全弁となっていると理解されている。次にこのインバランスを代償するために両児より産生される血管作動性因子（バゾプレッシン、レニン・アンギオテンシン、エンドセリン -1、ANP、BNP）が両児に特徴的な所見をもたらすと考えられる。

発症時期

重症例では羊水過多が他の原因によるもの（例えば嚥下障害など）より早く、妊娠 16 週前後より急激に発症して進行する。

stage 分類

Quintero の分類が一般的に使用されるが、必ずしも疾患の進行度、重症度とは一致しない。表26-1 に改変 Quintero 分類を示す。

治 療

●出生前治療

●胎児鏡下胎盤吻合血管レーザー凝固術（FLP）

妊娠 16～26 週の stage II～IV には第一選択である。近年、血管焼灼の際に、吻合の種類と順序（sequential selective 法）や範囲（Solomon 法）を工夫することによりさらに予後は改善され、少なくとも一児を救命できる可能性が 93％、生後 6 カ月での PVL 罹病率 6％、神経学的異常なし 52％、また術後の合併症である TAPS の減少（3％）と再発率の低下（1％）が報告されている。奏功すれば 95％（供血児で 5 週以内、受血児で 8 週以内）で羊水量は正常化する。主な合併症は前期破水と不完全焼灼による TAPS である。FLP の適応と要約を表26-2 に示す。

●治療的羊水穿刺術

FLP 非適応症例または妊娠週数の延長目的に行われる。単独治療での効果は、少なくとも一児を救命できる可能性が 66％、生後 6 カ月での PVL 罹病率 14％、神経学的異常なしが 31％ である。

●羊膜隔壁穿孔術（amnioseptostomy）

両羊水腔の圧隔差をなくし循環のインバラ

表26-2 双胎間輸血症候群に対する胎児鏡下胎盤吻合血管レーザー凝固術（FLP）の適応と要約（Japan Fetoscopy Group）

適応	・TTTSである（MD双胎、受血児の羊水過多＞8cm、供血児の羊水過少＜2cm） ・妊娠16週以上26週未満である ・StageⅠ～Ⅳである
要約	・未破水である ・羊膜穿破・羊膜剥離がない ・明らかな切迫流早産徴候がない（頸管長20mm以上を原則とする） ・重篤な胎児奇形がない ・母体が手術に耐えられる（重篤な合併症がない） ・母体感染症がない（HIVは禁忌） ・研究的治療であることを納得し同意している

ンスを改善させる可能性があるが、羊水穿刺と生存率には差を認めない。MM双胎と同様に、両児間で臍帯相互巻絡や羊膜索症候群を起こす可能性がある。

● **選択的一児人工堕胎（selective feticide）**

stageⅣなどの重症例には適応の可能性があるが、わが国では認められていない。

● **出生後治療**

出生前治療が十分でなかった場合、子宮内での「高血圧・低血圧」と羊水過多による「異常な高圧環境」とに適応するため血管作動性因子を複雑に動員している胎児を、いかにスムーズに正常な子宮外環境に適応させるかがポイントである。

心エコー検査（US）は最重要であり、できるだけ出生後早期に行い、以降、循環状態が落ち着くまで約6時間ごとに頻回にモニターする。たとえ状態が良く特に蘇生を要さないような症例においても一度は行う。心内腔（LVDd）、心機能（EF）、心筋の肥厚（両心室壁の厚さ5mm以上）、右室路の狭窄、房室弁の逆流に注目する。

● **受血児（larger）**

生後数時間は高血圧と著しい利尿が認められることが多いが、それでもカテコラミンを初期量で開始し、出生後間もなくは、尿量に見合う必要十分の輸液（生食などのvolume expanderで時に150mL/kg/日を超える）を行い、心内腔を確保しつつ血圧を維持しながら1～2日ぐらいかけてゆっくり血圧を正常化させるのを目標にすることが重要なポイントである。相対的に輸液量が少ないと、たちどころに心内腔は狭小化し、心拍出量は低下し、ショック状態に陥ることがあるので注意する。上記の治療に反応せず、著しい僧帽弁・三尖弁逆流を認め、低拍出性心不全を呈する最重症例では、ニトログリセリンやアムリノンなどで積極的に後負荷を取る必要がある。

● **供血児（smaller）**

利尿は、生後比較的速やかに認められる場合もあるが、著しい乏尿が持続することが多い。無尿のまま生後数日で死亡することもある。

著しい乏尿が持続するとき（生命予後は不良な場合が多い）：治療に抵抗性である。昇圧薬、利尿薬にもほとんど反応しない。血圧は比較的低いことが多いが、そうでない場合もある。腹膜透析などを施行しても、腎不全で死亡することも多い。

利尿を比較的速やかに認めるとき（生命予後は良好な場合が多い）：在胎週数相当の一般的な治療のみで管理できることが多い。

家族への説明のポイント

- TTTSの原因は誰のせいでもなく、一絨毛膜性胎盤であれば誰でも、いつでも起こり得ることを十分に家人、特に父方の家族に説明する。
- 母親は、常に両方の児の生存を願っている。双胎のうち一児を失った場合、「とても残念だけど、はじめから一人だったと思えば……」はなぐさめではなく、禁句である。
- 双胎の卵性診断は、胎盤だけではわからないことを知っておく。胎盤が1つだったので一卵性ということでは決してない。胎盤が2つに分かれていたからといって、二卵性ではない（一卵性もあり得る）。ただし、一絨毛膜性であれば必ず一卵性である。

川崎医科大学新生児科学教授 川本　豊

家族のためのページ

27 21トリソミー（ダウン症候群）

21トリソミーによくみられる身体的特徴

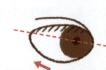

目の鼻側がひだで覆われていて深い二重に見える（内眼角贅皮）

目尻が外上がり

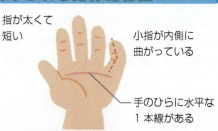

指が太くて短い

小指が内側に曲がっている

手のひらに水平な1本線がある

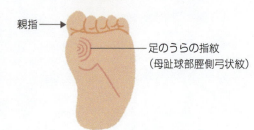

親指

足のうらの指紋（母趾球部脛側弓状紋）

そのほかの特徴としては、筋肉の緊張が弱いために、全身が「ふにゃっ」とした感じです。寝かせたときに、ほかの赤ちゃんのように手足が「くるん」とならず、からだ全体が「べったり」とすき間なく床にふれるような印象です。でも、この筋緊張の弱さは、赤ちゃん体操や成長によって徐々に改善します。

21トリソミーの受精

染色体の2番から20番、22番は図では省略

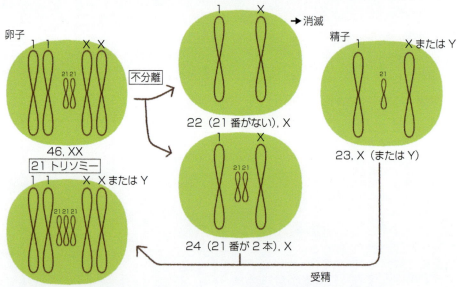

新生児の主な疾患・病態　第2章

㉗ 21トリソミー（ダウン症候群）

🌸 一口で言うとこんな病気です

　一般にはダウン症候群と呼ばれます。外表的な身体的特徴、さまざまな合併症（先天性心疾患、消化管奇形、難聴、血液疾患など）、そして成長、発達の遅れがみられます。

🌸 こんなことが原因とされます

　染色体をご存知ですか？ 私たちのからだの一つひとつの細胞の核の中に遺伝情報＝DNA（デオキシリボ核酸）がぎっしりと詰まっています。このDNAはたくさんつながって螺旋状になり、さらに凝縮されて染色体というものになります。ヒトは46本の染色体を持っています。男性は22対の常染色体とXとY染色体を1本ずつ、女性は22対の常染色体とX染色体を2本持っています。精子と卵子ができるときには染色体は半分の23本になりますが、このとき不分離といって、余分な21番染色体がくっついたまま受精すると、21番染色体が3本、つまり21トリソミーの赤ちゃんになります。

🌸 これぐらいの頻度で起こります

　出生頻度は約1/800〜1,000といわれていますが、出生時の母親の年齢とともに頻度が増すことが知られています。これは、染色体の不分離が、年齢が高くなるにつれて起こりやすくなるためです。また過剰な染色体は父親由来のこともあります。

🌸 こんな治療を行います

　合併症の治療が最優先です。先天性心疾患（心内膜床欠損症など）や消化管の奇形（十二指腸閉鎖、鎖肛など）は、生後早期から外科的な治療を要することもあります。また、一般の頻度に比較して、中耳炎や近視、遠視、甲状腺機能異常、てんかんなどの頻度が高いことが知られています。主治医を決めて、定期的な健康管理を行うことが望ましいでしょう。運動発達やことばの遅れは必ずみられますが、早期からの働きかけが発達を促すのに効果があります。地域で適切な指導を受けられるところを主治医や保健師さんと探してみましょう。

🌸 見通し（予後）

　合併する内臓疾患、特に先天性心疾患の治療成績や健康管理の向上により、生命予後は改善しました。平均寿命は60歳前後といわれています。成長発達も個人差はありますが、就業・進学もできますし、さまざまな芸術活動を行っておられるかたもおられます。

鎖肛についてはp.198参照

21トリソミー（ダウン症候群）とは

ダウン症候群は、1866年にLangdon Downにより奇形を伴う精神発達遅滞として発表されたのが最初といわれている。1959年、Lejeuneらにより、この疾患が21トリソミーによるものであることが明らかにされた。

原因

21番染色体の過剰による疾患である。標準型トリソミー型（95％）は、どちらかの親の減数分裂時の不分離によって起こる。卵子の不分離によるものが8割で、母親の高年齢に伴いやすく、精子の不分離は父親の年齢に関係ないとされる。転座型（3〜4％）は14番との転座、21番同士の転座が知られる。他にモザイク型（1〜2％）もある。

再発率

トリソミー型では、35歳未満の女性では約0.5％、35歳以上の女性では一般頻度と同じである。転座型では、母が均衡型転座保因者であれば約10％、父が均衡型転座保因者であれば約2.5％、両親が正常のときは1％以下である。すなわち転座型であれば、次子の再発率を知るのに、両親の染色体分析が必要である。モザイク型はトリソミー型の再発率と同じである。

臨床像

特徴的な顔貌（瞼裂斜上、内眼角贅皮、あん鼻など）、頸周囲の過剰な皮膚、短指、単一手掌線、足の母趾球部脛側弓状紋、筋緊張の低下（フロッピーインファントの代表的疾患である）など、出生直後でも臨床的診断は比較的容易である。新生児期に特に問題となる合併症として重要なのは、先天性心疾患（心室中隔欠損、心内膜床欠損症、ファロー四徴症など）、消化管奇形（十二指腸狭窄、鎖肛、ヒルシュスプルング病など）であり、検索が必要である。そのほかにも表27-1に示したさまざまな合併症があり、長期にわたる健康管理が必要である。新生児期には、合併症がなくとも、筋緊張の低下、哺乳力の弱さ、便秘、易感染性が育児の上で問題となる。リスクに応じてパリビズマブの適応となることもある。きめ細かく、根気よく指導、支援していくことが重要である。まず染色体検査による確定診断と、合併症の検索と治療が重要である。

発達指数は、乳幼児期は50〜70、成人期には30〜50とされている。乳幼児期の粗大運動としては、定頸は6カ月、おすわりは1歳頃、歩行は2歳台と、おおまかには正常発達の倍の時間がかかるが、早期療育の効果もあり、また個人差も見受けられる。ことばの発達も遅れるが、2〜3歳で有意語がみられるようになる。学童期には、肥満や耐糖能異常、甲状腺機能異常、眼科合併症などに注意する。ダウン症候群の生命予後が改善するにつれて、青年期・成人期の早期老化、急激退行などが明らかになってきたのと同時に、この分野での研究も進んできている。

表27-1 21トリソミーの主な合併症

- 先天性心疾患：心室中隔欠損、心内膜床欠損症、動脈管開存症、ファロー四徴症など
- 消化管奇形：十二指腸閉鎖、鎖肛など
- 難聴、滲出性中耳炎
- 白内障
- 環軸関節不安定性
- 白血病
- 一過性骨髄異常増殖症（TAM）
- 甲状腺疾患
- てんかん、脳波異常

告知

母親が分娩の疲労から回復した後、できるだけ早期に両親同席で行う。染色体検査、合併症の検索の必要性についての情報提供をわかりやすく行う。児の受容を促すためには、担当した医師や看護師、臨床心理士が継続して責任を持つという共感に満ちた態度が欠かせない。染色体起因しょうがいじの親の会である「Four-Leaf Clover」より出された「染色体検査告知に関しての医療関係者への提言」（http://www.eve.ne.jp/FLC/teigen.html）を一読されたい。また育児支援において地域のサポートは欠かせないので、保健師やケースワーカーとの連携も大事である。また、日本ダウン症ネットワークや日本ダウン症協会などの家族会についても情報提供することが望ましい。

出生前診断

妊娠10週頃に行う絨毛診断、15～17週に行う羊水診断で診断可能である。また、妊娠15～18週に行われる母体血清マーカーや早期の胎児超音波マーカーなどで染色体異常のスクリーニング検査が可能である。2013年からは限られた施設において、リスクのある妊婦に対し、21、18、13トリソミーを対象とする母体血を用いたNIPT（noninvasive prenatal genetic testing）が導入された。このような出生前診断では、臨床遺伝専門医や遺伝カウンセラーによる検査前からの遺伝カウンセリングを行うことが望ましい。

家族への説明のポイント

- 最初の説明は、原則として両親そろって行う。必要以上に時期を遅らせない。
- 説明内容もさることながら、医療スタッフの、出生を祝福し、両親に寄りそう態度が大切である。
- 年齢に応じた健康管理が必要であることと同時に、わが国ではダウン症候群に対する療育、教育、福祉の支援の体制があり、利用できることを伝える。

大阪大学医学部附属病院総合周産期母子医療センター講師　和田和子

28 18トリソミー症候群

18トリソミーによくみられる身体的特徴

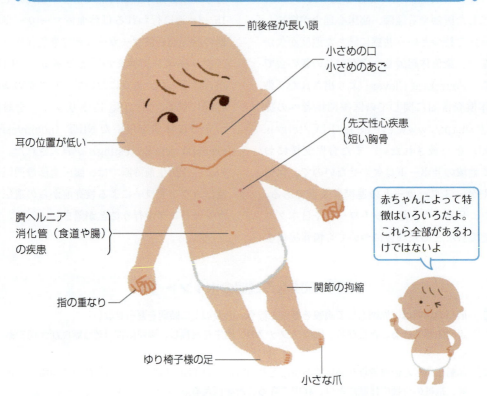

- 前後径が長い頭
- 小さめの口
- 小さめのあご
- 先天性心疾患
- 短い胸骨
- 耳の位置が低い
- 臍ヘルニア
- 消化管（食道や腸）の疾患
- 指の重なり
- 関節の拘縮
- ゆり椅子様の足
- 小さな爪

赤ちゃんによって特徴はいろいろだよ。これら全部があるわけではないよ

18トリソミーの核型

18番の染色体が1本多く、通常なら2本のものが3本あります。

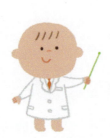

28 18トリソミー症候群

🍀 一口で言うとこんな病気です

治療を必要とする先天性心疾患や消化管のなどの内臓の病気、呼吸障害、哺乳障害などの合併症があり、重度の発達の遅れを有する生まれつきの体質（染色体異常症）です。

🍀 こんなことが原因とされています

18番の染色体が1本多いことが原因です。これは精子あるいは卵子（配偶子）を形成する際（減数分裂）、染色体の不分離によって18番染色体を1本多く有する精子、あるいは卵子が形成されて受精することが原因です。この不分離は、突発的なもので私たちにある頻度で常に起こっていますが、出生時の母親の年齢が上がるにつれて少しずつ上昇するということが知られています。

🍀 これくらいの頻度で起こります

6,000出生に1人といわれています。現在は、出生前に診断や疑いを受けることも多く、妊娠18週の胎児では、4,000胎児に1人といわれています。

🍀 こんな治療を行います

出生の際には、蘇生を必要とすることが多く、まずは呼吸や循環の安定をはかります。同時に、内臓の合併症の有無について検査を行い、子どもの状態をみながら、それらの合併症に応じた治療を行います。消化管疾患や心疾患の外科的治療については、個々の子どもの全身状態を考慮して、その目的を家族と十分に話し合った後に行われます。一度、決めた治療は、子どもの状況に応じて変わることがあります。新生児病棟には、数カ月の入院が必要となります。多くの場合、身体の安定のために、呼吸器などの呼吸のサポートや気管切開、経管栄養や胃瘻の必要なことがあります。退院後も医療ケアが必要で、定期的な医療機関への通院や療育を受けて健康管理を行います。

🍀 見通し（予後）

生命的予後は厳しい可能性があります。多くの調査では、1年を越えての生存率は10〜30％です。生命的予後には合併症の有無や重症度が影響します。そして身体的、知的に強い障がいを有します。発達は、座位保持は3歳頃ですが、歩くことは困難なことが多いです。言葉を話すことは難しいですが、家族をわかって笑ったり、年齢とともにサインやジェスチャーを使ったりすることも可能です。ゆっくりですが、生涯を通して発達してゆきます。

18トリソミーとは

先天性心疾患や消化器系の疾患など内臓に複数の合併症を有し、重度の成長障害、および重度の精神運動発達遅滞を有する染色体異常症候群である。1960年にEdwardsらがLancet誌に報告した。13トリソミー症候群とともに頻度が高い染色体異常症で、生命予後と発達予後不良の疾患である。

頻度

約6,000出生児に1人の割合で、4：1にて女児が多い。ダウン症候群、22q11.2欠失症候群に次いで頻度の高い染色体異常症候群である。妊娠18週では、約4,000胎児に1例という報告がある。

病因

18番染色体のトリソミーが原因である。染色体の核型としては、94％はトリソミー型、5％がモザイク型、残りが転座による18番染色体の部分トリソミーである。モザイクの場合、症状が軽い場合があり得る。トリソミー型の再発率は、経験的に1％以下だと考えられている。

診断

臨床症状より疑い、染色体検査で確定する。Marionら[1]によって臨床的なスコア表が開発されており、有用である。

染色体検査は、その検査の目的を必ず親と共有して、少ないものの親が保因者の可能性も含めて十分に説明した上で同意を得て行う。

出生前診断

出生前での特徴的な超音波所見の組み合わせ（胎児発育不全、小脳低形成、大槽の拡大、心疾患・異形成弁、overlapping finger、さらに橈骨側欠損など）、嚥下不良による羊水過多にて、ほとんどが出生前に疑うことができ、羊水染色体検査で診断可能である。羊水検査における間期核のFISH法では、モザイクか否かの判断はできない。出生前診断された胎児の約50〜60％は出生までに子宮内胎児死亡に至る。現在、わが国で臨床研究の枠組みにて行われている母体血胎児染色体検査（いわゆるNIPT）で検出可能な疾患である。

症状

医学的治療が必要な内臓のさまざまな合併症が知られている。主要なものを表28-1に示す。成長障害は強く、出生前より始まる。また、摂食嚥下障害、呼吸障害を有することが多い。重い精神運動発達遅滞を有するが、その子どものペースでゆっくりではあるが、生涯にわたって発達を続ける。

予後

今まで、文献上で、集団調査や病院レベルでのさまざまな生命予後や自然歴の調査がある。1カ月、1年の生存率は30〜50％、5〜10％である。同じ疾患を有していても合併症や成長には個人差があり、予後を決定あるいは予想する因子について確実なデータは少ないが、女児、在胎期間が長い、出生時体重が大きい、生後2〜3週間に無呼吸がない、また、6カ月以上生存すると、さらなる生存が期待されるという報告がある。経験的には、心疾患、消化器疾患がない方が生命予後は良い。一方、どのようにして亡くなったかの原因については、緩和治療の場合もあり、デー

表28-1 18トリソミー症候群の主な合併症

胎児発育不全	90％以上
成長障害	100％（欧米の成長曲線あり）
先天性心疾患	90％
消化管（食道閉鎖、鎖肛、腸回転異常など）	10〜20％
腎尿路系疾患（腎嚢胞、馬蹄腎、重複尿管など）	30％
停留睾丸	100％
多発性関節拘縮	10％
難聴	50％以上
橈骨側低形成・無形成	5〜10％
二分脊椎	6％
口唇裂	5〜10％
肝芽腫、ウィルムス腫瘍	1％

タがさまざまなため、今後の蓄積が課題である。

医学管理

　従来は、予後不良の疾患ということから、一度、診断がつくと、通常の治療を控えることを医療者側が勧めていた。しかし、同じ診断名であっても合併症の多様性のあることの認識、自然歴の情報の蓄積、支援団体の啓発、医療のパターナリズムの反省、さらにわが国の保険医療制度の背景もあり、家族との対話を行いながら、それぞれの子どもの最善の利益を考えて、治療方針を決定する方向に近年は進んでいる。

　出生後間もなくの新生児期の医療的課題には、先天性心疾患への治療、中枢性無呼吸、気道の異常や低換気の評価、消化器疾患の治療、栄養の確立がある。乳児期以降（6カ月以降）の医学的管理としては、①経管栄養、胃瘻を考慮、②胃食道逆流症（GERD）と誤嚥の評価、③痙攣（20〜50％）、④痙性の進行、側弯と拘束性呼吸障害に対してのリハビリテーション、⑤ウィルムス腫瘍と肝芽腫のリスク（1％）などが挙げられる。

　心疾患や消化管疾患への外科的治療については、近年、個々の子どもの医学的状態を考慮して、その目的について家族と話をし、根治術を含めて慎重に行われつつある。タイミングを考慮した、必ずしも根治術ではない姑息術を含めた外科的治療によって、生命予後の改善が報告されている。生命予後のみならずQOLも含めた治療介入の結果のデータのさらなる蓄積が望まれる。

遺伝カウンセリング

　疾患の説明については、原則、両親一緒に行う。診断時の説明では、予後に関しての説明は必須であるが、生命予後などのデータはあくまでも統計的なデータであって、一人ひとり異なること、また、今後予想される治療や入院、さらに退院後の子どもと家族がどのように暮らしているかという具体的な様子の

医療者のためのページ

表㉘-2 18トリソミー症候群における遺伝カウンセリングのポイント

重篤な疾患の情報提供	先天異常の告知と説明である。その突然の出来事に配慮する。それぞれの家族は、それぞれのスタイルで受け入れてゆくこと
生命予後不良な（致死性ではない）疾患	子どもがいつ亡くなるかの不確実性とその常なる不安との共存への共感的理解
重度の精神運動発達遅滞	運動面、知的面での重度の障がい児の子育てになること
合併症の治療	各専門科の連携と、各科からの疾患や治療についての理解できる説明が必要。子どものために何が最善なのか、親が混乱したり両価的な思いを抱いたりすることは当然であること。親の方針の変更は自然なこと、その希望には配慮する。
医療ケア	濃厚な医療ケアの可能性があり、在宅医療になった場合の家族へのさまざまな負担に対しての支援とそのフォローアップ体制の整備
次子が同じ18トリソミーである確率（再発率）	経験的なデータでは、1%以下とされており、一般頻度よりは高くなることを説明する。母体が高年の場合には、ダウン症候群を持つ子どもを授かる率もあり、出生前診断の手技や意味、陽性の場合についての話し合い（検査前の遺伝カウンセリング）が望まれる。

説明も、タイミングに合わせて必要である。

先天異常疾患としての共通した心理社会的側面もあるが、近年、本疾患に関しての妊婦や親の心理社会的側面の調査研究も行われるようになっている。18トリソミーのある子どもの代弁者（advocate）というスタンスが求められると考えられる。本症候群の疾患と自然歴の特徴による遺伝カウンセリングのポイントを表㉘-2にまとめる。

支援団体など

わが国では、18トリソミーの会、北米では、S.O.F.T.（Support Organization for trisomy 18, 13, and related disorders）がある。

2014年より、子どもの状況による要件のもと、小児慢性特定疾病の対象疾患になっている。また、わが国の家族会と専門家とが協働で作り上げた『18トリソミー 子どもへのよりよい医療と家族支援をめざして』（メディカ出版、2014年）は、18トリソミーのある子どもとその家族に関わるすべての関係者にとって有用な書籍である。

家族への説明のポイント

- 疾患についての初めての説明は、できる限り両親に同時に行う。
- 説明は、正確であること、バランスがとれた内容であること。また専門的用語を避けて、分かりやすく、理解できるように、しかし曖昧にならず、必要以上に厳しくもの悲しくならない。
- その内容では、障がいがあると言われた子どもたちがいったいどのような生活を送っているのかを、その多様性も含めて話し合う。
- 親が子どものために何が最善かを考える際には、混乱したり両価的な思いを抱いたりすることは自然なことであることを理解する。

引用・参考文献

1) Marion, RW. et al. Trisomy 18 score : a rapid, reliable diagnostic test for trisomy 18. J. Pediatr. 13 (1 Pt 1), 1988, 45-8.

東北大学東北メディカル・メガバンク機構遺伝子診療支援・遺伝カウンセリング分野教授 川目 裕

29 口唇裂・口蓋裂
こうしんれつ　こうがいれつ

家族のためのページ

ホッツ型プレートを装着

口の中をのぞいた図

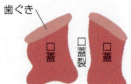
歯ぐき / 口蓋 / 口蓋裂 / 口蓋

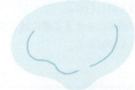

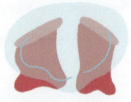

ホッツ型プレートは個別に型をとって作製します。

上あごの割れているところを覆う入れ歯のようなものです。上あごの形をきれいに保ち、狭くなるのを防ぐ効果もあります。

★乳首全体が大きいので口に密着しやすい。
★舌で乳首を押しつぶすだけでミルクが出てくるようになっている。

口蓋裂用の乳首

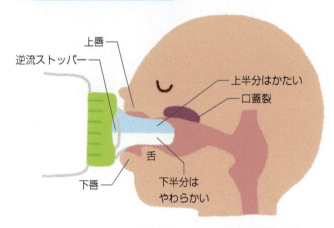

逆流ストッパー / 上唇 / 上半分はかたい / 口蓋裂 / 舌 / 下半分はやわらかい / 下唇

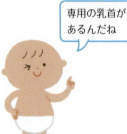

専用の乳首があるんだね

ほかにもいろいろな種類があります。

口唇裂・口蓋裂の治療の大まかな流れ →

出生	3カ月	1歳	小学校入学	成人
哺乳指導 ホッツ型プレート	口唇形成術	口蓋形成術（修正術） 虫歯予防 言語訓練		必要なら… 口唇や鼻・あごの修正 矯正歯科

新生児の主な疾患・病態　第2章

㉙ 口唇裂・口蓋裂

✿ 一口で言うとこんな病気です

　口唇裂とは、くちびるに破裂を生じている病気です。口の中をのぞき込んだ際、1枚の天井のように見える上あごを口蓋といいます。この口蓋に破裂を生じている病気が口蓋裂です。左右どちらかの場合も両側の場合もあります。この2つの病気は先天性であり、口唇裂と口蓋裂はどちらかだけの場合もありますし、両方を合併していることもあります。

✿ こんなことが原因とされます

　いろいろな環境因子（ビタミン、ホルモン、放射線、ウイルス感染、薬剤、喫煙など）や、多くの遺伝因子が組み合わさって起こるという説が有力です。

✿ これぐらいの頻度で起こります

　口唇裂か口蓋裂、またはその合併は、日本では、500〜700の出生に1人といわれています。口蓋裂のみでは2,000の出生に1人といわれています。親や兄弟姉妹がこの疾患の場合は、確率が上がります。

✿ こんな治療を行います

口蓋裂用乳首／ホッツ型プレート：口蓋裂の赤ちゃんは上あごが割れているために、乳首からミルクを吸い出しにくいので、口蓋裂用の乳首や、上あごを覆うホッツ型プレートを使います。これらを適切に使用すると良好な体重増加が得られます。

手術：一般的に、口唇裂は生後2〜3カ月頃に、口蓋裂は1歳6カ月頃に一次手術を行います。経過によって、就学前（5歳頃）に修正術を行うこともあります。また、成長に伴って、くちびるや鼻のかたちが変化しますので、修正が必要な場合もあります。上あごの成長が遅いと、歯並びや噛み合わせが悪い場合があり、矯正装置をつけたり、矯正手術を行う場合もあります。普通、歯科矯正は健康保険が使えない治療ですが、口唇裂・口蓋裂のお子さんには健康保険が適用されます。

その他：言語訓練や虫歯予防、中耳炎の予防や治療などが必要な場合もあります。

✿ 見通し（予後）

　口唇裂・口蓋裂の治療は長期にわたりますが、適切な治療をほどこせば、最終的には、美容上にも機能的にも良好な結果を得ることができます。

経管栄養については p.248 参照

医療者のためのページ

口唇裂・口蓋裂の頻度と原因

口唇裂・口蓋裂の約30％は何らかの症候群を伴い、その種類は約200種以上とされる。染色体異常では、13トリソミー、18トリソミーがよく知られているが、そのほかにも常染色体優性、劣性、X連鎖の遺伝形式をとる症候群やピエールロバンシークエンス、バラッハマン・デランゲ症候群、22q11.2欠失症候群などでみられる。合併症のない口唇裂・口蓋裂は約0.15％、口蓋裂は約0.05％の罹患率である。多因子遺伝に伴うと考えられており、近親者の再発率は高まる。

また、種々の環境因子、すなわちアルコール、たばこ、ビタミンA、ダイオキシン、薬剤などが挙げられている。薬剤では、母体のフェニトイン服用が最もよく知られている。

診 断

出生時に判明することがほとんどであるが、口蓋裂単独の場合は、授乳開始時に初めて気づかれることもある。初回診察の際に必ず口腔内も診察することが大切である。また、家族歴や他の合併症がないか、慎重な検索が必要である。近年、胎児超音波検査にて診断される症例も増加している。破裂が上唇のみであれば唇裂、口蓋のみの破裂を口蓋裂、破裂が連続しているものは口唇口蓋裂または唇顎口蓋裂と区別される。それぞれ、左側、右側、両側に分けられる。

治 療

●術前／新生児期

出生直後よりまず問題となるのは、哺乳障害である。障害の程度により、口蓋裂用乳首やホッツ型プレートを利用する。

口蓋裂用乳首の代表的なものでは、乳頭部分を大きめにし、口蓋に当たる半分のゴムを厚く、舌に当たる半分を薄くし、また乳首から哺乳瓶への逆流防止弁がつけられており、口蓋裂があっても押しつぶすだけでミルクが流れ込むようになっている。

ホッツ型プレートは、口腔内の陰圧を形成するとともに、上顎の成長を促す効果もあり、さらに舌の位置を正しく導いたりする効果もあるとされる。ホッツ型プレートは、手術前から1歳頃まで使用し、成長に伴い調整が必要となる。体重増加が得られない児や低出生体重児であれば、経管栄養を行う場合もあるが、必要以上に依存すると、経口摂取を始める際に障害となるので注意する。

●外科治療

2～3カ月時にまず口唇形成術、1歳～1歳半ぐらいで口蓋形成術が行われるのが一般的であるが、個々の障害の程度による。手術後も瘢痕形成予防のため鼻栓の装着やテープ固定などが必要な場合がある。経過によって、就学前（5歳頃）に修正術を行うこともある。また成長に伴って、口唇や外鼻の形成術が必要な場合もある。裂が歯槽部（歯ぐき）に及ぶ場合は、腸骨からの骨移植も行われている。

●言語訓練

口蓋裂の手術後には、鼻咽腔閉鎖機能を高める訓練を行う。鼻咽腔閉鎖を必要とする発音、すなわち「パ」「カ」などの発音に関して、ほとんどの患児は言語に問題を残すことはないが、中にはスピーチエイドの装着や咽頭弁移植術を行う例もある。

●矯正治療

口蓋裂の児では、歯列の不正、上顎の成長

が遅れるといったことがあり、放置すると審美上の問題のみならず、う歯、咀嚼力の弱さが健康に悪影響を及ぼすこともある。そのため、永久歯のみられる時期から、矯正治療が行われる。矯正装置の装着だけでなく、下顎の骨切り術など外科的治療も行われる。

● その他

口蓋裂の場合、中耳炎の罹患率が高いとされるので注意を要する。また、歯の形態異常や歯列不正、欠損を伴い、う歯が多いといわれており、指導を要する。

以上に述べた治療は一般的な流れである。個々の障害のかたちや程度によって治療計画が立てられる。いずれにしても長期にわたる治療であることを理解してもらい、信頼のおける口腔外科、形成外科に紹介する。

家族への説明のポイント

- 長期にわたる根気のいる治療が必要となる。しかし、何らかの症候群を伴わない唇裂・口蓋裂は、生命を脅かすことはなく、適切な治療を受けることにより、日常生活上、障害にならないことを強調したい。
- 胎児診断の症例数も増加してきている。出生前に子どもの障害が判明することは両親に非常にショックを与えるが、出生前から専門医を紹介することにより、受容のチャンスを早期に用意することができるメリットにもなり得る。

大阪大学医学部附属病院総合周産期母子医療センター講師 和田和子

家族のためのページ

30 鎖肛（さこう）

鎖肛のタイプと治療法

鎖肛のタイプは大きく分けて3つあるんだ。
高　位：直腸がうんちを出す筋肉群の上までしか到達していない。
中間位：直腸がうんちを出す筋肉群の途中まで下りてきている。
低　位：直腸がうんちを出す筋肉群をしっかり通っている。

生まれて12時間以上たつと、おなかの中の空気が腸の一番下のところまで下りていくので、どこまで直腸があるのか、本来、肛門のあるべき位置からどれくらい離れているのかを見ることができるんだって。

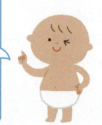

尿道との交通（高位や中間位に多い）

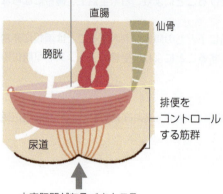

高　位

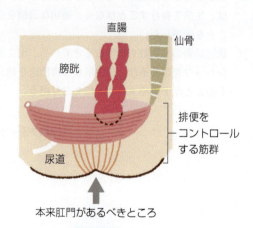

中間位

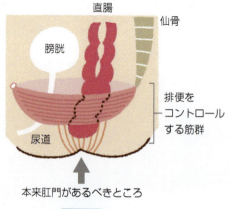

低　位

30 鎖肛

一口で言うとこんな病気です

　この病気の赤ちゃんには肛門がないため、うんちを出すことができません。うんちやおならを出すことができないと、おなかが張ってきて、吐いたり、呼吸も苦しくなったりします。肛門は妊娠の初期（妊娠したとわかるかどうかというころ）につくられるのですが、これが何らかの理由でうまくいかなかった場合に、鎖肛という病気になります。

これぐらいの頻度で起こります

　日本ではおよそ5,000人に1人の割合で、低位といわれるタイプが最も多いです。

鎖肛のタイプと治療の方法

　図のように、直腸が下りてきている位置によって高位、中間位、低位に分けられます。直腸の位置は、おしっこの流れる道（尿道）との連絡に関係し、連絡があるときはうんちがおしっこに混じって、尿路感染症といわれる感染を起こす可能性があり、手術をしてこれを完全に断ち切ることが大事です。また低位では、瘻孔といわれる直腸とつながった管が皮膚に開いていることがあります。孔があって、そこからうんちが出てくるようであれば、その孔を広げ、浣腸をして便を出していくことができます。その場合は、生後3～4カ月、体重が6kgぐらいになるのを待って手術をします。孔が開いている場合には、男の子ならば肛門の近くに直腸が降りてきていると考えられます。この孔から造影剤を入れて尿道との連絡がないか検査します（低位の場合、新生児期に根治手術を行う施設もあります）。女の子の場合は、外から見えなくても腟や腟前庭部に孔が開いていることもあります。

こんな治療を行います

　小児外科の先生と一緒に診ていきます。もし外にうんちの出る孔がなければ、人工肛門をつくる必要があります。手術後は、感染や仙骨という脊椎に異常がないかなど経過をみます。人工肛門をつくった場合、生後6カ月を目安にして根治手術（肛門をつくる）を行い、うんちを出すのに必要な筋肉群に直腸をきちんと通します。肛門ができた後も、ブジーという処置で肛門が狭くならないように広げていくことが必要です。

見通し（予後）

　低位であれば、将来的な機能はほぼ普通の子どもと同じと考えてよいでしょう。

人工肛門の造設については p.278 参照

鎖肛とは

肛門がまったくみられないものから、会陰部など外表に瘻孔を有するものまで、幅広い病型を持つ。このため、手術法・手術時期も病型によって異なり、その病型によって術後の排便機能に大きな影響がある。鎖肛の手術は、単に肛門をつくるというものではなく、尿路系と連絡があるものはそれを完全に断ち切り、いかに術後の排便機能を良くするかが重要である。

発　生

直腸肛門管は、胎生4～12週までに形成される。胎生4週では後腸末端部は尿膜と総排泄腔を形成している。その後、尿直腸中隔が尾側方向に発達し、前方の尿生殖洞と後方の肛門直腸管の2つの腔に分かれる。女児では胎生6週にミューラー管が尿直腸中隔を下降する。これらの過程に異常があると種々のタイプの直腸肛門奇形が発生する。

鎖肛の病型分類

Invertogram にて P-C 線（恥骨中央と仙骨下端を結ぶ線）と I 線（坐骨結節を通り P-C 線に平行な線）、m 線（P-C 線と I 線の中央でこの両者に平行な線）を引く（図30-1）。P-C 線は肛門挙筋の上端、I 線は恥骨直腸筋係蹄の下端、m 線は恥骨直腸筋係蹄の上端の高さに相当する。盲端が m 線よりも頭側にあれば高位、I 線よりも尾側にあれば低位、m 線と I 線の間にあれば中間位とする。具体的な分類には Wingspread 分類（表30-1）が役立つ。

頻　度

出生約5,000に1人である。男児にやや多

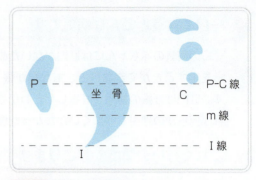

図30-1 鎖肛の病型分類

い。男児・女児ともに低位型が最も多い。

経　過

肛門があるべき位置にないため、すぐにわかることが多い。見逃したために、数日後にわかる場合は腹部膨満、嘔吐、胎便排泄遅延などの症状がみられる。

診　察

無処置の状態で正確に記録し、写真も撮っておく。男児の場合、anocutaneous fistula（肛門会陰皮膚瘻）で肛門はみられず、その前方に瘻孔が開口している場合（図30-2）には、しばしば瘻管と一致して胎便が透けてみえる。また、正中に沿って genital fold が皮膚の盛り上がりを示している。一方、瘻孔がみられないときは、ほとんどが高位、中間位である。女児で腟前庭部に瘻孔がある場合は、anovestibular fistula をまず考える。

合併症・合併奇形

高位では70％、中間位で60％、低位では約30％の合併奇形を伴う。特に尿路系の奇形・合併症の頻度が高いため、入院時には必ず腎エコーを行う。

中間位・高位型では、人工肛門造設前に膀

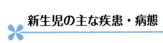

表30-1 Wingspreadの分類（1984）

男 性（male）	女 性（female）
高 位（high）	
1. 肛門直腸無発生（anorectal agenesis） 　a）直腸前立腺部尿道瘻 　　（with rectoprostatic urethral fistula） 　b）無瘻孔（without fistula） 2. 直腸閉鎖（rectal atresia）	1. 肛門直腸無発生（anorectal agenesis） 　a）直腸腟瘻（with rectovaginal fistula） 　b）無瘻孔（without fistula） 2. 直腸閉鎖（rectal atresia）
中間位（intermediate）	
1. 直腸球部尿道瘻 　（rectobulbar urethral fistula） 2. 肛門無発生、無瘻孔型 　（anal agenesis without fistula）	1. 直腸腟前庭瘻（rectovestibular fistula） 2. 直腸腟瘻（rectovaginal fistula） 3. 肛門無発生、無瘻孔型 　（anal agenesis without fistula）
低 位（low）	
1. 肛門会陰皮膚瘻（anocutaneous fistula） 2. 肛門狭窄（anal stenosis）	1. 肛門腟前庭瘻（anovestibular fistula） 2. 肛門会陰皮膚瘻（anocutaneous fistula） 3. 肛門狭窄（anal stenosis）
総排泄腔形成異常（cloacal malformation）	
（該当なし）	1. 総排泄腔形成異常（cloacal malformation）

（日本語病名は日本小児外科学会編『小児外科疾患用語集』に準拠した）

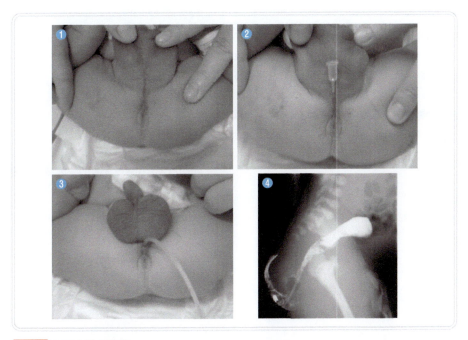

図30-2 肛門会陰皮膚瘻
❶一見瘻孔はないように見えるが……。❷注意してみると瘻孔の開口部があり、留置針の外筒を入れて少しずつ太いサイズに変更し、瘻孔を広げていく。❸最終的にはカテーテルを挿入して洗腸し、排便を促す。❹X線写真で見ると、バルーンは肛門近くまで来ており、低位であることがわかる。

胱造影検査を行う。全経過を通して尿路感染症の発生に注意を払う。

●**鎖肛を伴い名前の付いているもの**
VATER 連合：椎骨異常、鎖肛、食道閉鎖を伴う気管食道瘻、心奇形、腎尿路奇形、四肢の異常を伴う。
Currarino 三徴候：鎖肛＋仙骨奇形＋仙骨前腫瘍

X線検査にて盲端の高さを決定、あるいは病型を決定する。
① Invertography：無瘻孔型に施行
② Fisterography：有瘻孔型に施行

●**Invertography のピットフォール**
本当の病型よりも高位に判定するおそれがあるので、挙筋群が弛緩した状態で撮影を行う。また、これは直腸盲端のメコニウムにもよることがある。したがって、超音波検査を会陰部から行う。また、一見無瘻孔型に見えても、本検査でメコニウムが会陰皮膚近くにあるときは特に有用である。

治療

外科治療を要する。この際、解剖学的に正しい位置に直腸を通すということが重要である。排便関連筋は一体となって排便運動に関与しているので、この位置関係を確認しながら手術を行うこととなる。

新生児期の治療としては、保存的治療または人工肛門造設が選択される。

保存的治療（ブジー、浣腸）：体重が6kgになるまで瘻孔をヘガールブジーで拡張し、排便させる。
人工肛門造設：中間位、高位のほとんどの症例に対して行われる。

家族への説明のポイント

- 鎖肛とは、妊娠初期に肛門がうまくつくられなかったことが原因である。
- 治療は、排便のコントロールがうまくできるように肛門をつくることである。

引用・参考文献
1）日本小児外科学会編. 小児外科疾用語集. 東京, 金原出版, 1994, 85.

昭和大学江東豊洲病院小児内科教授 **水野克巳**

第3章 新生児に行われる主な治療

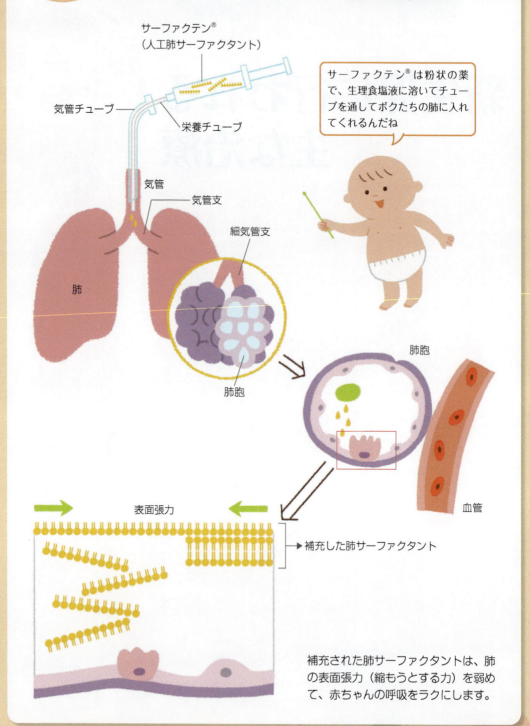

新生児に行われる主な治療　第3章

① サーファクタント補充療法

🌸 このようなときに行う治療です

　肺がふくらむためには、肺の中に「肺サーファクタント」という成分が必要です。この肺サーファクタントの準備ができる前に赤ちゃんが生まれると、肺がふくらみにくいために呼吸が苦しい「呼吸窮迫症候群」という病気になります。また、赤ちゃんが元気のない状態で生まれるか、肺炎になった場合には、血液の成分が肺の中にしみ出して、肺サーファクタントの働きを悪くしてしまうことがあります。さらに、赤ちゃん自身の便で濁った羊水を吸い込んで生まれた場合には、便の成分によって肺サーファクタントの働きが悪くなってしまうことがあります。このように、肺サーファクタントが足りないか、働きが悪くなったときに、体の外から肺サーファクタントを補う治療を「サーファクタント補充療法」といいます。

🌸 サーファクテン®という薬を使います

　サーファクテン®という薬は、人工肺サーファクタントですが、完全に「人工」的につくられた薬ではありません。原料にウシの肺を使っています。ウシの肺から肺サーファクタント成分を抽出し、働きのよい成分に調整したうえで凍結乾燥した粉状の薬です。しかし、サーファクテン®の投与によりBSE（牛海綿状脳症）に感染する心配はありません。また、アレルギーの原因にもなりません。

🌸 このように投与します

　サーファクテン®という薬を生理食塩液に溶いて、細い管を使って気管から肺の中に入れます。

🌸 このような効果が期待されます

　肺サーファクタントが足りないために肺が硬い状態では、人工呼吸器の強い圧力で肺をふくらませなければなりません。また、酸素が肺から血液に入り込みにくいので、濃い酸素を使う必要があります。強い力と濃い酸素で硬い肺をふくらませると、肺が傷み、場合によっては破れてしまいます。サーファクタント補充療法により、赤ちゃんの呼吸を楽にして、肺が傷みにくい状態にすることができます。

呼吸窮迫症候群についてはp.64参照●胎便吸引症候群についてはp.72参照

対象

肺サーファクタントの量的あるいは質的欠乏が対象となる。前者は呼吸窮迫症候群（RDS）である。感染や新生児仮死により血管透過性が亢進した場合、または動脈管開存症などによる出血性肺浮腫や肺出血の場合に、血漿成分による肺サーファクタントの不活化が生じる。また、胎便吸引症候群においても、胎便成分により肺サーファクタントの不活化が生じる。

サーファクテン®の特徴

サーファクテン®（人工肺サーファクタント）は、細切したウシ肺から遠心およびクロロホルム・メタノール法により抽出した脂溶性分画に脂質を添加して成分調整を行い、凍結乾燥した製剤である。原料にウシ肺を使用しているが、BSE感染の原因にはならない。添付文書には「生理食塩液4mLで懸濁」と記載されているが、発売後の凍結乾燥技術の進歩により分散性が改善したので、生理食塩液は3mLで十分である。

サーファクタント補充療法の実際

サーファクタント投与前の人工呼吸器設定の標準は、$F_IO_2=0.4～1.0$、PIP/PEEP＝20～25/4～5cmH$_2$O、（S）IMV＝30～40回／分、Ti＝0.5～0.6秒である。注入に先立って気管内吸引を行う。人手が3人あれば、注入、用手換気、体位変換を分担する。2人なら用手換気の代わりに人工呼吸器を使用する。1人なら保育器の傾斜とリネン類を用いて体位変換を行う。気管チューブの先端から顔を出す深さまで挿入した4Frの栄養チューブを通してサーファクテン®を注入する。気管チューブからサーファクテン®が溢れ出すことがあるので、気管チューブ本体とコネクターの接続を外すのではなく、コネクターとバッグの接続を外して栄養チューブを挿入する。投与量の目安は体重1kg当たり1バイアルであるが、1バイアル単位で構わない。RDSに対する初回投与の場合は、サーファクテン®は吸い込まれるように肺に入っていくが、再投与の場合には注入した液が児の呼気で噴き出されることが多いので、閉鎖回路である「トラックケアーMAC」を使用するなどの工夫が必要である。仰臥位正面に続いて、右上、左上、右下、左下肺野が下側になるように順に体位変換を行う5分割投与が標準であるが、正面と両側臥位の3分割で投与しても十分な効果が得られる。およそ5分間で投与を終了する。用手換気で投与する場合は、過換気にならないよう注意する。RDSに対して投与した場合は、投与後1時間経過すれば気管内吸引を行っても投与したサーファクテン®が吸引されることはない。

妊娠29週未満の出生で羊水のstable microbubble testの結果からRDSが予想されている場合や、妊娠27週未満の出生で出生時に気管挿管を必要とした場合は、サーファクテン®の出生時予防投与の対象と考えられる。stable microbubble test用に胃液を採取した上で投与する。

効果

呼吸障害の原因がRDSのみであれば、サーファクテン®投与中から酸素化が改善し始める（図❶-1）。F_IO_2はサーファクテン®投与後30分以内に0.3以下に低下できる。コンプライアンスの改善は酸素化の改善より遅れるので、F_IO_2、（S）IMV、PIP、PEEPおよびTiの順で呼吸条件を下げる（図❶-2）。

新生児に行われる主な治療　第3章

① サーファクタント補充療法

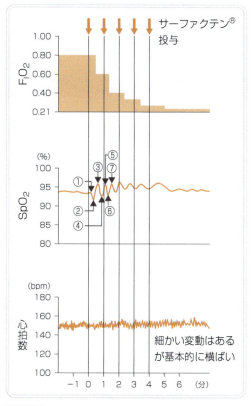

図①-1 サーファクテン®投与時のバイタルサイン

①投与して少ししたら下がって、②少ししたら上昇する、③酸素を下げて少ししたら下がり、④下がるのは途中で止まって上昇へ、⑤2回目の投与から少しして低下しかけて、⑥自力でupして、⑦酸素を下げると少し下がる。

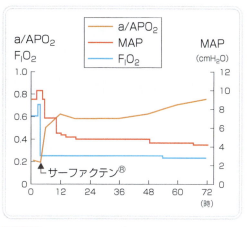

図①-2 サーファクテン®投与に対する標準的な反応

　サーファクテン®投与後6時間頃、急に「胸が上がる」ようになる。未熟性の強い児では、この時期の過剰な気道内圧により酸素化が障害される（気道内圧を下げないとPaO_2が上昇しない）ので注意が必要である。

　F_IO_2が0.4以下にならない場合は、RDS以外に酸素化障害の原因があるので、心臓超音波検査、胸部X線撮影などにより検索を行う。いったん低下したF_IO_2が0.4以上に上昇した場合は、サーファクテン®の再投与を考慮する。

✿ 家族への説明のポイント ✿

- RDSは生後72時間頃までに解決する疾患であり、サーファクテン®投与の目的は気胸などの重篤な合併症の防止と、肺損傷の軽減であることを説明する。
- RDSはサーファクテン®の投与で解決するが、未熟性自体は解決しないので、未熟性に起因する動脈管開存症など他の疾患が主たる問題となることを説明する。

北海道大学病院周産母子センター診療教授　長　和俊

家族のためのページ

2 人工呼吸器の装着と役割

赤ちゃんが人工呼吸器を必要とするとき

①何らかの原因により、肺に十分な空気を吸い込めないとき（肺の拡張が十分でないとき）

②酸素吸入や鼻から圧をかける呼吸の手助けでは、血液中の酸素や二酸化炭素濃度を十分に維持できないとき

- 人工呼吸器にはさまざまなしくみの、いろいろな機種があり、赤ちゃんの呼吸の状態によって使い分けられます。
- いろいろなボタンやスイッチがついていて、ドクターが日々赤ちゃんの状態をみながら、きめこまやかな設定を行っています。
- 人工呼吸器の装着はできるだけ短期間にとどめる努力をしています。

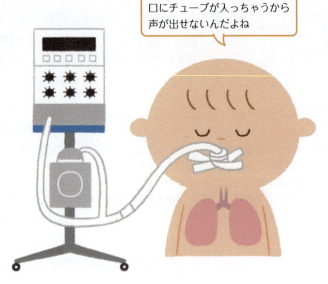

口にチューブが入っちゃうから声が出せないんだよね

③血液の酸素濃度はなんとか維持されていても、呼吸があまりにも苦しそうで、その呼吸によって赤ちゃんが疲れてしまう、もしくは疲れてしまったと思われるとき

④酸素吸入を行ったり、鼻から圧をかける方法で呼吸を手助けしたり薬を使用しても、赤ちゃんが呼吸をさぼる（無呼吸）回数の多いとき

新生児に行われる主な治療　第3章

② 人工呼吸器の装着と役割

人工呼吸器の使用には、こんな意味と目的があります。

肺を拡張する

　肺は適切に拡張した状態で呼吸をすることで、はじめて効率よく血液を酸素化したり二酸化炭素を排泄できます。肺がつぶれてしまっていたり、いくら状態の良い肺でも、呼吸をする筋肉の力が弱かったり、疲れたりして肺が十分拡張できない場合は手助けが必要です。肺がつぶれた状態で呼吸をしていると、肺をふくらませる成分である肺サーファクタントの量が減って、さらに肺がつぶれてしまうという悪循環に陥ります。こうなる前に人工呼吸器の手助けが必要です。

血液中の酸素濃度や二酸化炭素の濃度を適切に維持する

　血液の役割の一つとして、全身に酸素を運搬する働きがあります。血液の酸素濃度が下がると、全身に酸素を十分運搬できなくなって、体全体が酸素不足になります。また、血液中の二酸化炭素の濃度が上昇すると、血液が酸性に傾き、体の調子が悪くなります。自分の肺や呼吸でこれらの仕事ができなくなるのを、人工呼吸器によって防ぎます。

呼吸仕事量を節約する

　赤ちゃんが呼吸をするには、横隔膜という肺の底にある筋肉や胸の筋肉を使います。早産で生まれた赤ちゃんや神経や筋肉の病気がある赤ちゃんでは、この筋肉を動かす力が未熟であったり弱かったりするので、容易に疲れてしまったり、カロリーを消費してしまったり、ぐっすり眠れなかったりします。これを手助けする目的で人工呼吸器を使います。

呼吸をさぼったときに手助けをする

　呼吸をする指令を出す中枢が未熟であったり、呼吸をする力が弱い小さい赤ちゃんは、ときどき呼吸をさぼることがあります（無呼吸といいます）。呼吸をさぼると血液の酸素濃度が低下したり、その結果、心拍数が少なくなったりします。これによる低酸素や脳の血流不足は、神経学的な後遺症につながる心配があります。通常、呼吸中枢を刺激する薬や、呼吸が楽にできるような装置を鼻につけて予防しますが、どうしてもこれだけで対応できないときには、人工呼吸器で呼吸の手助けをします。

nasal CPAP、nasal DPAPと経鼻ハイフローセラピーについては **p.216** 参照
人工呼吸器からの離脱については **p.222** 参照

人工呼吸管理の適応

●何らかの原因により、肺に十分な空気を吸い込めないとき（肺の拡張が十分でないとき）

肺の拡張が十分であるかの評価は難しいが、最も重要視すべきものは呼吸の臨床症状である。声帯をすぼめることで、肺の虚脱を防ごうとする呻吟は、肺の拡張が不十分な証拠である。また強い陥没呼吸も拡張が不十分な証である。軽度の陥没呼吸は腹壁が軟らかいことにより、正常の新生児でもみられることもある。X線所見での横隔膜の位置が高いことや、胸郭がベル型になっていることが確認されたり、細網顆粒状陰影、気管支透亮像などは参考所見となる。

●酸素吸入や鼻から圧をかける呼吸の手助けでは、血液中の酸素や二酸化炭素濃度を十分に維持できないとき

十分な血液の酸素濃度とは具体的にどれくらいかという議論は以前より続けられているが、人工呼吸器による肺損傷を予防する目的で、その目標値は少しずつ下がってきている印象がある。

在胎期間が未熟な極低出生体重児では、急性期 PaO_2 を 40〜50mmHg に保つようにとする記載が一般的になっている。また、溶解酸素よりヘモグロビン結合酸素の方が圧倒的に多いため、PaO_2 よりも SaO_2 やそのモニター値である SpO_2 を指標にすべきだとする考えもある。さらには、胎児・新生児期の酸素解離曲線の偏位により酸素運搬能は有利であり、より低い SpO_2 でも末梢酸素欠乏による乳酸性アシドーシスは進まないといわれる。その目標とする SpO_2 も徐々に低めに設定されつつある。

二酸化炭素の適正な値に関しては、慢性期には、慢性肺疾患予防の目的で高二酸化炭素血症を許容する傾向にあるが、急性期には脳血流の増加を介して脳室内出血との関連があるので、その危険が高い生後約72時間は PaO_2 が 60mmHg を超えない方がよいといわれる。ただし高二酸化炭素血症やアシドーシスは、肺高血圧には不利であるため、どこまで許容するかは症例により検討することが求められる。

●血液の酸素濃度は何とか維持されていても、呼吸があまりにも苦しそうで、その呼吸によって赤ちゃんが疲れてしまう、もしくは疲れてしまったと思われるとき

呼吸が苦しそうで、赤ちゃんが呼吸で疲れてしまう指標は、まったく臨床所見にゆだねられるところが大きいが、慢性期では、体重増加や栄養評価により、呼吸努力によるカロリー消費や睡眠状態を推察することも一つの方法である。また、呼吸筋の呼吸耐力を反映する指標として BITI（breathing intolerance index）を新生児に利用する試みも行われている[1]。

●酸素吸入を行ったり、鼻から圧をかけて呼吸を手助けしたり薬を使用しても、呼吸をさぼる回数が多いとき

慎重な低濃度酸素投与、nasal CPAP、高流量経鼻酸素療法（経鼻ハイフローセラピー）、テオフィリン製剤やカフェイン、ドキサプラムなどの薬物療法にても管理できない無呼吸発作は人工呼吸管理の適応となるが、最近では慢性肺疾患予防の立場から、その適応には比較的慎重である。どの程度までの頻度の無呼吸発作を許容するかには、十分なエビデンスはなく、施設によりその基準は異なる。無呼吸発作に対する人工換気療法では、

肺の状態が良いため、人工呼吸器による過剰な圧や容量、酸素などによる肺損傷に十分注意する必要がある。

> **家族への説明のポイント**
>
> - 赤ちゃんがチューブを口や鼻から入れられて、人工呼吸器につながれている様子は、両親から見るととてもかわいそうで、見ていられないほどつらいかもしれない。人工呼吸管理の必要性を十分説明し、赤ちゃんの将来にも、現在の赤ちゃんの呼吸の苦しさを除くのにも必要であることを、じっくり時間をかけて説明するとよい。
> - 「生命維持装置」という言葉で誤解が生じることのないように、人工呼吸器を装着していた方が赤ちゃんはとても楽であることを強調する。

引用・参考文献

1) Hasegawa, H. et al. Breathing intolerance index in healthy infants. Pediatr. Int. 56, 2014, 227-9.

愛知医科大学病院周産期母子医療センター教授 山田恭聖

3 酸素の投与とその効果

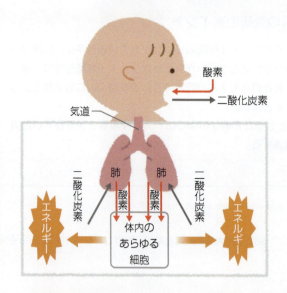

体にとって酸素はとても重要

①人は、呼吸によって肺に酸素を取り込みます。

②肺に取り込まれた酸素は体中の細胞に与えられ、それがエネルギーの源になります。

③エネルギーが生み出される過程でできた二酸化炭素は、再び呼吸によって体外に吐き出されます。

いろいろな酸素療法（酸素の与え方）があります

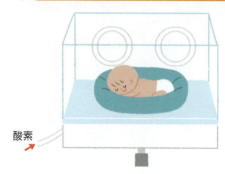

保育器内投与

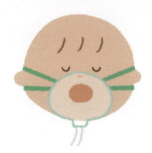

フェイスマスクでの投与

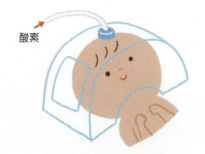

ヘッドボックスでの投与

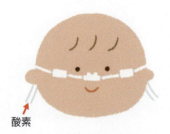

カニュラによる投与

家族のためのページ

新生児に行われる主な治療　第3章

3 酸素の投与とその効果

呼吸と酸素

　ヒトは空気を肺に吸い込んで、その中の酸素を取り込み、体の中の二酸化炭素を吐き出しています。これを呼吸といいます。取り込まれた酸素は赤血球とともに、心臓の力で体のすみずみの細胞にまで配られ、受け取った酸素を使って細胞はエネルギーを産生しています。私たちが吸っている空気のうち、およそ2割、21％が酸素です。

細胞が必要な量の酸素を受け取れない病気

　空気の通り道である気道や肺、心臓や血管の病気、あるいは呼吸が不十分なときには細胞が必要な量の酸素を受け取れません。これを低酸素血症といいます。高度な低酸素血症は臓器を障害し、また軽度でも慢性的な低酸素血症は成長を抑制し、気道感染を繰り返す素因になるといわれています。

低酸素血症の治療

　肺や心臓に病気があっても、細胞が受け取る酸素の量を適切に保つために、空気の中から酸素だけを取り出して医療用ガスとして吸うことができます。濃さや量を調節した酸素を保育器やヘッドボックス、フェイスマスクに流して吸います。あるいは鼻の下にカニュラという管を固定して、そこに酸素を流して吸うこともあります。これらを酸素療法といいます。

酸素の濃さと量の調節

　酸素療法は低酸素血症を効果的に改善しますが、もとの病気を治すわけではありません。病気の種類や時期によって、必要な酸素の濃さや量は異なります。また、どんな薬でも副作用が起こりうるように、酸素も無害ではありません。酸素を長時間吸入することで肺が傷むことがあり、血液の中の酸素量が多過ぎると早産児の網膜症悪化の要因になります。また、低酸素血症があっても酸素を与えてはいけない病気もあります。酸素には、肺に血液を循環させやすくする効果や、赤ちゃんが呼吸をお休みしてしまう発作を抑制する効果、あるいは出生後の赤ちゃんの循環にとって不利になる動脈管という血管を閉じる効果があるといわれています。これらの効果を期待して、細胞が受け取る酸素の量に不足はなくとも酸素療法を行う場合があります。

新生児一過性多呼吸については p.68 参照●無呼吸徐脈発作については p.146 参照
未熟児網膜症については p.160 参照

低酸素血症が生体にもたらす影響[1)]

急性の低酸素血症は肺血管の収縮、動脈管の拡張により肺高血圧、心不全を引き起こし、アシドーシスを惹起して他の臓器にも障害をもたらし得る。また、慢性肺疾患などでみられる慢性の低酸素血症は、同様に肺高血圧、心不全を招くばかりでなく、無呼吸発作を誘発することにより気道感染症のリスクを増し、児の成長を抑制し得る。

酸素の投与方法

新生児に投与する酸素、混合ガスは加湿されていることが原則である。十分な加湿なしにガスを吸入すると気道粘膜が乾燥し、分泌物が粘稠化する。線毛運動、粘液輸送が低下し、気道の閉塞、ひいては呼吸障害増悪、気胸の原因となり得る。適切な加湿のためにガスの加温にも留意が必要である。室温で湿度100%のガスは、体温37℃の生体に与えられると相対湿度は40％にまで低下する。

酸素投与法として最も簡便なのは保育器内投与である。保育器内に純酸素を流し、その流量により器内酸素濃度を調節する。多くの保育器に設定した酸素濃度を保つ装置が付属している。器内の湿度が存在するので、通常は酸素を加湿して流す必要がない。ただし、開窓操作により酸素濃度が低下し得るので、高濃度酸素を投与するには不適当である。

おおむね40％以上の酸素投与が必要な場合は、保育器内でもヘッドボックスを用いて加湿酸素を投与する。ヘッドボックスは、ラジアントウォーマー下でケアを受ける児への酸素投与や抜管直後に高い湿度の酸素を投与する場合にも適している。ただし、二酸化炭素を貯留させないために5L/分以上の流量が必要であり、酸素濃度調節のためにブレンダーも必要となる。フェイスマスクによる投与もラジアントウォーマー下の児への酸素投与や高濃度酸素投与によいが、固定が容易でないため長時間の使用には適さない。酸素療法が長期に及び、コットやベッドでのケアが可能となった児には経鼻カニュラによる投与が適している。酸素投与を行いながらでも入浴や散歩が可能となる。

酸素療法中のモニター

酸素療法中のモニターには経皮酸素飽和度（SpO_2）や経皮酸素分圧（$tcPO_2$）・二酸化炭素分圧（$tcPCO_2$）モニターが適している。SpO_2は低酸素血症のモニターとして優れているが、100％のときには過度の高酸素血症である可能性があり、高酸素血症のモニターとしては不十分である。また、低酸素血症についても機種によってはSpO_2 90％未満では信頼度が低くなり万能ではない。

$tcPO_2$は高酸素血症、低酸素血症の両方を監視できる。また、酸素療法中は酸素化ばかりに気を取られがちだが、$tcPCO_2$による二酸化炭素分圧の評価も重要である。ただし、$tcPO_2$・$tcPCO_2$モニターではセンサーの定期的な較正を要することや、センサー装着部に低温熱傷を来す可能性があること、タイムラグがあり、また成熟した皮膚では測定が困難であることなどがSpO_2モニターとの比較において不利な点となる。

酸素投与量の決定

酸素療法において目標とすべき動脈血酸素分圧は60〜90mmHg[2)]、超低出生体重児では45〜60mmHg[1)]などとされ、酸素飽和度についてもその目標値には諸説がある。早産児、低出生体重児に最も適切な酸素化の目標値は

第3章 新生児に行われる主な治療

3 酸素の投与とその効果

いまだ不明であり[3]、酸素療法からの離脱も徐々に行うべきか突然に行うべきかなど、最善の方法はわかっていない[4]。しかしながら、28週未満出生児を対象に入院中の目標SpO_2値85〜89％と91〜95％の2群を比較したところ、前者で死亡が有意に多く、気管支肺異形成、未熟児網膜症、発達に差がなかったとの報告もあり[5]、SpO_2値はかつてより高めが容認される傾向にある。わが国の「根拠に基づく標準的治療の考え方（周産期診療ガイドライン）」では、早産児に対して、修正36週まではSpO_2値を94％以下とするように推奨されている。

新生児が60〜70％以上の濃度の酸素に数日間さらされると肺障害が起こり得る。特に、成熟児に比べて早産児の肺は、酸素障害に対する抵抗力が弱い。したがって、高濃度酸素の毒性を考え、60％以上の酸素投与を要する場合は、酸素濃度を減量させるべく他の治療法の導入を検討すべきだとされる[1]。

実施における注意点

成熟児において動脈管は動脈血酸素分圧の上昇に反応して閉鎖に向かう。動脈管依存性先天性心疾患のために低酸素血症に陥っている児に酸素を投与すれば、動脈管の閉鎖を促し、低酸素血症を増悪させるばかりか、ショックに陥らせ死亡させ得る。また、未熟児動脈管開存症においては、動脈血酸素分圧の上昇に伴う動脈管閉鎖を期待して酸素分圧を高めに保つという考え方もある。しかし、未熟な動脈管の酸素分圧上昇に対する感受性は高くない。むしろ肺動脈を拡張させて肺血管抵抗を下げることにより動脈管内の短絡血流が増加するので、動脈血酸素分圧を高めに保つことは好ましくないとする意見もある。

酸素療法は大変効果的であるが、あくまでも対症療法に過ぎず、しばしば原因治療にならない。酸素投与により低酸素血症が改善しても、引き続き原因となっている疾患の診断と治療を行うことが重要である。

家族への説明のポイント

- 低酸素血症の害や酸素の毒性を強調しすぎると家族を不安にさせる。
- 低酸素血症イコール脳障害といった誤解をさせない。
- 慢性期の微量な酸素療法については、生命維持のためではなく、肺血管拡張薬として投与している程度の意識を持てるように説明する。

引用・参考文献

1) 西田朗. "酸素療法". Systematic Reviewにもとづいた新生児慢性肺疾患の診療指針. 藤村正哲編. 大阪, メディカ出版, 1999, 22-31.
2) Hay, WW. Jr. et al. Pulse oximetry in neonatal medicine. Clin. Perinatol. 18 (3), 1991, 441-72.
3) Askie, LM. et al. Restricted versus liberal oxygen exposure for preventing morbidity and mortality in preterm or low birth weight infants. Cochrane Database Syst. Rev. 21, 2009, CD001077.
4) Askie, LM. et al. Gradual versus abrupt discontinuation of oxygen in preterm or low birth weight infants. Cochrane Database Syst. Rev. 4, 2001, CD001075.
5) Manja, V. et al. Oxygen saturation target range for extremely preterm infants : a systematic review and meta-analysis. JAMA Pediatr. 169 (4), 2015, 332-40.

近畿大学医学部附属病院NICU准教授 和田紀久

家族のためのページ

4 nasal CPAP、nasal DPAP と経鼻ハイフローセラピー

nasal DPAP はこんな装置です

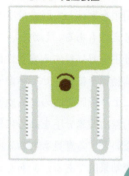

CPAP発生装置

加湿器

拡大してみると……

呼気 ←
圧 →
赤ちゃんの鼻へ →

カニュラ部分

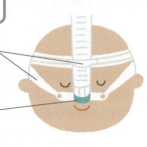

赤ちゃんの鼻にジェネレーターを装着します。

ずれないようにひもやマジックテープで帽子に固定します。

ジェネレーターが鼻に直接あたらないようにテープなどで保護します。

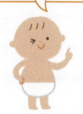

鼻がちょっと苦しいけど、のどにチューブを通すよりもずっとラクだよ

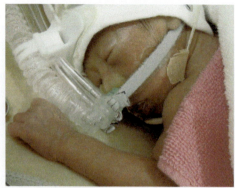

nasal DPAP 装着中の赤ちゃん

nasal CPAP とは

　呼吸が安定していない赤ちゃんの肺は硬くてふくらみにくく、気道も細くやわらかくて閉塞しやすいです。空気は肺に入りにくく、せっかくふくらんだ肺も硬いので、すぐにしぼんでしまい、呼吸のたびに肺を広げるのに強い力が必要です。CPAPとは、持続陽圧呼吸のことで、気道や肺に常に圧をかけて、肺がしぼみきらないようにし、気道を広げて空気を通りやすくして呼吸を楽にします。ぺちゃんこの風船はふくらましにくいけれど、少しふくらんだ風船はふくらましやすいのと同じ原理です。気管に管を入れて人工呼吸器で加圧するのが一般的ですが、鼻の穴に圧を加える簡単な方法もあり、経鼻式CPAP（nasal CPAP）と呼ばれています。nasal CPAPのうち専用の装置を使うnasal DPAPや高低2種類の圧を交互にかけて肺をより開きやすくするSiPAPもよく行われています。

　また最近、ハイフローセラピーといって、同じように赤ちゃんの鼻に器具をつけるのですが、圧ではなくて比較的多量の空気や酸素を鼻から喉、口に常に吹き流す装置も使われ始めています。赤ちゃんが吐いた二酸化炭素を多く含んだ呼気が吹き飛ばされて取り除かれることで、ガス交換が不十分な赤ちゃんには有効です。圧をかけなくてもよいので鼻に密着させる必要がなく、鼻への負担が軽くなります。nasal CPAP/DPAPに比べて軽症のお子さんに使われることが多いです。

こんなときに使います

　軽症の呼吸困難や無呼吸発作に使いますが、症状がひどくなれば気管挿管し、人工呼吸を行います。左図にあるように、空気または酸素を流す機械と、赤ちゃん自身に装着する部分（カニュラ）からできています。カニュラから2つ小さな突起が出ており、それを赤ちゃんの左右の鼻の穴に合わせ、動いてもずれないように帽子やテープをうまく使って固定します。

チューブによる人工呼吸に比べて良い点

　①チューブによって気道が傷つけられる心配がない、②細くて長いチューブを介しての呼吸ではないので楽、③痰を吸引する必要がなく、感染の危険が少ない、ことが利点です。

チューブによる人工呼吸に比べて劣る点

　①自分で呼吸しないといけない、②カニュラを鼻の穴にはめるだけなので体動ではずれやすく、圧が漏れてしまう、③カニュラを鼻に押し付けすぎると、鼻腔狭窄や鼻中隔壊死を起こす、④鼻から加えた圧は胃にもかかるので、胃腸が膨満してミルクがおさまりにくくなることがある、といったマイナス点があります。

人工呼吸器の装着と役割については p.208 参照

nasal CPAP とは

持続気道陽圧（continuous positive airway pressure；CPAP）とは、児の自発呼吸を利用した補助呼吸法である。CPAPにより肺胞・気道内を持続的に陽圧に保持し、呼気終末相の肺胞・気道虚脱の防止、機能的残気量の増加、肺内シャントの減少により低酸素血症を改善させる。CPAPの回路は単純で、定常流回路の呼気回路末端にPEEP（positive end-expiratory pressure）弁を設置し調節する。

CPAPを行う方法としてはマスク、気管挿管などがあるが、新生児が鼻呼吸であることを利用し、鼻孔に直接nasalプロング（カニュラ）を装着するnasal CPAPが普及している。

nasal DPAP とは

nasal DPAP（directional positive airway pressure）は従来型のCPAPと圧発生の機序が異なり、DPAPジェネレーター（専用のプロング）から鼻腔に向かってジェット気流を発生させ気道内圧を保つ。近年、従来のn-DPAPに"sigh"（深呼吸）を加えたBiPhasicモードが可能なSiPAPに置き換わってきている。SiPAPではベースラインPEEPに間欠的にフローを上乗せすることで高低2種類の圧を発生させ間欠的な"sigh"を作ることができる。

利点：①全呼吸相で気道内圧の変動が少ない（コアンダ効果により呼気時に容易にジェット流が呼気側に曲がるため：図❹-1）、②呼吸仕事量の軽減、③リークによる圧変動が少ない[1,2] など。

欠点：①専用機（Electro Medical Equipment社製のInfant Flow™ Nasal CPAP System）

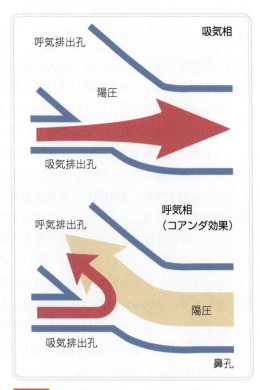

図❹-1 DPAPジェネレーターの機構
（吸気流は➡、呼気流は➡）（文献2より引用）

が必要、②ジェネレーターがやや重く固定しにくい、③ジェネレーターを鼻に密着させる必要があるため鼻への負担が大きい。

経鼻ハイフローセラピーとは

加温・加湿された高流量で設定濃度の安定した酸素を、専用鼻カニュラを用いて投与する呼吸補助法のことである。nasal CPAP/DPAPが圧をかけることで機能的残気量の増加や気道閉塞防止を行うのに対し、経鼻ハイフローセラピーでは高流量ガスを吹き流すことで鼻咽頭の解剖学的死腔内にたまった呼気を洗い流し、死腔換気率を減らすとともに安定した濃度の酸素を投与できることがポイントである（図❹-2）。また、不安定ながらも、ある程度の気道内圧上昇＝PEEP様効

第3章 新生児に行われる主な治療

④ nasal CPAP、nasal DPAPと経鼻ハイフローセラピー

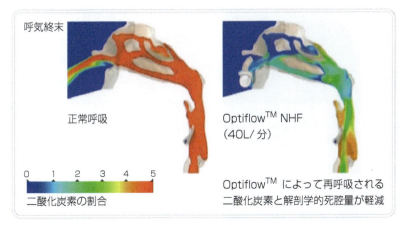

図4-2 経鼻ハイフローセラピーの二酸化炭素ウォッシュアウト効果（フィッシャー＆パイケルヘルスケア社提供）
器具を用いない正常呼吸呼気終末時（左側）では上気道内が高い濃度の二酸化炭素で満たされているのに対し、ハイフローセラピー施行時（右側）では呼気中の二酸化炭素が洗い流されているのがわかる。

果も期待できるといわれている。日本では当初、フィッシャー＆パイケルヘルスケア社のHigh-flow nasal cannula（HFNC）を用いたOptiflow™が唯一新生児用デバイスを供給していたために、HFNCをタイトルやキーワードにした経鼻ハイフローセラピーのNICUでの使用報告が多い。

利点：①nasal CPAP/DPAPのようにデバイスを鼻に押し付ける必要がないため、鼻への負担は少なく、固定も簡便で済む。②機器がnasal CPAP/DPAPに比べて安価。③成人領域では、気管挿管に比し患者負担が少なく、食事や会話などQOLの改善が評価されている。

欠点：①気道や回路内圧がモニタリングできないため呼吸器とは認められず、高流量の酸素や空気の高額費用が保険で保障されない。②抜管後の呼吸補助効果は、nasal CPAPと有意差はかろうじて出なかったものの、経鼻ハイフローセラピーで改善しなかったケースがnasal CPAPでrescueされるケースもみ

られたことから、呼吸補助効果としては気管挿管＆呼吸器＞nasal CPAP/DPA≧経鼻ハイフローセラピー＞通常の経鼻酸素と考えられる[3]。

nasal CPAP/DPAPの適応

対象は、気管挿管による人工呼吸管理から離脱し、その後の無気肺／無呼吸発作などを予防して再挿管を回避しようとする"weaning use"と、生後早期の呼吸障害で自発呼吸が確立されている状態（mild RDS、TTNなど）に使用するいわゆる"early use"とに大別される。

nasal CPAP/DPAP、経鼻ハイフローセラピーすべてに共通する利点としては、①気管挿管を必要としないため手技が簡便、②挿管チューブを介さないことによる呼吸仕事量の軽減、③気管挿管に伴う感染のリスクの低下、が挙げられる。

逆によく問題となるのは次の2点である。
腹部膨満：空気嚥下により発生するといわれ

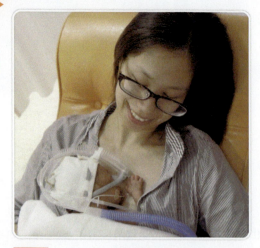

図④-3 nasal CPAP 管理中のカンガルーケア

ている[4]。臨床上問題になることは少ないが、時に経腸栄養を妨げることもある。壊死性腸炎を発症したという報告もあるが、今のところ関連を示す有意なデータはない。

鼻中隔壊死：プロングの圧迫により生ずる。定期的に観察し、発赤などの早期発見を心がけるが、もし発生した場合は nasal CPAP を中止し、抗生物質の軟膏塗布などで乾燥を防ぎ保護する。通常数日で軽快する。

使用にあたっては児に合ったサイズのプロングを選び、鼻を圧迫しすぎないように固定するのが基本である。当院ではコロプラスト™ で鼻を保護し、帽子で回路を固定している。各施設でさまざまな工夫がされている。

nasal CPAP/DPAP の変遷

nasal CPAP は、1971年に Gregory らが RDS に CPAP を利用して動脈血酸素分圧の上昇がみられたと報告したことが始まりで、1987年には Avery らが北米の8つの新生児施設で多施設共同研究を行い、生後早期からの nasal CPAP 使用が気管支肺異形成の予防に有効であると報告[5]して以来、慢性肺疾患（CLD）の予後改善に有用であると認識されていた。わが国でも1996年の厚生省「新生児慢性肺疾患の予防と治療に関する研究」班によるアンケート結果では、「nasal CPAP のシステムがない」「あってもほとんど使わない」という施設が83.5％を占めていたが、その後 nasal DPAP の登場や、より固定しやすく圧迫壊死などの少ない nasal プロングの改良（川口式カヌラなど）[6]、また初期設定の見直しなどにより、多くの施設で nasal CPAP/DPAP を利用するようになった。

生後早期から nasal CPAP を使う early use に関する研究も数多くなされ、導入の仕方や予後に与える影響が報告されている。以前から早期 nasal CPAP を行ってきたデンマークで、在胎28週未満の超低出生体重児を対象にした多施設共同研究（ETFOL study）が行われ、人工換気を行わず nasal CPAP のみで経過した児は54％に及び、早期人工換気群と比較して生存率や神経学的予後は変わらないが、CLD 発症率は有意に低いことが報告された[7]。またオーストラリア、欧米を中心とした多施設共同試験（COIN trial）で、25～28週台出生児610名を出生後5分で CPAP を行う群と、挿管および人工換気を行う群とのいずれかに無作為に割り付けたところ、死亡や気管支肺異形成症の発生率は有意には減少しなかった。CPAP 群では気胸の発生率がより高かったものの、生後28日の時点で酸素投与を受けていた乳児はより少なく、人工換気を行った日数はより短かったと報告されている[8]。

今後、わが国でも early use 導入の普及、さらに赤ちゃんにとってやさしい使用法（図④-3）の研究など、さまざまな進歩が予想される領域である。

家族への説明のポイント

- あくまで自発呼吸を助ける方法であり、どのような状態になったら挿管管理になるかを伝えておく。
- 比較的侵襲の少ない方法であるが、圧迫壊死などの可能性もある。

引用・参考文献

1) 鈴木悟. Nasal-CPAP/DPAP. 小児科診療. 75, 1999, 1663-8.
2) 山口信行ほか. 吸気呼気変換方式による経鼻的持続陽圧呼吸法の基礎的検討. 日本小児科学会雑誌. 100, 1996, 1177-80.
3) Manley, BJ. et al. High-flow nasal cannulae in very preterm infants after extubation. N. Engl. J. Med. 369, 2013, 1425-33.
4) Jaile, JC. et al. Benign gaseous distension of the bowel in premature infants treated with nasal continuous airway pressure : a study of contributing factors. AJR Am. J. Roentgenol. 158, 1992, 125-7.
5) Avery, ME. et al. Is chronic lung disease in low birth weight infants preventable？ A survey of eight centers. Pediatrics. 79, 1987, 26-30.
6) 奥起久子ほか. 新しいNasal-CPAP. 周産期医学. 28, 1998, 461-6.
7) Kamper, L. et al. The Danish national study in infants with extremely low gestational age and birthweight (the ETFOL study): respiratory morbidity and outcome. Acta. Pediatr. 93, 2004, 225-32.
8) Morley, CJ. et al. Nasal CPAP or intubation at birth for very preterm infants. N. Engl. J. Med. 358, 2008, 700-8.

聖隷浜松病院総合周産期母子医療センターセンター長、新生児科部長 **大木　茂**

島田療育センター小児科 **片山綾子**

家族のためのページ

5 人工呼吸器からの離脱

いよいよ人工呼吸器とお別れです

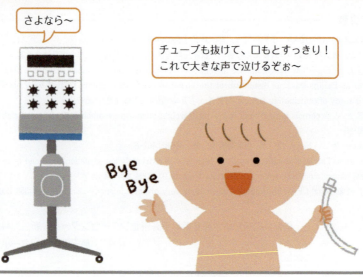

さよなら〜

チューブも抜けて、口もとすっきり！これで大きな声で泣けるぞぉ〜

Bye Bye

★抜管の条件★
① 自分でさぼらずにしっかり呼吸できることが必要です。
② 肺が十分やわらかく、十分な空気が吸えて、上手に吐き出せることが必要です。
③ 手助けしなくても、呼吸をする筋肉が疲れてしまわないことが必要です。

待ちに待った抜管ですが、より慎重に経過をみます

呼吸をさぼっていないかな？

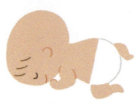

チューブで痰をとったほうがいいかな？

お薬は必要ないかな？

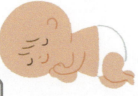

痰はたまっていないかな？

モニターでも呼吸状態をチェックします。

赤ちゃんの体位を変えて痰を出しやすくします。

新生児に行われる主な治療　第3章

⑤人工呼吸器からの離脱

人工呼吸器から離脱するためには

①自分でさぼらずにしっかり呼吸できることが必要です。
②肺が十分やわらかく、十分な空気が吸えて、上手に吐き出せることが必要です。
③手助けしなくても、呼吸をする筋肉が疲れてしまわないことが必要です。

経鼻的非侵襲的呼吸補助：人工呼吸器から離脱後も鼻に呼吸器をつけることがあります。これは非侵襲的呼吸補助といって、管を気管に入れて人工呼吸器をつけていた呼吸管理に比べてずいぶん肺にやさしく、合併症も少ない手助けです。声も出せますし、口からおっぱいを飲むこともできます。この呼吸補助により上記の条件をクリアできれば、人工呼吸器から離脱できることになります。

こんなときは再び人工呼吸器の手助けが必要になります

①呼吸をたびたびさぼってしまい、ひどい酸素欠乏が起こったり、脳への血液の流れが減少したりしてしまうとき
②肺のやわらかさが十分でなく、血液での酸素と二酸化炭素の交換が十分行えないとき
③初めのうちはうまくいっても、呼吸をする筋肉が疲労して、だんだん肺が縮んだりして十分に呼吸ができなくなってしまったとき
④呼吸をする、のどや気管が腫れていたりして、息が吸えなくなってしまうとき

離脱後はこんなことに注意して赤ちゃんをケアします

①呼吸をさぼりがちなときは、呼吸をつかさどっている場所を刺激する薬を使ったりします。また、実際に呼吸をさぼるときは、赤ちゃんをやさしく刺激することで呼吸を誘発します。
②これまでは呼吸の手助けのため管が肺まで入っていたので、痰がたまってきたら、管から吸引して痰を取っていました。けれど、今はその管がありませんので、赤ちゃんは自分で咳をして痰を出さなければなりません。そのため、鼻から呼吸の手助けのために流すガスを十分加湿して、痰をやわらかくします。また赤ちゃんの体位（寝ている向き）を変えて痰を出しやすくします。また、痰がすぐそこまで来ているのに十分出し切れないときは、チューブを使って吸引することもあります。
③のどの腫れや、肺の硬さが問題になるときは、炎症を抑える薬を吸入してもらったり、点滴に入れたりすることもあります。

無呼吸徐脈発作については p.146 参照
nasal CPAP、nasal DPAP と経鼻ハイフローセラピーについては p.216 参照

抜管の基準

極低出生体重児は出生後、長期挿管を余儀なくされる。このため、慢性肺疾患への進行を最小限に食い止めることが、必要不可欠である。よって、不必要な長期挿管はできるだけ避けたい。しかし、呼吸管理からの無理な早期離脱は最終的に慢性肺疾患を悪化させたり、時には神経学的合併症の原因にもなり得る。そのためには適切な抜管時期の決定や、抜管後の介入が必要不可欠である。

抜管の時期や基準に関しては、現在のところ統一した見解はなく、各施設でそれぞれ基準を設定しているのが現状である。しかし、自発呼吸がしっかりしていれば、より早期から積極的に抜管してnasal CPAP、経鼻的間欠的陽圧換気（nasal intermittent positive pressure ventilation；NIPPV）、高流量経鼻酸素療法（経鼻ハイフローセラピー）などの非侵襲的呼吸サポートへの移行を考慮する方が、疾患を予防できるという考え方が定着しつつある。

呼吸機能における抜管の基準としては、静肺コンプライアンス（Crs）を指標としたり、啼泣時肺活量（CVC）も利用される[1]。無呼吸に関しては中枢性呼吸機能の評価を行ったり（% prolongation）[2]、低換気回数のバックアップでpressure support ventilation（PSV）を試みて評価することもある。

抜管後の介入

早産児の抜管直後にnasal CPAP、NIPPV（Bilevel nasal CPAPも含む）や経鼻ハイフローセラピーで管理することは、抜管の失敗を予防することに効果があるとされている。特にNIPPVは、nasal CPAPに比較して、抜管の成功率は上がることが報告されているが、自発呼吸と同期している方がその効果は高いとされる[3]。また、経鼻ハイフローセラピーも早産児の抜管直後の有効性が報告されているが、nasal CPAPに比較すると成功率は少し劣るようである[4]。しかし、経鼻ハイフローセラピーはnasal CPAPやNIPPVに比較して、患児の安静が保てる利点もあり、個々の症例ごとに、抜管後どの呼吸補助を選択するかを検討する必要がある。

抜管後は十分に加湿し、頻回に体位排痰法を施行し[5]、無気肺などの抜管後の合併症を最小限にする。

早産児の抜管前にメチルキサンチンを投与することは、抜管の成功率を上げ、神経学的予後も改善するとされる[6]。カフェインも同様の効果が期待できると考えられる。

再挿管の基準

再挿管に関しても厳密な基準はない。しかし、慢性肺疾患予防を目的として、$PaCO_2$が60〜65mmHgまで上昇したり、PaO_2が徐々に低下しても臨床的に呼吸が良ければ、pHが7.20〜7.25以上である限り、様子をみる戦略がとられている（許容的高二酸化炭素血症）。

無呼吸に関しては、薬物的な治療、貧血や胃食道逆流などの治療といった無呼吸の増悪に関連する治療を行っても、なお徐脈発作を伴う無呼吸が頻発するときは再挿管を考慮する。しかし、どの程度の無呼吸をどの程度の頻度まで許容するかには、一定の見解がない。

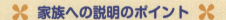

家族への説明のポイント

- 人工呼吸器からの離脱にあたっては、うまくいかないこともあることを事前に話すとよい。
- いくら人工呼吸器から離脱できても、あまり苦しい呼吸を続けていることは、長い目で見るとよくないこと（栄養面や場合により神経学的な予後の面でも）を説明するとよい。
- 何度か人工呼吸器からの離脱がうまくいかなくても、ほとんどの場合、いつかはきっと離脱できることを話すとよい。

引用・参考文献

1) 長谷川久弥. 新生児抜管基準の検討：第1編 肺機能から見た抜管基準. 日本小児科学会雑誌. 98 (10), 1994, 1877-85.
2) 長谷川久弥. 新生児抜管基準の検討：第2編 無呼吸発作の評価. 前掲書1. 1886-93.
3) Lemyre, B. et al. Nasal intermittent positive pressure ventilation (NIPPV) versus nasal continuous positive airway pressure (NCPAP) for preterm neonates after extubation. Cochrane Database Syst. Rev. 2014 ; 9 : CD003212.
4) Wilkinson, D. et al. High flow nasal cannula for respiratory support in preterm infants. Cochrane Database Syst. Rev. 2011 ; (5): CD006405.
5) Flenady, VJ. Gray, PH. Chest physiotherapy for preventing morbidity in babies being extubated from mechanical ventilation. Cochrane Database Syst. Rev. 2002 ; (2): CD000283.
6) Henderson-Smart, DJ. Davis, PG. Prophylactic methylxanthines for endotracheal extubation in preterm infants. Cochrane Database Syst. Rev. 2010 ; (12): CD000139.

愛知医科大学病院周産期母子医療センター教授 山田恭聖

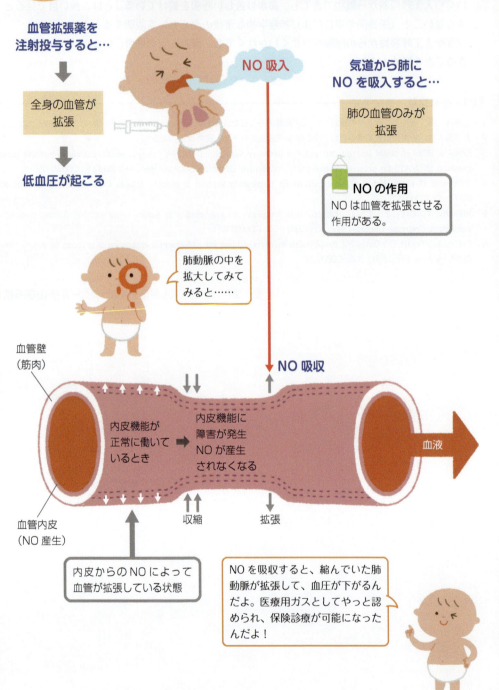

第3章 新生児に行われる主な治療

⑥ 一酸化窒素（NO）吸入療法

🌸 こんな治療法です

　肺以外の全身の血管には影響を与えないように、血管を拡張させる働きをするNOガスを気道から肺に吸入することで肺の血管のみを拡張させる治療法です。この治療法が最も適していると思われる疾患は、新生児遷延性肺高血圧症（PPHN）といわれています。なぜならPPHN治療の一番の目的が、「いかに体全体の血圧を下げることなく肺動脈圧のみを選んで低下させるか」だからです。

　今までの治療の主流である薬物療法は、投与ルートが静脈を介しての全身投与となるため、肺血管のみを拡張させられないという点で問題がありました。しかし、NO吸入療法は体血圧には影響を与えず、肺動脈のみを拡張させる唯一の治療法であり、PPHNに対する理想的な治療法だといわれています。

🌸 一酸化窒素（NO）とは

　NOはもともと、血管の内皮（血管の内側をコーティングしている膜）から絶えず産生されているガス状の物質で、血管の緊張（しまり具合）をコントロールしています。

　わかりやすい例では、加齢とともに、この自前で産生しているNOの作用が不十分になると血管が細くなり高血圧になるといわれています。1998年、このNOに関する研究を行ったFurchgottらに対してノーベル賞が贈られました。

🌸 一酸化窒素吸入療法の現状

　2000年より米国において、2001年よりEUでも使用可能となり、現在世界30カ国以上で臨床使用が可能になりました。日本でも2008年に薬事承認され、2010年から保険診療が可能となっています。

新生児遷延性肺高血圧症についてはp.86参照

医療者のためのページ

一酸化窒素（NO）とは

NOは「血管内皮由来弛緩因子」で、通常は血管内皮細胞によって産生され、細動脈平滑筋を弛緩させる。新生児遷延性肺高血圧症（PPHN）児ではその合成が異常に低いと考えられ、またPPHNでなくとも低酸素血症に陥ると肺動脈内皮において内因性NOの産生は低下し、肺血管は急激な収縮を起こす（図6-1）[1]。

新生児遷延性肺高血圧症治療のジレンマ

PPHNの病態は肺動脈圧が体血圧を凌駕することであり（図6-2）[2]、従来、私たちは血管拡張薬の経静脈投与にて治療を行ってきた。しかし血管拡張薬の作用は全身性であり、肺動脈だけでなく全身血管も拡張するため、同時に起こる低血圧へのジレンマがあった。NO吸入療法がPPHNに対して理想的な治療法だといわれる理由は、血管拡張性の

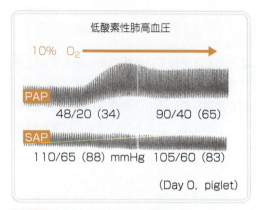

図6-1 移行期における肺動脈圧の変化（文献1より引用）

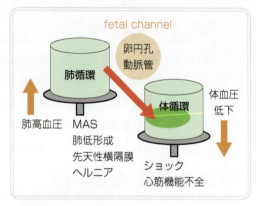

図6-2 新生児遷延性肺高血圧症の病態（血圧の関係）（文献2より引用）

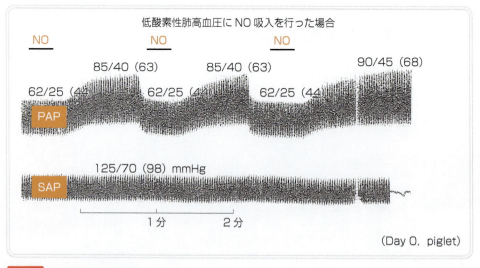

図6-3 選択的肺血管拡張作用（文献1より引用）

第3章 新生児に行われる主な治療

⑥ 一酸化窒素（NO）吸入療法

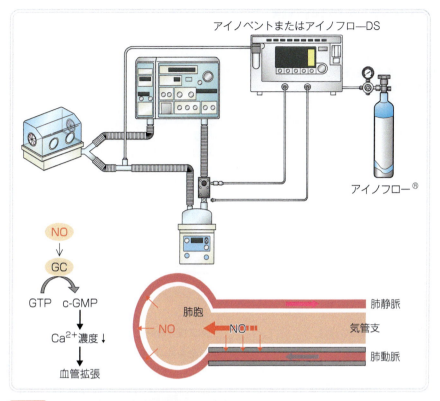

図6-4 一酸化窒素吸入療法の原理および呼吸器回路（文献3より引用改変）

あるNOガスを酸素とともに直接肺に吸入するため、体血圧を下げることなく肺動脈のみを選択的に拡張できることにある。図6-3は新生仔豚を用いたPPHNモデルにNO吸入を行ったときの肺動脈圧、体血圧の変化である。NO吸入により肺動脈圧は急速に低下するのに対し体血圧はまったく変化せず、NO吸入による選択的肺動脈拡張作用を証明した。

一酸化窒素吸入療法の実際

●原 理

図6-4[3]はNO吸入療法の原理および回路である。NOは分子量30のガスで、理論上1秒間に2cmの距離を拡散でき、吸入されたNOは血管平滑筋に到達した後、直接可溶性グアニルサイクラーゼ（GC）を活性化してc-GMPを高めることで弛緩作用を起こす。一方、血管内腔に達したNOは赤血球のヘモグロビンと結合してメトヘモグロビンとなるため（吸入したNOの半減期は数秒といわれる）、局所および吸入されたNOが他の部位の血管を弛緩させることはない。この原理を応用してNO吸入療法を行えば、気道から吸収されたNOが局所において選択的に肺血管のみを拡張させ、体血圧に影響を及ぼすことはないと考えられる。

●実 際

適応疾患：表6-1にNO吸入療法の効能・効果を示す。

方法：図6-5にNO吸入療法の実際として、その流れと中止法を示す。

医療者のためのページ

表6-1 一酸化窒素吸入療法の効能・効果

【効能・効果】
- 新生児の肺高血圧を伴う低酸素性呼吸不全の改善

効能・効果に関連する使用上の注意
1) 本剤は臨床的または心エコーによって診断された、新生児の肺高血圧を伴う低酸素性呼吸不全患者にのみ使用すること
2) 在胎期間34週未満の早産児における安全性および有効性は確立していない。
3) 肺低形成を有する患者における安全性および有効性は確立していない。
4) 先天性心疾患を有する患者（動脈管開存、微小な心室中隔欠損または心房中隔欠損は除く）における安全性および有効性は確立していない。
5) 重度の多発奇形を有する患者における安全性および有効性は確立していない。

【用法・用量】
- 出生後7日以内に吸入を開始し、通常、吸入期間は4日間までとする。なお、症状に応じて、酸素不飽和状態が回復し、本治療から離脱可能となるまで継続する。
- 本剤は吸入濃度20ppmで開始し、開始後4時間は20ppmを維持する。
- 酸素化の改善に従い、5ppmに減量し、安全に離脱できる状態になるまで吸入を継続する。

（アイノフロー® 添付文書より抜粋）

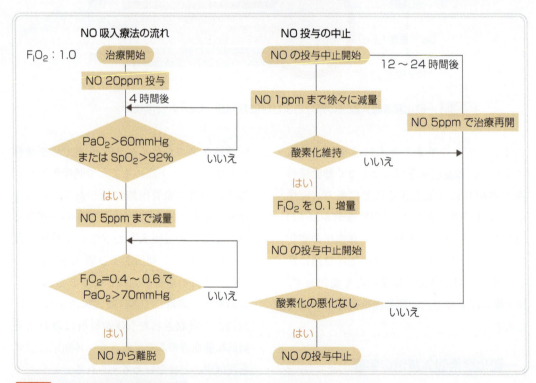

図6-5 一酸化窒素吸入療法の実際（エア・ウォーター株式会社提供）

保険診療

本療法の保険診療の特徴は、その使用形態にある。アイノフロー®がガスであること、診療報酬に薬と機器の使用料の両方が含まれることより、システムがやや複雑である。2010年4月以降は、投与濃度や実際の使用

量によらず1時間当たり920点の診療報酬点数が設定されている。メーカーからは1時間ごとにセラピー料（アイノフロー®、アイノベントの使用料）が請求される。また、アイノベントのレンタル料（保守料金）については、設置台数2セットを基準として、年間当たりの使用時間に応じて管理料が課金される。アイノフロー®の使用期間を超えた超過分の支払いや適応外使用に関する取り扱いは今後の課題である。

家族への説明のポイント

- 一酸化窒素（NO）といえば、多くの人は車の排気ガスから出る窒素酸化物の一種で、大気汚染物質 NOx を思い浮かべるかもしれない。ところが、近年、この NO はヒトが生きていく上で、非常に重要でかつ基本的な役割を果たしていることがわかってきた。NO は全身の血管内皮細胞から常に産生されており、NO の機能異常が動脈硬化や高血圧を引き起こしているともいわれている。
- NO 吸入療法は、欧米では約15年前から「PPHN の理想的な治療法」としてすでに承認され、2010年、日本でもやっと保険診療が可能となった。赤ちゃんに安全に吸入されていることを理解してもらう。

引用・参考文献

1) 鈴木悟ほか．"新生児 NO 吸入療法：安全性に関する問題点―動物実験から―"．新生児 NO 吸入療法．新生児 NO 吸入療法研究会編．大阪，メディカ出版，1995，68-81．
2) 鈴木悟．新生児遷延性肺高血圧症．Neonatal Care．9 (7)，1996，597-602．
3) 鈴木悟．新生児での NO 吸入療法．臨床麻酔．33 (6)，2009，995-1001．

名古屋市立西部医療センター院長、第一小児科部長 鈴木　悟

7 低体温療法(ていたいおんりょうほう)

こうやって赤ちゃんを冷やします

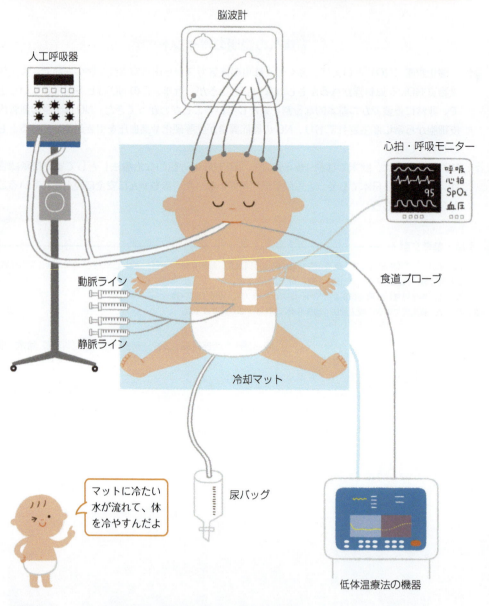

動脈ライン：血圧を測ったり、採血をするための点滴です。
静脈ライン：必要な水分や栄養、眠るお薬や血圧を保つお薬などを使うための点滴です。
食道プローブ：食道に体温計を留置して、深部体温を測定します。

新生児に行われる主な治療　第3章

⑦ 低体温療法

🌸 このようなときに行う治療です

　正期産および36週以上の赤ちゃんが、お母さんのおなかの中で、何らかの原因により胎盤からの血液が遮断されてエネルギー不足の状態になったとき、つまり「仮死」の状態で生まれてくるときにこの治療が適応となります。生まれてからの診察を行いながら、赤ちゃんの様子やApgarスコア（生まれてきたときの元気の度合いを表します）、採血の結果など、この治療の適応基準を満たすときに行われますが、従来の治療法だけでは助けることができない、または重度の後遺障害を残すと考えられる赤ちゃんが対象となります。

🌸 こんなふうに治療します

　生まれてきた赤ちゃんを診察し、通常は気管内にチューブを入れて人工呼吸器での管理を行います。NICUへ入院したあと、冷却されたマットの上に赤ちゃんを寝かせて（または頭部を専用のキャップで覆い）、食道または直腸で深部体温を測りながら体温を下げます。

　また、おへそや手足の血管から点滴をとって、静脈ルートからは必要な水分や栄養、眠るお薬や血液循環を保つお薬などを使います。動脈ルートは血圧をモニタリングしたり採血のために使用します。眠るお薬を使うので、おしっこの管を入れることもあります。また、けいれんなど脳の状態を知るために、頭に脳波計のセンサーをつけます。

　冷やす時間はおよそ72時間で、その後は6時間以上かけて体温を元に戻します。

🌸 こんな効果があります

　低酸素性虚血性脳症になると、体内でさまざまな有害な物質が放出され、神経細胞が傷害されて重度な脳障害を起こします。低酸素の状態の赤ちゃんを冷やす治療を行うことで、細胞組織のエネルギー消費量が減り、細胞の活動が弱まると神経細胞死を誘導する有害な物質の働きも弱まります。これにより神経細胞への傷害が抑制され、脳が保護されます。従来の治療法では障害なく成長できる確率は30〜40%でしたが、低体温療法により約50%が元気に成長できるようになっています。

低酸素性虚血性脳症については p.122 参照▶

低体温療法とは

低体温療法は2010年以降、中等度以上の新生児低酸素性虚血性脳症（HIE）に対する標準治療として推奨されている[1]。わが国においても海外の大規模ランダム化比較試験（RCT）で使用されたプロトコールを踏襲し指針が策定されている[2]。

適応

在胎36週以上で出生した成熟した児であることが大原則である。低体温療法の適応は、低酸素虚血のオンセットが出生前後にあって、従来の支持療法だけでは、過半数に死亡または重度の後遺障害を残すと考えられる新生児である（表7-1）。

低体温療法の実際

●冷却方法と体温管理法

- 冷却の遅れは治療効果を指数関数的に減ずるため、早期の低体温導入が必要である。新生児の熱産生能力は成人に比べて著しく低いため、適切な表面冷却を施行すれば、通常30分程度で全身低体温の目標レンジである33.5±0.5℃を達成することができる。安定した体温管理には、食道もしくは直腸プローブによる体温の持続モニタリングと、機械制御式の専用冷却器の使用が必須である。
- 冷却法には全身冷却と選択的頭部冷却があり、いずれも同等の脳保護効果をもたらす。選択的頭部冷却は温度管理の煩雑さや最適化されたユニットが日本では販売されていないなどの理由から、世界的にも全身

表7-1 低体温療法の適応（日本版ガイドライン）

【除外基準】
- 在胎期間36週未満、出生体重1,800g未満、生後6時間以上経過
- 低体温療法の不利益が利益を上回ると考えられる場合（高度な全身奇形の合併や染色体異常などもこれに準じて判断）
- 施設における人員・設備の準備が不十分な場合

【基準A：重度の全身低酸素負荷（以下のいずれか一つ以上）】
- pH＜7.0　生後60分以内の血液ガス（臍帯血、動脈、静脈末梢血管）どれでも可
- BE＜−16mmol/L
- Apgarスコア（10分値）5点以下
- 10分以上の持続的な新生児蘇生（気管挿管、陽圧換気など）が必要

【基準B：中等症以上の脳症】
中等度から重度の脳症（Sarnat分類2度以上に相当）、意識障害（傾眠、鈍麻、昏睡）および少なくとも以下のうちひとつを認めるもの
①筋緊張低下、②"人形の目"反射の消失もしくは瞳孔反射異常を含む異常反射、③吸啜の低下もしくは消失、④臨床的痙攣

【基準C（必須でない）：中等度以上のaEEG異常】
- 中等度異常：upper margin＞10μV かつ lower margin＜5μV
- 高度異常：upper margin＜10μV
- 痙攣パターン：突発的な電位の増加と振幅の狭小化（それに引き続いて起こる短いburst suppressionも含む）

（新生児低体温療法登録事業HPより　http://babycooling.jp）

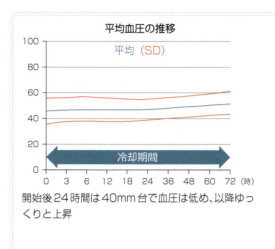
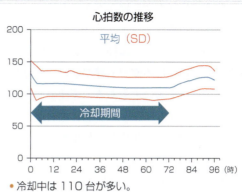

・開始後24時間は40mm台で血圧は低め、以降ゆっくりと上昇

・冷却中は110台が多い。
・復温直前にかけて、低下傾向（鎮静や副交感神経の影響）
・復温で再度上昇

図 7-1 低体温療法中の循環変量の推移 （新生児低体温療法登録事業 HP より　http://babycooling.jp）

冷却が主流になっている。
- 目標深部体温は全身冷却では33.5℃、選択的頭部冷却では34.5℃とする。
- 冷却開始後72時間で復温を開始する。復温は1時間に0.5℃を超えない範囲で、通常6〜8時間程度で36℃台に到達させる。

● 鎮　静

新生児では筋弛緩薬などによる深い鎮静なしでも低体温を導入できるが、適度な鎮静を施さないと興奮性の脳傷害を助長したり、体温の乱高下を招き、脳保護効果を減じる可能性がある。意識レベルを下げることよりも、不快な刺激によるストレスを和らげることを目的として麻薬系の薬剤を用いる。筋弛緩薬は冷却導入にも不要であり、痙攣や神経学的所見もマスクしてしまうことから他の適応がない限り使用すべきでない。

● 全身管理法
● 呼吸管理

- 低体温療法施行中も、正常酸素・二酸化炭素レベルを目標とする。低体温療法施行中は全身組織代謝が抑えられるために、酸素消費と二酸化炭素産生が減少し、冷却前の呼吸器設定で換気を続けると、高度な低二酸化炭素血症・アルカローシスに陥りやすい。特に低二酸化炭素血症の持続は18〜22カ月の神経学的予後を悪化させる。またわが国で一般的である37℃における測定（α-stat法）を用いるとPCO_2は10％程度高めに表示されることも考慮する必要がある。可能なら患児体温補正値（pH-stat法）で正常pH、酸素・二酸化炭素分圧を維持する。
- 人工呼吸器から供給されるガスは、患児体温に合わせて加温・加湿する必要があるが、低体温モードを搭載した加温加湿器がほとんどないことから、温湿度計による測定や、気道分泌物の量などを参考に調節する必要がある[3]。

● 循環管理
徐脈への対処

低体温下で90〜100/分の心拍数は正常である。120/分を超える心拍数が持続する場合、むしろ頻脈と判断し、ストレスや循環不

全、痙攣様発作などを疑うべきである。

低血圧への対処

低体温環境では、循環抑制・交感神経刺激が共存し、血圧は不変〜上昇するが、鎮静薬の効果で低下することもある。過度の血圧上昇の際にはストレスによる交感神経刺激や痙攣様発作を疑う。筋弛緩薬は使用すべきでないが、他の医学的な理由で投与される場合には、低血圧に注意する。血圧だけでなく、超音波所見・尿量・血清乳酸値などをモニターしながら、組織灌流不全を判断する（図❼-1）。

● 輸液・電解質管理

- 安定した脳循環の確保のため、水分制限は行わない。
- 低血糖・高血糖による脳傷害を防ぐために、血糖は60〜120mg/dLに保つ。
- HIEにおける低カルシウム血症の原因は細胞傷害によるカルシウムイオンの細胞内流入であるため、過剰なカルシウム補正による細胞傷害を避ける目的で、血清カルシウムは7.0mg/dL、イオン化カルシウム0.8mmol/L未満にならないように補充する。

● 痙攣発作への対処

初回の発作は生後6〜30時間および復温時に特にみられやすいため[4]、この時期を含め可能な限りaEEGの持続モニタリングを行う（できればビデオ脳波のオプションとしてaEEGが表示できるもの）。痙攣発作は、興奮性傷害を助長する可能性があることに加え、深部体温を急激に上昇させることから、状況に応じて抗痙攣薬による治療を検討すべきである。

低体温療法の効果判定

MRI異常と予後との関連が最も多く報告されているが、出生後早期より診察や脳波などを組み合わせて予後を予測し、医療者間、医療者−家族間で共通認識を持つことが重要である。

- 生後6時間以内の神経学的な評価とaEEGを組み合わせることで、予後不良を予測することができる（陽性的中率：85%）[5]。
- 脳波では120時間以内の睡眠覚醒リズムの確立は予後良好につながることが報告されている（陽性的中率：68%）[6]。
- MRIは日齢5〜14に撮るのが望ましい。特に深部灰白質の異常は運動発達予後との関連が強い。

家族への説明のポイント

- 低体温療法により、6割程度の児が後遺症なく成長できるようになることを説明する。
- 診療チームが共有する予後予測レンジと家族の期待がかけ離れないよう、可能な範囲でチームの期待と不安を家族とも共有しよう。
- 精度の高い予後予測を行うキーエイジや、痙攣などの有害事象が予測される時期について、あらかじめ情報提供をしておこう。

引用・参考文献

1) Wyckoff, MH. et al. Part 13 : Neonatal Resuscitation : 2015 American Heart Association Guidelines Update for Cardiopulmonary Resuscitation and Emergency Cardiovascular Care. Circulation. 132 (18 Suppl 2), 2015, S543-60.
2) 田村正徳監修. CONSENSUS 2010 に基づく新生児低体温療法実践マニュアル. 東京, 東京医学社, 2011, 144p.
3) 田中祥一朗. 低体温療法中の呼吸循環管理と合併症. Neonatal Care. 25 (9), 2012, 938-45.
4) Boylan, GB. et al. Seizures and hypothermia : importance of electroencephalographic monitoring and considerations for treatment. Semin. Fetal Neonatal Med. 20 (2), 2015, 103-8.
5) Shalak, LF. et al. Amplitude-integrated electroencephalography coupled with an early neurologic examination enhances prediction of term infants at risk for persistent encephalopathy. Pediatrics. 111 (2), 2003, 351-7.
6) Takenouchi, T. et al. Delayed onset of sleep-wake cycling with favorable outcome in hypothermic-treated neonates with encephalopathy. J. Pediatr. 159 (2), 2011, 232-7.
7) Martinez-Biarge, M. et al. Predicting motor outcome and death in term hypoxic-ischemic encephalopathy. Neurology. 76 (24), 2011, 2055-61.

久留米大学医学部小児科助教（現　横浜市立大学附属市民総合医療センター総合周産期母子医療センター）**津田兼之介**

久留米大学病院総合周産期母子医療センター新生児部門看護師　**土山ちひろ**

家族のためのページ

8 いろいろな輸液(ゆえき)のルートとその役割(やくわり)

輸液ルートは、文字通り「命綱」で、赤ちゃんの医療に不可欠なものです。それぞれの方法の長所と短所（合併症）を考えた上で使い分けられています。

静脈ルート

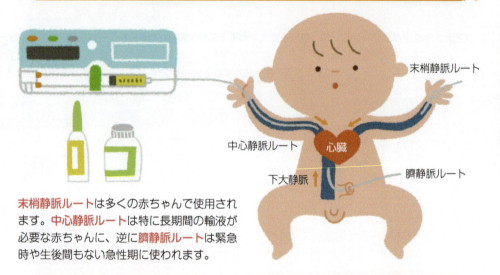

末梢静脈ルートは多くの赤ちゃんで使用されます。**中心静脈ルート**は特に長期間の輸液が必要な赤ちゃんに、逆に**臍静脈ルート**は緊急時や生後間もない急性期に使われます。

動脈ルート

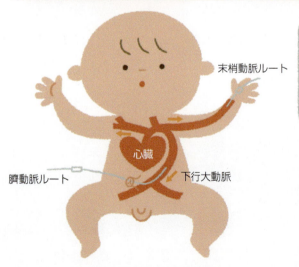

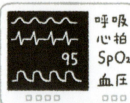

臍動脈ルート・末梢動脈ルートは、採血をして血液の酸性・アルカリ性を調べたり、血圧を計ったりするために使われます（動脈で直接血圧を測ると、24時間絶え間なく血圧の変化を知ることができるのです）。

第3章 新生児に行われる主な治療

⑧ いろいろな輸液のルートとその役割

静脈ルート

　静脈血は心臓に戻る血液で、静脈ルートは主に輸液製剤や薬剤の投与に使われます。
　末梢静脈ルート：主に手や足の血管に短いチューブ（カテーテル）を入れる方法です。体重1,500g以上で数日点滴をする場合に適します。点滴漏れしやすい薬の投与には向きません。
　末梢穿刺中心静脈ルート：手足の血管から中心静脈（心臓に近い太い静脈）に細く長いカテーテルを入れる方法です。長期間使用でき、点滴漏れしやすい薬を入れることができます。体重1,500g未満や重症の赤ちゃんで、長期間点滴をする場合に適しています。時に（1〜2%）感染症、まれに（それぞれ0.1〜0.2%）心嚢液貯留、胸水・腹水の貯留、抜去困難（カテーテルを抜きにくくなる）、血栓・塞栓症などの合併症があります。
　臍静脈ルート：おへその静脈から中心静脈までカテーテルを入れる方法で、短時間で入れることができます。仮死状態で生まれたお子さんの緊急薬剤投与に使われます。また、非常に重症で末梢穿刺中心静脈ルートが困難な場合や、在胎25週未満の皮膚が弱い赤ちゃんで、生後数日間に限って使われます。末梢穿刺中心静脈カテーテルと同様の合併症があります。肝臓の血管にカテーテルが入り込んで、肝臓の壊死などを起こすことがまれにあります。

動脈ルート

　動脈血は心臓から体に流れる血液で、動脈ルートは主に血圧の連続測定や採血に用い、重症の赤ちゃんの治療には欠かせないルートです。気泡や血栓が動脈に詰まり重大な血行障害を起こす（血栓・塞栓症）、カテーテルが抜けると大出血を起こすといった危険な合併症があるため、できるだけ短期間（数日以内）に用います。
　末梢動脈ルート：手足の動脈に短いカテーテルを入れる方法で、指先の血行に注意しながら用います。
　臍動脈ルート：おへその動脈から大動脈内に長いカテーテルを入れる方法です。非常に重症な赤ちゃんで末梢動脈ルートが困難な場合や、在胎25週未満の皮膚が薄くて弱い赤ちゃんの生後数日間などに限って使われます。腎障害、壊死性腸炎、足の血行障害などを合併することがまれにあります。

早産児の栄養についてはp.248参照●交換輸血についてはp.260参照
輸血と輸血製剤についてはp.264参照

静脈ルート

●末梢静脈ルート

適応：軽症・中等症の児、体重1,500g以上の児に一般的な輸液ルートとして用いる。

合併症：①静脈炎、②血管外漏出障害（腫脹から水疱形成、真皮層までの脱落など、程度はさまざまである。高張液、カルシウム製剤、カテコラミン製剤、FOY®、ジアゼパムなどの投与にはできるだけ用いない）[1]、③感染症

●末梢穿刺中心静脈ルート[2]

適応：①極低出生体重児、②長期輸液管理が必要な場合（静脈栄養など）、③血管炎・組織障害を惹起しやすい薬剤の持続点滴が挙げられる。カテーテルはさまざまなサイズ、ルーメン数のものがあり、使用目的により使い分ける。

管理上の注意：長期にわたり機能を十分に確保するため、挿入時は各施設で決めた清潔手技で行い、固定の緩みやルートの異常、挿入部の局所感染や褥瘡に留意する。先端位置は心タンポナーデ予防の面から心腔外が望ましく、X線写真上、上大静脈遠位部（第3〜4胸椎レベル）、下大静脈右房接合部（第8〜9胸椎レベル）より遠位に留置する。感染予防のため輸液ライン・輸液内容の作製と管理における清潔操作の遵守が重要である。回路交換や局所の消毒については各施設で基準を決めて行う。非常に細いものでは高い注入圧力を要し、輸液の交換後には少量早送りして速やかに内圧を上げる必要がある。

合併症[2]：①感染症（カテーテル感染症、局所感染）、②機械的合併症（血管外漏出障害、心嚢液貯留、胸水・腹水貯留、迷入、血管石灰化、抜去困難症、カテーテル破損・断裂、瘻孔形成、不整脈など）、③血栓・塞栓症に大別される。状態の変化が起こった場合に必ず関連を疑うことが重要で、特にショックや急激な徐脈を呈した場合は心タンポナーデの可能性を考慮する。

●臍静脈ルート[3]

適応：①重症度が高く確実に薬剤を投与する必要があり、末梢穿刺中心静脈ルートが困難な場合（胎児水腫、重症仮死など）、②在胎25週未満の皮膚が脆弱な児で生後数日皮膚にテープを貼ることを避けたい場合。重症児でも極めて短時間で挿入が可能であり、ダブルルーメンのカテーテルを挿入すると輸血を含め多様な用途に使用でき、仮死蘇生時など超緊急時の確保に適している。合併症を避けるため、急性期のみの使用が原則とされる。

合併症：末梢穿刺中心静脈カテーテルと同様の合併症の可能性がある。また、挿入時や抜去時の出血、門脈系の合併症（門脈内への迷入、門脈圧亢進症、肝壊死、門脈穿孔など）の可能性がある。

●骨髄針ルート

適応：緊急時に他のルートの確保が不可能な場合には骨髄針を利用することもでき、薬剤投与のみならず輸液にも利用ができる。

動脈ルート

重症児における頻回の血液ガス測定、血圧の連続モニタリング、交換輸血の脱血などの目的で用いる。共通の合併症として空気・血栓塞栓症があり、少量の空気や凝血塊も回路内に入らぬよう配慮する。ルートが外れると大量出血を来すので、すべてルアーロック式のルート器材を用い、確実に固定する。

●末梢動脈ルート

適応：特にpreductalでの血液ガスが必要な場合。使用血管としては橈骨動脈、尺骨動

脈、後脛骨動脈、足背動脈が用いられる。上腕動脈は側副血行に乏しく推奨されない。
適応外：橈骨動脈においては尺骨動脈の側副血行路が不十分な場合は禁忌。また、末梢部の循環不良の場合も避けた方がよい。
合併症：血栓塞栓症・血管攣縮による血行障害は組織壊死、潰瘍形成、遠位部四肢の発育不良などをもたらす。このほかにも感染症、末梢神経損傷、誤抜去による出血、空気塞栓症などがある。

● **臍動脈ルート（臍動脈カテーテル）**[3]
適応：末梢動脈ルートの確保に適さない場合（①重症度が高く、末梢動脈ルートが困難な場合〈胎児水腫、重症仮死など〉、②皮膚が脆弱な在胎25週未満の超低出生体重児）に限定されるが、緊急時のルートとして欠かせない。第6～9胸椎レベル（high position）に先端を留置する。第3～5腰椎レベル（low position）は血管系の合併症が多いため、できるだけ避ける。
適応外：急性腹部疾患合併時（壊死性腸炎、臍炎、臍帯ヘルニア、腹膜炎など）、下肢・殿部の血行障害が疑われる場合は禁忌。
合併症：表8-1に示すような多様な合併症が起こり得るため、最短の留置期間を目指す。

表8-1 臍動脈ルートの合併症

迷入	血管穿孔、先端が腹腔動脈近傍の場合の低血糖、腹膜穿孔、腹位の変化による先端位置移動
血管系（血栓症、血管攣縮、空気塞栓症、血流障害）	腎：腎機能障害、腎不全、高血圧 腸管：腹部膨満、下血、壊死性腸炎 殿部・下肢：殿部・下肢虚血・壊死、坐骨神経損傷・下肢麻痺
感染症	カテーテル関連血流感染症、壊死性腸炎

家族への説明のポイント

輸液ルート、特に中心静脈ルート、臍動・静脈ルートは文字通り命綱であることと同時に、まれながらも重篤な合併症が起こることを説明し、了解を得るのが望ましい。

引用・参考文献

1) 佐武利彦ほか．"輸液漏れ・血管外漏出障害の臨床"．新生児輸液マニュアル．Neonatal Care春季増刊．奥起久子編．大阪，メディカ出版，2003，61-7．
2) 大木康史．"血管カテーテル留置法"．周産期医学必修知識．周産期医学41巻増刊．東京，東京医学社，2011，913-4．
3) Wortham, BM. et al. "Umbilical artery catheterization". Atlas of Procedures in Neonatology. 4th ed. MacDonald, M. et al., eds. Philadelphia, Lippincott Williams & Wilkins, 2007, 157-76.

桐生厚生総合病院小児科診療部長 **大木康史**

家族のためのページ

9 赤ちゃんに使うモニターとその役割

どれも赤ちゃんにとって大切な情報を提供してくれます

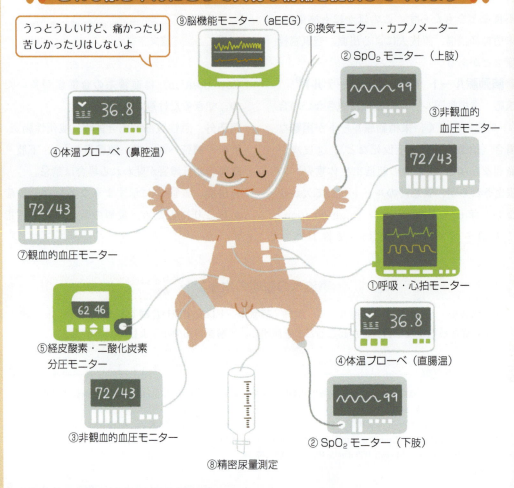

うっとうしいけど、痛かったり苦しかったりはしないよ

⑨脳機能モニター（aEEG）
⑥換気モニター・カプノメーター
②SpO_2モニター（上肢）
③非観血的血圧モニター
④体温プローベ（鼻腔温）
①呼吸・心拍モニター
⑦観血的血圧モニター
④体温プローベ（直腸温）
⑤経皮酸素・二酸化炭素分圧モニター
②SpO_2モニター（下肢）
③非観血的血圧モニター
⑧精密尿量測定

- ①〜④は、NICUに入院するほとんどの赤ちゃんに使われます。
- 人工呼吸器をつけている赤ちゃんには、⑤や⑥が加わります。
- 循環不全の赤ちゃんには、⑦や⑧が加わります。
- ①〜④や⑦などが1つにまとまった生体情報モニターもあります。
- 無呼吸があったり酸素を使用しなければならない赤ちゃんに対しては、無呼吸モニター（無呼吸を感知して警報を鳴らす）やパルスオキシメーターを家庭で使用するホームモニタリングも行われています。

第3章 新生児に行われる主な治療

⑨ 赤ちゃんに使うモニターとその役割

❀ 赤ちゃんが痛かったり苦しかったりすることはありません

　小さな赤ちゃんの体にさまざまなコードが取り付けられていて、とてもびっくりされたことでしょう。赤ちゃんの体に取り付けて、呼吸数・心拍数・酸素飽和度などの情報を連続的に測定したり監視したりする器械がモニターです。赤ちゃんの異常をいち早く発見し、警報を鳴らしてくれます。モニターの装着によって赤ちゃんが痛かったり苦しかったりすることはありませんので、ご安心ください。

❀ 赤ちゃんによく使われるモニター

①呼吸・心拍モニター：電極を胸に貼り付けて、心電図と胸の動きを電気的に測定することによって、心拍数と呼吸数、呼吸の深い浅いを測定します。

②パルスオキシメーター（SpO_2モニター）：手足の指をセンサーではさみ、赤い光で皮膚を透かして血液の拍動を検知することによって、血中の酸素飽和度（酸素の取り込み具合）と脈拍を測定します。

③非観血的血圧モニター：腕や足に巻いて血圧を一定時間ごとに測定します。

④体温プローベ：鼻腔や直腸で体温の変動を測定します。

　人工呼吸を受けている赤ちゃんには、以下のものが加わることもあります。

⑤経皮酸素・二酸化炭素分圧モニター：採血することなく、皮膚にプローベを貼ることによって血液中の酸素分圧、二酸化炭素分圧の変動を連続的に測定します。

　パルスオキシメーターや経皮酸素二酸化炭素分圧モニターは、赤ちゃんの肺と心臓の状態によっては、心臓より上と下の2カ所に貼られることもあります。

⑥換気モニター・カプノメーター：呼吸器回路の中にセンサーを取り付けて、肺の硬さや気道の抵抗、換気量などを測定することによって、人工呼吸器が適切に働いているかどうかと、赤ちゃんの呼吸の様子の変化を連続的にグラフィカルに表示します。また、同じようなセンサーで呼気の二酸化炭素濃度を測定できるものもあります。

　循環不全の赤ちゃんには、以下の2つが加わることもあります。

⑦観血的血圧モニター：動脈に点滴を入れて血圧を連続的に測定します。

⑧精密尿量測定：尿道から膀胱に挿入した管（カテーテル）から出てくる尿量を経時的に測ります。

⑨脳機能モニター（aEEG）：重症仮死、低酸素性虚血性脳症などで、低体温療法を受けていたり、けいれんが続いていたりする赤ちゃんは、継続的に脳波状態を測定するために脳機能モニターを装着します。

> いろいろな輸液のルートとその役割については p.238 参照

呼吸・心拍モニター

在胎22～24週の非常に未熟な皮膚を持つ児では、電極を貼るだけでも熱傷様の創傷をつくってしまうことがある。心拍数のみをモニターするだけならば、手足に電極を取り付けたり、生体情報モニターの場合ならば、観血的血圧モニターやパルスオキシメーターの脈波形をソースとして心拍数を測定することも可能である。

心拍数、SpO_2、胸郭インピーダンスを同時に記録するCRG（cardiorespirogram）を出すことよって無呼吸の評価（中枢性か末梢性か）が可能な機種もある。

パルスオキシメーター

体動が激しい場合や末梢循環の悪い患児では正確に測定できない。マシモ社などの雑音除去技術により改善されているが、脈波形やPerfusion Index（灌流指標）などを参考に正しく測定されているかを見極めることが必要である。メーカーによって若干アルゴリズムが異なり、新生児においてはPO_2が100mmHgを超えていてもSpO_2が100％とならないこともあること、またSpO_2では100％以上は測定できないため、高酸素分圧に注意が必要となる。

装着において弾性包帯やコーバン™などの徐々に締まっていく固定帯を使用すると、皮膚の圧迫壊死を来すことがあるので、使用してはならない。また、ディスポーザブルのプローベが主流であるが、逆に使い回しによる感染のリスクが懸念されるため、安価で消毒可能なリユーザブルプローベの発売が期待される。

呼気終末二酸化炭素モニター（カプノメーター）

計画外抜管の早期検知や気管挿管時のチューブの位置確認などにも有用である（ディスポーザブル製品もある）。パルスオキシメーターに内蔵されている機種もある。直接回路にセンサーを組み込み、換気量とリークを測ることのできるメインストリーム法と、回路内の呼気ガスを吸引して測定するサイドストリーム法とがある。メインストリーム法では、新生児の場合、気管チューブのリークがある場合が多く、呼気が気管チューブに戻らず低値となる。また、死腔量に比べて換気量が少ない場合も低値となってしまう。気管切開している大きめの乳幼児など、これらが克服できる症例では非常に有用である。また、サイドストリーム法では、サンプリングが少量で鼻カテーテルでも測定可能の機種も開発されている。

非観血的血圧モニター

適切なマンシェットを選択しなければ正しく測定できない。機種や測定部位によっては、かなり高めの測定値となる。較正ができないため、出された測定値を鵜呑みにしてはならない。また、500g以下の児では測定できないこともあり、注意が必要である。

体温プローベ

鼻腔用と肛門用を区別して表示しておく。0.2℃程度の誤差はあるが、汎用のプローベも原則的に使用可能である。

経皮酸素・二酸化炭素分圧モニター

経皮酸素分圧と経皮二酸化炭素分圧の両方を1つのプローベで測定できる一体型センサ

ーが主流である。プローベ温を高くした方が経皮酸素分圧は正確に表示されるが、高温でかつ貼付時間が長くなると熱傷を起こすため、2〜3時間ごとの貼り換えや温度設定に注意が必要である。ショック状態、末梢循環不全、著明な浮腫などの存在下では、経皮酸素分圧は低値となる。また、生後日数が経過した児でも測定値がかなり低くなり、信頼性に欠けるため、パルスオキシメーターを使用した方がよい。

経皮二酸化炭素分圧モニターは低温でも比較的正確な値を示すため、プローベ温が42℃程度の低温でも、血液ガス分析によるPCO_2値と補正をかけ、相対的な経時的変化を観察することにより採血頻度を減らしながら呼吸管理が可能となる。その場合、PO_2は経皮酸素分圧を無視し、パルスオキシメーターによるSpO_2を採用することになる。また、新生児遷延性肺高血圧症（PPHN）を疑う場合には、同一機種の経皮酸素分圧モニターやパルスオキシメーターを動脈管の前後領域に装着することが必要である。

換気モニター

換気量、肺のコンプライアンス、気道抵抗などの変化を経時的にグラフィカルにモニタリングすることによって、人工呼吸器を適切なセッティングに変更することができる。また、先当たりや閉塞、リークなど、挿管チューブのトラブルを早期に把握することができるため、可能な限り装着することが望ましい。人工呼吸器に内蔵されている機種や外付けオプションとなっているものもあり、人工呼吸器の更新の際などには導入が勧められる。

観血的血圧モニター

血圧波形の面積は心拍出量を反映したものである。最低血圧が低く脈圧差が大きい波形は動脈管開存でみられ、脈圧差が小さい波形は低心拍出量を意味するなど、波形により循環動態の情報を知ることができる。低出生体重児では血塊などが橈骨動脈から頭にも飛ぶ可能性があり、原則としてフラッシングバルブからのフラッシュを行ってはならない。また、大量出血のリスクがあるため、ラインが外れないように回路はすべてルアーロック式で接続する。たとえサンプリングのみが目的であっても、失血などトラブルの予防のため、可能な限り血圧を直接モニタリングする。

近年普及してきたディスポーザブルの血圧トランスデューサー（バクスター社などで販売）は、持続フラッシング装置の流量の上限が、なぜか成人用（3mL/時）より新生児用が多く（30mL/時）なっているため、加圧バッグと組み合わせると誤って大量輸液される危険がある。新生児・乳幼児領域での加圧バッグは注入量が不明なこと、およびディスポーザブルのトランスデューサーが組み合わさる危険を考えて使用してはならない。原則としてシリンジポンプで注入する。

生体情報モニター

呼吸・心拍モニター、パルスオキシメーター、非観血的血圧モニター、体温プローベ、観血的血圧モニターが1つにまとまった生体情報モニターが販売されている。高価であるが、今後、電子カルテ化を念頭に、更新の際には導入を検討するとよいと思われる。この際、CRGが常時表示可能か、2系統のSpO_2を同時に表示することができるか（PPHN

の診断のため)、アラームオフの状態になっているかどうかが一目でわかるか、危険回避のため簡単にはアラーム音が停止できないようになっているかなどの点において、機種選定には慎重になることが必要であろう。

脳機能モニター（aEEG）

aEEGは、EEGのアンプリチュードの変化を圧縮表示する。全般的な脳機能、burst suppression、interburst interval（IBI）、睡眠／覚醒サイクル、てんかん発作などの分析が、脳機能の専門医でなくとも迅速に可能となる。長時間の連続モニタリングも可能であり、てんかん発作や低酸素性虚血性脳障害（HIE）などの発見、評価、治療の効果の観察などが可能となる。

精密尿量測定

尿路感染予防のため、閉鎖式回路を使用すること、そして検尿を頻回に行うことが推奨される。カテーテル感染の発現を遅らせるとの報告はあるが、抗菌薬の予防的全身投与に関しては議論のあるところである。より正確な尿量を把握するために、回路内の容量を事前に測定しておくことが必要である。尿道バルンカテーテルは6Frが最細であり、極低出生体重児では3～5Frの経管栄養カテーテルで代用することになるが、尿道からの横漏れには注意が必要である。

電子カルテとの連携、患者情報管理システム（部門システム）

病院全体の電子カルテは、オーダーシステムや医事会計システムから発展したものが多く、集中治療部門・周術期部門などでは使い勝手の悪いものが多い。経過表を作成するのに、看護師がモニターの数字をメモにとり、再度電子カルテに入力し直さなければならないなどというのは本末転倒である。そのため、集中治療部門向けの部門システムが開発・販売されている。

生体情報モニターからの患者情報の取り込み、経過表作成機能だけでなく、注射や処方などに関する医師のきめ細かい指示、医事会計、在庫管理に至るまで扱うことができるものがある。非常に高価なものが多いが、電子カルテ化にあたって導入が奨められる。

ホームモニタリング

無呼吸徐脈発作や呼吸嚥下調節障害の長引いた児に対して、ホームモニタリングとして無呼吸モニターやパルスオキシメーターが使用される。機種を選定するにあたって、アラーム機能のみならず、イベントレコーダーの機能を持つことが望ましい。

第3章 新生児に行われる主な治療

⑨ 赤ちゃんに使うモニターとその役割

家族への説明のポイント

- NICUへ入院した児に面会した両親は、保育器の中のわが子の小ささ、重症感にまずショックを受ける。加えて、さまざまなコードやラインが児に取り付けられていることにショックを受けるようである。
- 点滴やモニタリングが必要なこと、どの管がどこからどこまで体の中に入っているのか（両親には胃チューブと点滴のチューブとの区別はつかない）、児に痛みがあったり、つらかったりすることなのか、それとも体の表面に貼られているだけなのかなどを、一つひとつ話していかなければならない。
- その次に、児の状態がいかにモニターされているのか、モニターに出ている数字の説明やF_IO_2など人工呼吸器のセッティングについて説明することが必要となる。
- モニターのコードと輸液ラインがこんがらがった、いわゆる「スパゲティ症候群」には気を付け、極力整理する。

川口市立医療センター新生児集中治療科部長 **箕面崎至宏**

10 早産児の栄養

口や鼻からチューブを通して行う栄養：経管栄養

注意すべき点
- 栄養チューブがちゃんと胃内に入っているか
- ミルクを注入する前に、前回のミルクが胃の中に残っていないか

注射器で少しずつミルクを入れます。

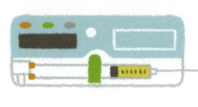

食道
胃

口で上手におっぱいやミルクを飲めるようになるまで、鼻や口からチューブを入れて胃まで通し、おっぱいやミルクを注入します。

中心静脈を通して行う栄養輸液：経静脈栄養

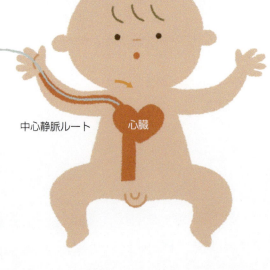

中心静脈ルート　心臓

注意すべき合併症
カテーテルのトラブル（感染症・血栓症）や代謝異常、肝機能障害

中心静脈を通して入れるのは、もちろんミルクではなく、栄養成分が調整された輸液剤です。胃や腸の働きが少しずつ良くなってくれば、上の経管栄養に移ります。

新生児に行われる主な治療　第3章

⑩ 早産児の栄養

早産児の特徴

　胎児期から新生児期はヒトの一生で最も身体発育のさかんな時期です。在胎37週未満で出生した早産児や出生体重2,500g未満の低出生体重児は、子宮外での生活に十分適応できない未熟な状態で出生することになり、出生後の栄養が成長や発達、合併症に影響します。低出生体重児にとって栄養は最も重要な治療の一つです。

栄養を行う上での早産児の特徴

　①低出生体重児は十分な栄養素の備蓄がないまま生まれてきます。②未熟であればあるほど合併症が多く、授乳が進みません。③在胎34週前後までは吸啜と嚥下の協調がうまくいきません。④胃の容量が小さいです。⑤胃食道逆流症が起こりやすいです。⑥消化管の運動性が低下しています。⑦酵素・ホルモンの不足がみられます。

主な栄養法

経管栄養：在胎34週未満の児は吸啜・嚥下運動と呼吸が同調せず、上手に哺乳することができません。よって経口哺乳が困難なため、経管栄養を行います。栄養チューブを口または鼻から挿入して胃内に留置し、3時間ごとにミルクを注入します。

経静脈栄養：未熟性が強い場合、合併症でミルクによる腸からの栄養が進まない場合や不十分な場合に、補助的な手段として用います。点滴により直接中心静脈内に栄養素（糖、アミノ酸、脂肪、電解質、ミネラル、ビタミンなど）を投与します。

その他の栄養補給

強化母乳栄養：母乳は乳児にとって理想の栄養源ですが、低出生体重児、特に1,500g未満の極低出生体重児では各栄養素の必要量が成熟新生児とは異なり、母乳だけでは不足する成分があります。この不足する蛋白質、カルシウム、リンを補強するのが母乳強化パウダー（HMS-1、HMS-2）です。

低出生体重児用ミルク：母乳が足りないときは低出生体重児用ミルクを与えます。通常のミルクよりもカロリー、蛋白質、カルシウム、リンなどが強化されています。

ビタミンD：腸からのカルシウムとリンの吸収を促進し、骨の生成を促します。授乳量が安定したら開始します。

鉄剤：未熟児貧血をきたし、鉄欠乏状態になったときに投与します。

母乳の大切さについては p.294 参照

早産児・低出生体重児の栄養管理の重要性

早産児は本来子宮内で過ごすべき妊娠後期の時期を子宮外環境下で生活しなければならない。妊娠後期は中枢神経系が最もダイナミックに発育する時期であり、中枢神経系を予定日までに正期産児と同程度まで発育させるための基質として栄養は重要な役割を果たす。

また、栄養状態の悪化は感染症や慢性肺疾患などの合併症にもつながる。早産児に対する栄養には経腸栄養および静脈栄養があり、経腸栄養がより生理的である。早産児・極低出生体重児に対しては出生直後からのアミノ酸投与を主体とした静脈栄養と、可能な限り早期に少量の経腸栄養（trophic feeding）を併用する積極的栄養管理（early aggressive nutrition）が行われる。

以下に早産児・極低出生体重児の栄養管理法の一例を紹介する。

出生から48時間の栄養管理

NICU入院後に中心静脈ルート（PIカテーテルもしくは臍静脈カテーテル）を確保し、アミノ酸を主体とした静脈栄養を開始する。脂肪乳剤は日齢1より開始する。経腸栄養は母乳が届き次第（可能な限り24時間以内）、開始する。trophic feedingの効果を表⑩-1に示す。経腸栄養の第一選択は初乳・自母乳である。第二選択はドナーミルクであるが、わが国では利用できる施設が限られている。低出生体重児用ミルクは第三選択であり、使用は児の未熟性を勘案して決定する。経腸栄養の投与量を表⑩-2に示す。以後、児の状態をみながら同量ずつ増量する。栄養チューブの選択を表⑩-3に示す。また生後早期より壊死性腸炎の予防目的にプロバイオティクスを投与する。

生後48時間以後、輸液中止まで

経腸栄養を次第に増量し、図⑩-1のように静脈栄養から経腸栄養に移行していく。経腸栄養で早産児に見合った栄養必要量を供給するため母乳強化を行っていく。わが国で使用可能な強化パウダーにはHMS-1、2があ

表⑩-1 trophic feedingの効果

1. 消化管蠕動の促進
   - Full feedingに到達する日数の減少
   - 静脈栄養期間の減少
   - 残乳が少なく、授乳が順調に進む
2. 外分泌・内分泌学的効果
   - 腸管ホルモン分泌促進
3. 胆汁うっ滞・黄疸の軽減
   - 光線療法期間の減少
   - 直接ビリルビンが低値
   - parenteral nutrition associated cholestasis（PNAC）発症の減少
4. 感染症減少
   - 重症感染症・敗血症の減少
   - MRSA保菌数の減少
5. その他
   - 酸素投与期間の減少
   - NICU入院期間の短縮
   - 体重減少期間の短縮

表⑩-2 授乳計画

出生体重	開始量	増量方法	full feed到達目標
1,000g未満	15〜20mL/kg/日	15〜20mL/kg/日	約2週間
1,000g以上	30mL/kg/日	30mL/kg/日	約1週間

上記の量を8〜12回に分けて間欠的に胃管より注入する。

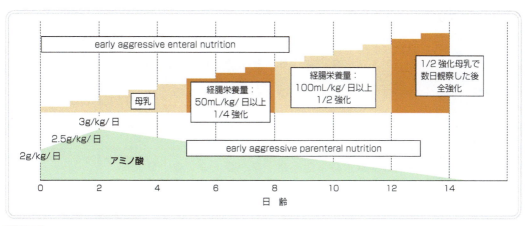

図⑩-1 生後早期の栄養計画 （文献2より引用）

表⑩-3 栄養チューブサイズの選択

体　重	チューブ（Fr）
1,250g 未満	3
1,250〜2,000g	4
2,000g 以上	5

表⑩-4 強化母乳の注意点

- 下痢や腹部膨満
- 鹸化による糞石（特に消化管手術後や胆汁うっ滞症例）
- 新生児ミルクアレルギー
- 浸透圧上昇による壊死性腸炎やfeeding intolerance
- ビタミン類、鉄、銅、亜鉛などの不足

表⑩-5 静脈栄養による合併症

1. カテーテルに関連した合併症
- 感染症
- 血栓症
- 血管外への漏れ
2. 調剤に関連する合併症
- 薬物混合に伴う相互作用、配合変化、沈殿物の産生
- 光による分解、毒性物質産生（ビタミン剤、脂肪乳剤）
3. 代謝性・栄養性合併症
- 高血糖、低血糖
- 電解質異常
- アミノ酸に関連する異常（高アンモニア血症、高BUN血症）
- 脂肪乳剤に関連する異常（呼吸障害、発熱、肝機能障害、血小板低下）
- 微量元素・ビタミン欠乏
4. 臓器障害
- 胆汁うっ滞、肝機能障害（PNAC）

る。経腸栄養が50mL/kg/日に達した時点で規定量の1/4強化（母乳120mL当たり1包）で母乳強化を開始し、100mL/kg/日に達したら1/2強化（母乳60mL当たり1包）とし、その後、数日観察し、腹部膨満や下痢などの腹部所見の増悪がなければ全強化（母乳30mL当たり1包）とする。

輸液中止以後、退院まで

経腸栄養が100〜120mL/kg/日以上に達した段階で、静脈栄養は中止する。この時期よりビタミンD製剤（アルファロール®）および鉄剤（インクレミン®シロップ）、必要に応じてエリスロポエチンの投与を行う。経腸栄養の目標は150〜160mL/kg/日とする。母乳強化の終了時期に関しては明確な指標は存在しない。発育が順調で直接授乳（直母）が可能となった段階で、母乳強化を終了して

表⓾-6 モニタリング項目とスケジュール

	日齢	静脈栄養施行中											備 考
		0	1	2	3	4	5	6	7	14	21	28	
計測	体重	◎	○	○	◎	◎	◎	◎	◎	◎	◎	◎	未熟性が強い場合は、日齢0と日齢3以降測定
	身長・頭囲・胸囲	◎							◎	◎	◎	◎	週に1回
	SDスコアによる体格記録	◎	◎	◎	◎	◎	◎	◎	◎	◎	◎	◎	連日チェック
	上腕周囲長								◎	◎	◎	◎	週に1回
	栄養摂取量	◎	◎	◎	◎	◎	◎	◎	◎	◎	◎	◎	連日計算（蛋白、カロリー接種量、糖摂取量）
血液検査	血算	◎	◎				◎		◎	◎	◎	◎	
	生化学*	◎					○（注1）		◎	◎	◎	◎	電解質は必要に応じてチェックする。ほかはおおむね週1回、脂肪製剤開始後は遠心毛細管の乳びをチェックする
	血糖値、毛細管ビリルビン、CRP、乳酸	◎	◎	◎	◎	◎	◎	◎	◎	◎	◎	◎	簡易血糖測定器、bilmeter、乳酸はLactatepro、CRPはSHINOTEST（Latessier）を使用し、微量で検査
	血液ガス	◎	◎	◎	◎	◎	◎	◎	◎	◎	◎	◎	適宜（電解質、乳酸も同時測定）、呼吸管理中は連日
	アンモニア	◎	◎	◎	◎	◎	◎	◎	◎				アミチェック™ メーターを使用（静脈栄養中）
	アミノ酸分析				←→								アミノ酸投与量が最大となる日齢でチェック
尿検査	尿一般		◎						◎	◎	◎	◎	週1回
	尿生化		◎						◎	◎	◎	◎	週1回（%TRP、Naバランス）
橈骨X線										◎		◎	

＊ TP、Alb、BUN、Cre、AST、ALT、LDH、ALP、CK、Ca、P、Na、K、Cl、T-bil、D-Bil、TG、TC
◎必須、○必要時のみ、注1：必要項目のみ

いる。

栄養学的モニタリング

強化母乳、静脈栄養の合併症・注意点をそれぞれ示す（表⑩-4、⑩-5）。安全な栄養管理、過不足ない栄養素の投与のために栄養モニタリングを行うことが必要である（表⑩-6）。

> **家族への説明のポイント**
>
> - 早産児は胎児発育が急速に進む妊娠後期を子宮外で生活することになり、この時期の低栄養は予後に影響する可能性がある。積極的な栄養が重要である。
> - 極低出生体重児は母乳栄養単独では栄養素の欠乏を起こしやすい。

引用・参考文献

1） Dutta, S. et al. et al. Guidelines for feeding very low birth weight infants. Nutrients. 7 (1), 2015, 423-42.
2） 板橋家頭夫編．新生児栄養学：発達生理から臨床まで．東京，メジカルビュー社，2014，377p.
3） 新生児医療連絡会編．NICUマニュアル．第5版．東京，金原出版，2014，887p.

昭和大学横浜市北部病院こどもセンター **長谷部義幸**　教授 **北澤重孝**

11 光線療法

光線療法を受けるときの赤ちゃん

赤ちゃんは保育器またはコットでオムツ以外は裸にし、全身に光があたるようにします。

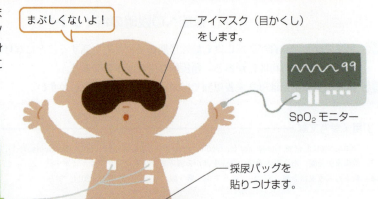

まぶしくないよ！

アイマスク（目かくし）をします。

SpO₂ モニター

呼吸・心拍モニター

採尿バッグを貼りつけます。

Q&A

● ブロンズベビー症候群って何？
光線療法中に、皮膚や尿が緑褐色調（ブロンズ）に見える状態です。光線療法で変化したビリルビンが体内にたまってしまった状態と考えられています。光線療法を中止すれば軽快して、後遺症を残すことはありません。

● 母乳はどうしたらよいですか？
母乳は今まで通り飲ませてあげます。

いろいろな光線療法器

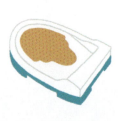

着衣のままで治療可能です（背面から照射するため）。

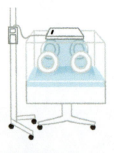

保育器の中で行うときに使います。

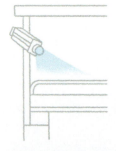

ビデオカメラのようなLEDタイプもあります。

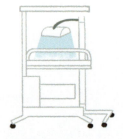

オープンクベースでは、このようなタイプを使います。

新生児に行われる主な治療　第3章

⑪ 光線療法

こんなときに光線療法を行います

　新生児高ビリルビン血症（黄疸）の治療は、光線療法および交換輸血です。臨床症状、赤ちゃんの生まれたときの体重、生後の日数、ビリルビン値およびビリルビン脳症の危険因子を加味して治療方法が選択されます。

光線療法はこんなメカニズムの治療です

　光線療法が黄疸の治療に有効なのは、本来の肝臓での間接ビリルビンの処理とは別に、光エネルギーが水に溶けない間接ビリルビンを水に溶けるビリルビンに変化させて、肝臓や腎臓からの排泄を促し、より多くの間接ビリルビンが処理されて血液から出ていくためです。

こんな手順で行います

①赤ちゃんは、保育器またはコット内でオムツ以外の衣服は脱がせて裸にします。
②動物実験では網膜への影響が想定されているので、目には遮光用のアイマスクをつけます。
③光の照射は、哺乳の時間を除いて連続して行います。
④12～24時間ごとに採血してビリルビンのチェックを行います。
⑤光線開始基準値より2～3mg/dL以上低下したら中止し、中止後12～24時間後に再度血清ビリルビン値を測定します。
⑥光線療法中止後、再びビリルビン値が上昇し（リバウンド）、再度、光線療法を行わなければならないことがあります。

こんな副作用がみられることがあります

　①発熱、皮膚からの水分損失（LEDライトでは蛍光管と比較して減少）、②下痢、緑色便、③過敏、嗜眠（刺激に対する反応が鈍く、なかなか目覚めない）、哺乳力低下、④皮疹、⑤ブロンズベビー症候群といった副作用がみられることがありますが、光線療法を中止すれば回復し、一般的には重篤な後遺症を残すことはありません。副作用に対しては、哺乳量を増やしたり、哺乳が十分でない赤ちゃんには点滴で水分を補ったりすることがあります。

その他の治療法

　重症度に応じて光線療法または交換輸血が選択されますが、交換輸血の適応のない高ビリルビン血症に関して光線療法に代わる治療法はありません。

高ビリルビン血症（黄疸）についてはp.128参照●交換輸血についてはp.260参照

光線療法の原理

光エネルギーにより、水に不溶な間接ビリルビン（ZZ ビリルビン）が立体異性体（EZ ビリルビン、EE ビリルビン）や構造異性体（EZ サイクロビリルビン、EE サイクロビリルビン）に変化する。これらの光学異性体は水溶性となり、腎臓、肝臓から排泄される。光線療法の目的は、ビリルビンの酸化物の生成を可能な限り抑制し、サイクロビリルビンを生成・排泄することにある[1]。蛍光管と比較して LED（light-emitting diodes）では児が発熱することは少ないが、蛍光管による光線療法時と同様、胆汁分泌および尿量確保が減黄の観点から重要なので、十分な水分の投与が必要である。

適応基準

高ビリルビン血症に対する光線療法・交換輸血は治療法として確立しているものの、その絶対的適応基準はまだ確立していない。わが国では高ビリルビン血症への治療基準について2種類が提唱されており、日齢別に適応を決めた村田・井村の基準が最も汎用されている（図⑪-1）[2]。中村らは、総ビリルビン濃度とアンバウンドビリルビン濃度の両面から光線療法・交換輸血の適応を提唱している（表⑪-1）[3]。アンバウンドビリルビン濃度は血中でのビリルビン・アルブミンの結合状態を反映するため、その値を基準とした治療の選択は理論的に妥当であるが、臨床的な妥当性は今後も検討を重ねていく必要がある。

光線療法の効果に影響を与える因子

以下の項目を常に考慮して光線療法を行う必要がある。
①光線の波長
②光源の種類
③光線ユニットのデザイン
④児にあたる光線の照射面積
⑤光源と児との距離

光線療法の機器と特徴

●特殊蛍光管を用いた光線療法機器

青白色光（400〜700nm、最大エネルギー480nm）ないし緑色光（470〜620nm、最大エネルギー520nm）が用いられている。緑色

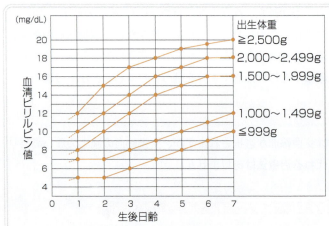

図⑪-1 光線療法の適応基準（村田・井村）（文献2より引用）

表11-1 光線療法・交換輸血の適応基準（中村ら）

1）血清総ビリルビン濃度による基準（mg/dL）						
出生体重	<24時間 P/ET	<48時間 P/ET	<72時間 P/ET	<96時間 P/ET	<120時間 P/ET	>5日 P/ET
<1,000g	5/8	6/10	6/12	8/12	8/15	10/15
<1,500g	6/10	8/12	8/15	10/15	10/18	12/18
<2,500g	8/10	10/15	12/18	15/20	15/20	15/20
≧2,500g	10/12	12/18	15/20	18/22	18/25	18/25

2）血清アンバウンドビリルビン濃度による基準（μg/dL）		
出生体重	光線療法	交換輸血
<1,500g	0.3	0.8
≧1,500g	0.6	1

P：光線療法、ET：交換輸血

（文献3より引用）

の波長である510nmの光が最も効率よくZZビリルビンを分解する。注意点としては、蛍光管の使用時間は3,000時間を目安に交換する。

上方または斜め側方から照射する方法が主流である。

●**発光ダイオードを用いた光線療法機器**

LEDを光源とした光線療法機器が開発され、アトムメディカル社から2005年7月より照射エリアが広いベッドタイプも発売されている。LEDの利点は、有害な紫外線と不感蒸泄を増加させる赤外線がカットされ、エネルギー効率がよく、軽量・小型で光エネルギー量の調節が容易であることである。さらに蛍光管と比較して長寿命で、ランニングコストが良い。現在、蛍光管に代わって広く利用されている。

●**ベビーコット上で用いる光線療法機器**

ビリベッド（メデラ社）、LEDベッドLF-111（トーイツ社）がある。ベビーコットに置き、その上に児を寝かせることで、背部からの近距離での光線療法が可能となった。着衣のままで光線療法が行え、背部に光線が照射されるためアイマスクも必要としない。母子分離のリスクが軽減される。ビリベッドはspecial blue lampを、LF-111はLED青緑色光を使用している。

●**ファイバーオプティクライト**

ビリブランケット（OHMEDA MEDICAL社）、ビリソフト（GEヘルスケア・ジャパン社）、ネオブルーコージーならびにビリセラピー パッドタイプ（アトムメディカル社）が代表である。着衣の上から照射可能である。アイマスクが不要で、母子分離のリスクが軽減されるなど利点を持っているが、皮膚の一部（腹部・背部）に集中的に照射することの問題点が未解決である。

●**スポット照射する光線療法機器**

LEDを使用したビリセラピー スポットタイプ（アトムメディカル社）がある。光が拡散せず、治療中の児だけをスポット照射できるので、周囲の児への光刺激が避けられる。

光線療法のEBM

新規光源に関するNICHD Cochrane Neonatal Collaborative Review Groupでのレビューは"Fibreoptic phototherapy for neonatal jaundice"のみである[4]。新たな光線治療機器が導入された場合、欧米人と比較して黄疸の程度の強い日本人を対象とした日本からのEBMとなる研究発表が期待される。

ビリルビンの持つ抗酸化作用

従来、新生児期のビリルビンは中枢神経系に毒性を持つ物質として扱われてきた。近年の研究ではビリルビンはin vitroで脂溶性の抗酸化剤としての働きがあることが報告されている[5]。また、ヘムからビリルビンへの異化過程でヘムの代謝に関与しているヘムオキシゲナーゼが、紫外線や強力な酸化剤であるH_2O_2に曝されたとき生成される熱ショック蛋白と同一物質であることが明らかになった[6]。このことは、新生児の生理的黄疸では新生児期のラジカルによる細胞傷害から生体を守る生理的作用の一端をビリルビン代謝が担っていることを意味していると考えられる。過度な光線療法は慎むべきとも考えられる。

家族への説明のポイント

- 光線療法は効果や安全性を含めて世界的にも確立された治療である。
- 光線療法は不感蒸泄の増加により利尿の減少を引き起こす。尿から水溶性に変化したビリルビンの排泄を促すためにも、十分な水分補強が必要である。
- 光線療法は交換輸血に代わる治療ではない。

引用・参考文献

1) Onishi, S. et al. Demonstration of a geometric isomer of bilirubin IX *a* in the serum of a hyperbilirubineamic newborn infant and the mechanism of jaundice phototherapy. Biochem. J. 190, 1980, 533-6.
2) 井村総一. 光線療法の適応基準と副作用の防止. 日本臨牀. 43, 1985, 1741-8.
3) 神戸大学医学部小児科編. "高ビリルビン血症の管理". 新版 未熟児新生児の管理. 第4版. 東京, 日本小児医事出版社, 2000, 225-40.
4) https://www.nichd.nih.gov/cochrane_data/millsj_01/millsj_01.html
5) 中村肇. "新生児ビリルビン代謝の特異性". 新生児黄疸のすべて. Neonatal Care 秋季増刊. 中村肇編. 大阪, メディカ出版, 1994, 12-6.
6) Stoker, R. et al. Bilirubin is an antioxidant of possible physiological importance. Science. 235, 1987, 1043-6.

日本大学医学部小児科学系小児科学分野准教授 **細野茂春**

memo

12 交換輸血

交換輸血を受けるときの赤ちゃん

one-way 法

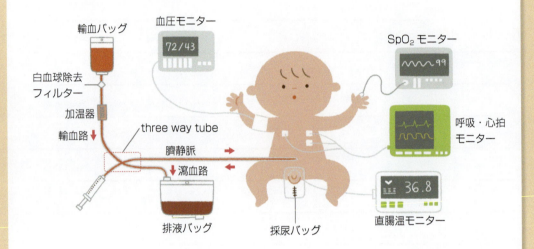

two-way 法

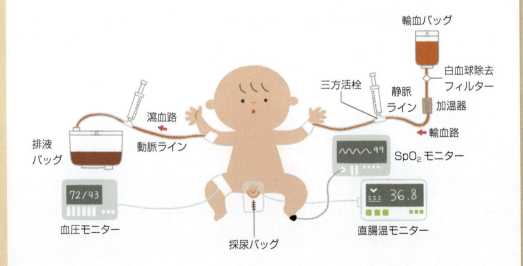

第3章 新生児に行われる主な治療

⑫ 交換輸血

❀ こんなときに交換輸血を行います

　新生児高ビリルビン血症（黄疸）の治療は光線療法および交換輸血です。臨床症状、赤ちゃんの生まれたときの体重、生後の日数、ビリルビン値およびビリルビン脳症の危険因子を加味して治療方法が選択されます。生後早期に急速に黄疸が強くなる場合は、お母さんが赤ちゃんの赤血球を壊す抗体を持っている血液型不適合による病気が考えられますので、交換輸血が必要となります。光線療法は交換輸血に代わる治療ではありません。

❀ 交換輸血はこんな効果があります

　黄疸治療の目的はビリルビン脳症後遺症の予防です。交換輸血で、①血中ビリルビンの除去、②赤血球を破壊する抗体除去、③壊れやすくなった赤血球の除去を同時に行い、短時間で血清ビリルビン値を低下させることができます。

❀ こんな手順で行います

　おへその血管または手足の動脈・静脈を使用して、赤ちゃんの血液を日本赤十字社から供給されている成人の血液と入れ替えます。体重1kg当たり約160mLの血液を使用しますので、3kgの赤ちゃんで約500mLの血液を使い、2時間かけて行います。交換輸血によって85％の血液が新しく入れた血液と置き換わり、ビリルビン値が低下して黄疸が軽くなります。

❀ こんな合併症があります

　まれに、カテーテルを挿入する際に出血することがあります。また、血液製剤を使用しますので、以下のような合併症の危険性があります。
血液を媒介とした感染症：検査に合格した血液だけが供給されますが、検査方法には限界があります。残念ながら、検査方法のないウイルスや感染してから数日間は検査で確認できない時期があるため、供給された血液にウイルスがまぎれこんでいる場合があります。
輸血後移植片対宿主病（GVHD）：輸血した血液中のリンパ球が輸血を受けた赤ちゃんの組織を攻撃する病気で、発症すると有効な治療法がありません。この病気を予防するために、輸血する血液に放射線をかけてリンパ球を殺します。

❀ その他の治療法について

　交換輸血に代わる確実な治療はありません。交換輸血後は光線療法を行います。

高ビリルビン血症（黄疸）については p.128 参照●光線療法については p.254 参照

目的

　高ビリルビン血症の治療の目的はビリルビン脳症の予防にある。交換輸血を必要とする高ビリルビン血症では、まず速やかに治療を開始し、ビリルビン値を低下させるとともに、原因を明らかにする。のちの原因検索のため、交換輸血の最初の血液は全血と血清とを多めに保存しておく。

新生児溶血性疾患による高ビリルビン血症での交換輸血の役割

①ビリルビン除去によるビリルビン脳症予防
②抗体の除去
③感作され溶血しやすくなった血球の除去による新たな溶血の防止

交換輸血によるビリルビンの除去率

　循環血液量の2倍で交換輸血を行った際、赤血球の85%が置換される。一方、循環血液中のビリルビンの除去率は50%であるが、体内の総ビリルビンの25%の除去に過ぎない。交換輸血後の血管内と血管外の平衡状態によるリバウンドにより、交換輸血後のビリルビン濃度は交換輸血前の70~80%となる[1]。この平衡状態はほぼ30分でみられるため、交換輸血を行う際は、中間で30分の休息を入れることで、より多くのビリルビンが除去できる。

方法と特徴

　交換輸血の方法を選択する際、両者の利点、欠点を熟知しておく必要がある。
one-way法（ダイアモンド法）：臍静脈にカテーテルを挿入し、チェンジバルブなどを用いて交互に瀉血、輸血を繰り返す。臍静脈を使用するためブラッドアクセスが容易であるが、副作用として感染、血栓、穿孔のほか、カテーテルの位置によっては肝壊死や門脈圧亢進症を起こし得る。
two-way法：末梢の動脈と静脈にカテーテルを留置して動脈から瀉血し、静脈から同時に輸血を持続的に行う。one-way法と比較して循環動態に与える影響は少ない。早産児では考慮すべき点である。動脈カニュレーションの合併症として感染、血栓、血行障害、コネクター接続部のゆるみによる失血が報告されている。血行障害予防のために動脈カニュレーションを行う前に、必ず動脈を圧迫して、末梢に循環不全が起こらないことを確認する（Allen's test）。

使用する血液と準備

　Rh不適合例にはABO同型Rh（－）血を使用する。ABO不適合例には日本赤十字社または院内輸血部から供給されるO型血球とAB型FFPによる合成血が望ましいが、準備できない場合はO型血液を用いる。O

表12-1 交換輸血の適応（志村・馬場）

1. **Rh溶血性疾患：出生直後の交換輸血**
①臍帯血血色素量：14~15g/dL以下
②臍帯血ビリルビン値：5mg/dL以上
③心不全徴候：浮腫、全身状態不良、肝脾腫、母血清抗D抗体64倍以上、直接クームス陽性、網状赤血球15%以上は参考とする。それ以後の交換輸血の適応基準は以下の2に準じる。

2. **他の原因による高ビリルビン血症**
①Praagh I期症状の出現：筋緊張低下、嗜眠、哺乳力低下
②成熟児：25mg/dL以上、未熟児：20mg/dL以上
③kernicterogenic factors*を認めるとき
成熟児：20mg/dL以上、未熟児：15mg/dL以上

*アシドーシス、新生児仮死、感染症、呼吸窮迫症候群、低血糖、低蛋白血症　　　　（文献2より引用）

型血球を洗浄せずに単にAB型FFPと混合するのは合成血ではなく混合血である。
① GVHD（移植片対宿主病）予防のために1,500radの放射線照射を行い、38℃に加温する。
② 輸血後のサイトメガロウイルス感染予防のために白血球除去フィルターを使用する。

人員

術者である医師1ないし2名と、記録およびバイタルチェック係の看護師1名が必要である。one-way法、two-way法いずれも、交換輸血ポンプまたは輸血に輸注ポンプを使用する場合、1名の医師で実施可能である。two-way法で輸注ポンプを使用しない場合は瀉血、輸血に各1名ずつ医師が必要である。交換輸血用ポンプは、現在は製造が中止されており入手困難である。

交換輸血の実際

禁食：術前3時間前から禁食にして術中の嘔吐を予防する。また臍静脈カニュレーション例では、術後6時間は禁食として腹部症状の観察を行う。

児の固定：交換輸血を安定して行うために児を抑制する。

モニタリング：呼吸、心拍、血圧、酸素飽和度および体温のモニターを装着し、チェックを定期的に行う。

低体温の防止：観察のため着衣をせず交換輸血を行うことが多いので、成熟児の場合、開放型保育器を用い体温はサーボコントロールで調節する。早産児では閉鎖式保育器内で行い、体温管理には十分注意を払う。交換輸血用の血液が十分加温されていないと低体温を引き起こす。

10% calcium gluconate の静脈内投与：ACD血を使用するときは、血中カルシウム濃度が低下することがある。カルシウム濃度の低下による不整脈、血圧低下を予防するため、交換輸血100mLごとに、10% calcium gluconate 1mLを緩徐に静注する。急速な静注は徐脈を引き起こすので、注意が必要である。

🌸 家族への説明のポイント 🌸

- 🌸 高ビリルビン血症の治療では、ビリルビン脳症後遺症の予防がその目的のすべてである。
- 🌸 血液製剤使用による副作用、特に感染症の問題は完全には解決されていないが、その頻度は極めて低いので、適応があれば交換輸血はためらうべきでない。
- 🌸 外来で3カ月後に肝機能検査ならびに輸血後感染症の抗体検査を行うことを説明する（HIV検査についても希望があれば検査する）。

引用・参考文献

1) Watchko, JF. "Exchange transfusion in the management of neonatal hyperbilirubinemia". Neonatal Jaundice. Maisels, MJ. Watchko, JF. eds. London, Harwood Academic Publisher, 2000, 169-76.
2) 志村浩二ほか. 新生児の黄疸. 臨床婦人科産科. 27, 1973, 996-7.

日本大学医学部小児科学系小児科学分野准教授 **細野茂春**

家族のためのページ

13 輸血と輸血製剤

血管の中の血液の様子

血管の中をのぞいてみよう！
主な成分は、赤血球、血漿、血小板の3つだね。ボクたちのように小さく生まれた赤ちゃんは赤血球が不足して貧血になりやすいんだ

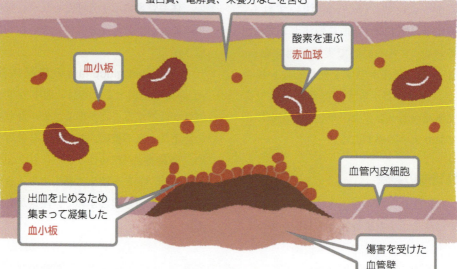

輸血の判断

輸血をするのが遅れると、赤ちゃんが重篤な状態に陥ることもあります。メリットが副作用などによるデメリットを上回ると判断される場合に輸血を行います。

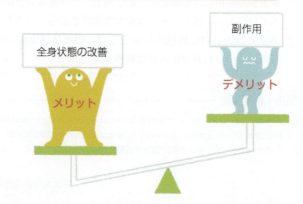

第3章 新生児に行われる主な治療

⑬ 輸血と輸血製剤

🌸 輸血ってなに？

血液を血管の中に注入し、補うことです。血液の有効利用、また副作用を減らす目的で、不足成分のみを補う成分輸血が普及しています。

🌸 血液の成分にはどんなものがあるの？

赤血球：赤く見える細胞で、酸素を組織に運びます。
[不足時の症状] 皮膚の色が白っぽくなる、呼吸が早くなったり一時的に休止したりする、心拍数が増加する、哺乳時に疲れやすい、体重が増えないなど、貧血の症状が現れます。
[輸血製剤] 赤血球液です。

血漿：血液の淡黄色の液体部分で、さまざまな蛋白質、電解質などを含みます。豊富に含まれる血液凝固因子が重要です。
[血漿を輸血するのはこんなとき] 血液凝固因子が不足し、出血を起こしやすくなっているときに血漿を輸血します。大量の出血でショックになったときや交換輸血にも使用します。
[輸血製剤] 新鮮凍結血漿です。

血小板：直径2～4μmの細胞で、血管が傷ついた部分にくっついて固まり、出血を防ぎます。
[不足時の症状] 出血を起こしやすくなります。
[輸血製剤] 血小板濃厚液です。

🌸 輸血の副作用は？

感染症：献血者に対する詳しい問診や検査を行い、安全面にはさまざまな配慮がなされています。しかし、まれに現在の検査水準でも発見できない病原体が混入し、輸血を介して感染症を引き起こすことがあります。2005年から2014年の10年間で約1,000万人が輸血を受け、そのうちB型肝炎80例、C型肝炎7例、エイズウイルス（HIV）1例が輸血によって感染したと確認されています。輸血後には、これら感染症のサインについて検査することが勧められています。

移植片対宿主病（GVHD）：輸血製剤中に混在したリンパ球が患者さんの体をむしばむ病気です。輸血製剤に放射線を照射することで予防できます。

その他：アレルギー反応（ショックや蕁麻疹など）、溶血、心臓、腎臓への一時的負担などがあります。

> 貧血については p.132 参照 ▶

新生児輸血の注意点

●赤血球輸血

適応基準・量：表13-1 に国内外の輸血基準[1,2]を、表13-2 に輸血量の目安を示す。

輸血速度：1〜2mL/kg/時の速度で輸血することが推奨されている[1]。ただしうっ血性心不全が認められるときには心不全の程度に応じて考慮が必要である[1]。

溶血への配慮：白血球除去フィルター使用時は血液を自然に落下させるか、できるだけ緩やかな陰圧で吸引する[1]。輸血に 6 時間以上を要する場合には血液を無菌的に分割し、未使用の分割分は使用時まで 4℃で保存する[1]。

高カリウム血症：赤血球液上清中のカリウム値は、採血後 14 日の製剤で約 28mEq/L と高値をとる。放射線照射後のカリウムの上昇はさらに急である[3]。できるだけ新鮮な血液を輸血直前に照射して用いるのが好ましい。

●新鮮凍結血漿（FFP）

凝固障害が認められる児で、出血の危険が高い場合（早産、人工換気中、頭蓋内出血の既往など）、あるいは侵襲的手技が加えられる場合に適応となる。以下の場合には FFP の適応はないとされる[2]。

① 低出生体重児の頭蓋内出血を予防する目的での投与
② 多血症に対する部分交換輸血
③ 免疫能の向上を目的とした敗血症の治療
④ 低血圧やショック時などに循環血液量を補う目的での投与。国際新生児蘇生法ガイドライン[4]では電解質液の投与を推奨している。ただし低蛋白血症や肺水腫、大量出血

表13-1 輸血の基準

	日本小児科学会新生児委員会[1]（生後 28 日以降 4 カ月まで）	
赤血球輸血	＊呼吸障害が認められない未熟児 ・Hb 値が 8g/dL 未満。ただし臨床症状によっては必ずしも輸血の必要はない。 ・Hb 値が 8〜10g/dL の場合：貧血によると考えられる次の臨床症状が認められる場合 　持続性の頻脈、持続性の多呼吸、無呼吸・周期性呼吸、不活発、哺乳時の易疲労、体重増加不良 ・その他 ＊呼吸障害を合併している未熟児：障害の程度に応じて別途考慮	
	British Committee for Standards in Hematology Transfusion Task Force；BCSH[2]（生後 4 カ月未満）	
	生後 24 時間以内	＜Hb12g/dL
	集中治療を要する新生児で生後 1 週間の失血総量	≧全血液量の 10％
	集中治療を受けている新生児	＜Hb12g/dL
	急性失血	≧全血液量の 10％
	慢性期で酸素投与中の児	＜Hb11g/dL
	状態が落ち着いている児の貧血	＜Hb7g/dL
血小板輸血	American Association of Blood Banks；AABB[5]	
	状態の良くない早産児	＜100,000/μL
	状態の良い早産児、出血していたり外科手技を受ける成熟児	＜50,000/μL
	新生児全例	＜20,000/μL

表13-2 輸血量

血液製剤	輸血量
赤血球（貧血に対する輸血）	10～20mL/kg
血小板濃厚液（体重15kg未満の児）	10～20mL/kg
新鮮凍結血漿	10～20mL/kg

（文献2より引用）

などを伴う場合はFFPが有利な場合がある。

●血小板輸血

表13-1にAmerican Association of Blood Banks（AABB）の提示した血小板輸血の基準[5]を示す。未熟な児、特に生後2～3日の間は成熟児よりも血小板数を高めに維持するのがよい[2]。同種免疫性血小板減少症では血小板の数のみでなく機能も低下するため、30,000/μL以上を維持する[2]。

●全般的な注意点

●放射線照射

GVHDを回避するため、FFPを除くすべての輸血用血液には必ず放射線照射を行ってから使用する[1]。不均一に照射される可能性を考え、25Gy以上の照射量が推奨される[2]。

●血縁者からの輸血

血縁者、特に両親からの輸血はGVHDや同種免疫の関与した副作用などを来しやすいため、できるだけ避ける。やむを得ない場合には白血球除去フィルターを使用し、必ず放射線を照射する[1]。

●サイトメガロウイルス（CMV）

1歳未満の乳児に輸血する場合にはCMV陰性血を用いるべきとの意見もあるが、明らかなエビデンスはない[2]。わが国の血小板製剤の使用基準[6]の中では「CMV抗体陰性の妊婦から生まれた極低出生体重児に血小板輸血する場合には、CMV陰性の血小板製剤を使用する」とされている。一方、1単位当たりの白血球数を$5×10^6$以下に減ずることでCMV感染のリスクが低下することが報告されている[2]。また、放射線照射がCMV感染率を下げる可能性も報告されている[7]。日本赤十字血液センターはCMV陰性血の供給に対応しており、より安全なCMV陰性血の使用が望まれる。入手できないときは白血球除去フィルターを用い、放射線を照射して輸血するのがよい。

●血小板の型に関する注意事項

血小板濃厚液はRhD不適合の感作に十分な赤血球を含んでいる。RhD陰性の女児にやむなくRhD陽性の血小板製剤を輸血する場合には抗RhD抗体を投与すべきである[2]。

●壊死性腸炎合併児に対する輸血[2]

血漿成分が少ない製剤（洗浄赤血球など）を使用する。血小板やFFPの適応は明らかな適応がある場合のみとする。溶血が観察された場合には原因を検索し、T抗原活性化[8]が疑われた場合には交換輸血が必要である[2]。

●輸血中、輸血後の注意事項

輸血中は患者の様子を適宜観察することが必要だが、重篤な副作用の発見のためには少なくとも輸血開始後5分間は観察を十分に行い、約15分後には再度観察するのがよい[9]。輸血前にHBV、HCV、HIV感染の徴候がなかった患児では、おおよそ輸血の3カ月後に肝機能検査とHB核酸増幅検査、HCVコア抗原検査を行う。またHIVについても同意の下、抗体検査を行うことが望ましい[10]。

インフォームド・コンセントを得るにあたって

●全般的な配慮[11]

①原疾患の説明も行った上で、治療法の選択により、輸血が必要になることを説明する。

②輸血の種類と量、輸血を施行したときとしなかったときの利益と危険性などについて説明する。

③家族が知りたい項目、重篤な有害反応を重点的に説明する。

④危険性を強調しすぎて、家族の不安感を増大させることは避ける。

⑤外科的処置では術前に1回程度、内科的疾患では最初の説明と同意が引き続き有効であるが、病状が変化した場合や家族が求める場合には改めて説明と同意を得る。

⑥説明文やビデオの使用は推奨されるが、必ず口頭でも説明する。

⑦必ず質問の時間を設ける。

●特殊な状況での対応

救急時には救命を優先して輸血を先行するのもやむを得ない。この場合、処置終了後に説明し同意を得る[11]。

両親が未成年の場合の親権者は、婚姻関係が成立していれば両親、未婚の場合は母方祖父母となる[13]。親が親権者でない場合には、親のみでなく親権者にも説明し同意を得る。

●輸血副作用

2014年に赤十字血液センターに報告された輸血副作用・感染症報告件数（医療機関から報告された数、輸血と関連性なしとされた症例も含む）は1,554件であった。副作用の内訳は非溶血性副作用（疑）が1,451件、このうち重篤と判断されたものは705件（48.6％）、感染症（疑）が81件、溶血性副作用（疑）が21件、またGVHDと確認された症例はなかった。なお、日本赤十字社は2014年から献血血液の個別核酸増幅検査（NAT）を導入し、ウイルス検出感度が向上した。

表13-3 使用製剤・症状別副作用報告（日本赤十字社、2014年）

製剤	血小板製剤	赤血球製剤*	血漿製剤
供給本数	532,179	3,370,853	957,318
蕁麻疹など	199件（約1/4,200）	118件（約1/29,000）	92件（約1/10,000）
発熱反応	25件（約1/33,000）	111件（約1/30,000）	6件（約1/160,000）
血圧低下	23件（約1/36,000）	32件（約1/105,000）	15件（約1/64,000）
アナフィラキシー	133件（約1/6,300）	75件（約1/45,000）	21件（約1/46,000）
アナフィラキシーショック	108件（約1/7,700）	73件（約1/46,000）	54件（約1/18,000）
呼吸困難	41件（約1/20,000）	63件（約1/54,000）	10件（約1/96,000）
TRALI	1件（約1/832,000）	2件（約1/1,685,000）	1件（約1/957,000）
TACO	3件（約1/277,000）	32件（約1/105,000）	1件（約1/957,000）
その他	12件（約1/69,000）	29件（約1/116,000）	5件（約1/191,000）
計	545件（約1/1,500）	535件（約1/6,300）	205件（約1/4,700）

（カッコ内は対供給本数比に対する頻度）
＊洗浄赤血球製剤、解凍赤血球製剤および合成血を除く。
上記製剤には、放射線照射製剤および未照射製剤の両方を含む。2種類以上の製剤が使用された症例は除外。

感染症：日本赤十字社の報告では、2005年から2014年の10年間でHBV 80例、HCV 7例、HIV 1例が輸血によって感染したことが確認されている。また輸血による感染と特定されなかった報告例（否定症例を含む）はHBV 521例、HCV 373例であった。なお1年間に輸血を受けた人数は約100万人と推定されている。

非溶血性輸血副作用：2014年の報告から推定される血液製剤別の発症頻度[9]を表⑬-3に示す。

声なき声を聞く

宗教上の理由に基づく輸血拒否と新生児：自らの意思で輸血を拒否する患者と異なり、新生児は意思表示ができない。輸血・細胞治療学会や小児科学会などが参加した合同委員会が作成したガイドライン[12]では、子どもの人権は親から独立しているとの考えから、たとえ家族が反対しても「輸血を含む救命を優先させる」方針を示している。

引用・参考文献

1) 日本小児科学会新生児委員会．未熟児早期貧血に対する輸血ガイドラインについて．日本小児科学会雑誌．99，1995，1529-30．
2) Gibson, BE. et al. Transfusion guidelines for neonates and older children. Br. J. Haematol. 124 , 2004 , 433-53.
3) 小山典久．"輸血用血液製剤"．周産期の治療薬マニュアル．周産期医学33巻増刊号．東京，東京医学社，2003，819-27．
4) Niermeyer, S. et al. International Guidelines for Neonatal Resuscitation：An excerpt from the Guidelines 2000 for Cardiopulmonary Resuscitation and Emergency Cardiovascular Care：International Consensus on Science. Contributors and Reviewers for the Neonatal Resuscitation Guidelines. Pediatrics. 106, 2000, E29.
5) Straus, RG. "Perinatal platelet and granulocyte transfusions". Perinatal Transfusion Medicine. Kennedy, MS. et al., eds. Arlington, American Association of Blood Banks, 1990, 123-44.
6) 厚生労働省編．血液製剤の使用にあたって．第4版．東京，じほう社，2009，70．
7) Ohto, H. et al. Lack of difference in cytomegalovirus transmission via the transfusion of filteredirradiated and nonfiltered-irradiated blood to newborn infants in an endemic area. Transfusion. 39, 1999, 201-5.
8) 小山典久．新生児の輸血時・輸血後に必要な検査．周産期医学．34（5），2004，790-5．
9) 日本赤十字社血液事業本部学術情報課．輸血情報1509-142：赤十字血液センターに報告された非溶血性輸血副作－2014年－．
10) 前掲書6．110．
11) 日本輸血学会インフォームド・コンセント小委員会．輸血におけるインフォームド・コンセントに関する報告書．日本輸血学会雑誌．44，1998，444-57．
12) 宗教的輸血拒否に関するガイドライン．http://www.yuketsu.gr.jp/information/2008/refusal1.pdf
13) 民法第753条，818条，833条．
14) 日本赤十字社血液事業本部学術情報課．輸血情報1509-141：輸血用血液製剤との関連性が高いと考えられた感染症症例－2014年－．

豊橋市民病院小児科部長 小山典久

14 眼底検査(がんていけんさ)

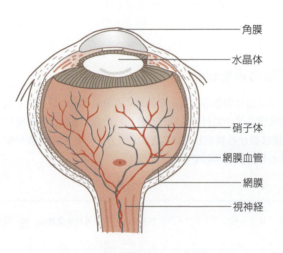

目の構造 / 正常な眼底の所見

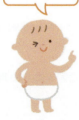

ボクが動かないように看護師さんが頭をやさしく支えてくれるよ

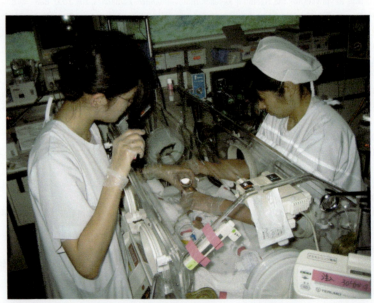

保育器の中で眼底検査を行っているところ。人工呼吸器のチューブがはずれたりしないように慎重に行われます。
左が眼科医、右がNICUの看護師です。

新生児に行われる主な治療　第3章

⑭ 眼底検査

眼底検査ってなに？

赤ちゃんの眼の奥の網膜を見る検査です。

眼は左の図のように、水晶体（カメラでのレンズの役目）、硝子体、網膜（フィルムの役目）、視神経からなっており、外から入った光の情報は水晶体から硝子体を通り、網膜で像を結んで視神経から脳に伝達されます。網膜には、図のように視神経乳頭から周辺に向かって血管が伸びています。眼底検査では、主にこの血管や視神経を観察します。

どういう赤ちゃんに検査を行うの？

赤ちゃんの病棟で眼底検査を行うのは、主に以下のような病気の検査です。
①未熟児網膜症、②胎内でのウイルスなどの感染による網膜の病気、③体や内臓の生まれつきの問題に伴う網膜の病気。この中では、ほとんどが未熟児網膜症の検査です。

検査はどのようにして行うの？

病棟内で、眼科医が検査を行います。水晶体を通して網膜を見るため、瞳孔を開かなければなりません。そのため、瞳孔を開くための目薬を、検査の1～2時間前から15～30分おきに3～4回使います。この目薬の副作用として、赤ちゃんのおなかが張ったり、ミルクを吐いたりすることがあります。また、自分の呼吸を休んだりすることもあります。また、非常にまれですが、血圧が下がって治療が必要になったりすることもあります。そのため、検査は心拍のモニターをつけて行います。

検査のときは病棟内を一時的に少し暗くし、看護師が赤ちゃんの頭が動かないように支えます。眼科医は特殊な器械を使って赤ちゃんの網膜を診察します。

検査にかかる時間は？

赤ちゃんの眼の病気の状態にもよりますが、およそ2～5分で終了します。

検査の後に問題が起きるの？

たいていの赤ちゃんは問題なく経過しますが、検査のための目薬の副作用でおなかが張ったり吐いたりするときは、次の母乳またはミルクを1回お休みすることがあります。

未熟児網膜症については p.160 参照

適応

NICUにおける眼底検査の適応として、①未熟児網膜症、②先天感染症例（風疹、サイトメガロウイルス、トキソプラズマなど）、③網膜芽細胞腫、などがある。その他、全身性の先天異常症例では眼科的異常の有無を検索することが重要である。

症例数からいえば、未熟児網膜症が圧倒的に多い。どのような低出生体重児を眼底検査の適応とするかは、各施設である程度異なる。アメリカ小児科学会がアメリカ眼科学会と共同で2001年に示したガイドライン[1]では、①出生体重1,500g未満または在胎28週未満、②1,500～2,000gで全身状態の悪いものの両方を対象としている。しかし、これに合致しない症例が網膜症を発症することも皆無ではないので、在胎34週以下または出生体重1,800g以下の児は、全例眼底検査を行うのがよい。

早産・低出生体重児における眼底検査の時期と頻度

初回検査の時期：在胎26週以上の症例では、生後3～4週で初回検査を行う。在胎26週未満の症例では、生後3週には硝子体血管や水晶体血管膜の残存・硝子体混濁（hazy media）のため眼底の透見が不良であることが多い。未熟児網膜症の病変は早ければ受胎後31週には出現するとされているので、受胎後29週に初回検査を行うのが望ましい。治療となる時期はおよそ受胎後31～41週である（図14-1）[2]。

検査の頻度：初回検査後、基本的には1週に1回の検査を行うが、網膜症発症後は週に2～3回の検査を行って治療時期を逸しないようにする。逆に、網膜血管の状態が安定してきたら、2週に1回の検査とすることができる。

検査し忘れの予防：おのおのの施設で眼科医による眼底検査の曜日が決まっていると思われるので、その曜日になったら対象となる児の検査漏れがないかを必ずチェックする。

眼底検査の方法

前処置（散瞳）：交感神経刺激薬と副交感神経遮断薬を混合した散瞳薬を用いることが多い。少なくとも検査1～2時間前から両眼に1滴ずつ、15～30分間隔で2～4回の点眼を行う。散瞳薬の副作用としては腹部膨満・嘔吐・徐脈・無呼吸などが出現することがあ

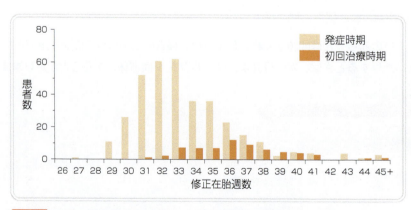

図14-1 未熟児網膜症の発症時期と初回治療時期（修正週数）（文献2より引用）

第3章 新生児に行われる主な治療

⑭ 眼底検査

り、注意を要する。そのため、授乳時間の調整を行い、点眼後間もなくの授乳は避ける。また、点眼散瞳薬を使用した児は呼吸循環のモニタリングを要する。患者によっては検査前の授乳量を減らすなどの対処が必要になる。点眼により低血圧・腎不全を来した症例の報告もある[3]。混合剤で副作用が強い場合は、交換神経刺激薬の含まれていないものを用いる。

検査時の体制：介助者（看護師）が頭部（およびレスピレーター回路）と躯幹をタオルで固定する（図⑭-2）。体動の激しい児の場合は、適宜、鎮痛薬を投与する。また、酸素をすぐ投与できる準備が望ましい。眼底検査自体は、通常1人2〜5分で終了する。

検査中の注意点：低出生体重児用開瞼器を用いて開瞼する。施設によっては点眼麻酔薬を使用することもある。

眼底検査は、必ず呼吸循環のモニタリングを行いながら実施する。人工呼吸管理を行っていない児では、啼泣後の無呼吸や徐脈、チアノーゼに注意し、必要に応じて直ちに酸素を投与する。人工呼吸管理中の児では、SpO_2モニターの値で適宜レスピレーターの

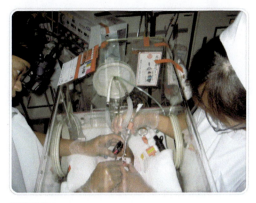

図⑭-2 保育器内で人工換気中の児の診察

F_IO_2を調節するが、必要に応じてマニュアルバギングに切り替える。強膜圧迫時に特に徐脈を来しやすい。

保育器で管理している低出生体重児では、通常は保育器を開けないで検査を行うことが可能である。しかし、保育器を開けて検査する場合には、保育器の器内温を上げ、検査終了後は児の体温をチェックする。また、検査中は室内を暗くするため、児の観察を十分に行う必要がある。

近年、広角度眼底デジタルカメラが販売されており、客観的評価も可能となっている。

🌸 家族への説明のポイント 🌸

🍀 眼底検査を行う目的と時期について説明する。
🍀 眼底検査のために使う散瞳薬には種々の副作用があることを説明しておく。

引用・参考文献

1) American Academy of Pediatrics. Section on Ophthalmology Screening examination of premature infants for retinopathy of prematurity. Pediatrics. 108, 2001, 809-11.
2) 竹内篤ほか．多施設による未熟児網膜症の研究：第2報，初回検査時期．日本眼科学会雑誌．98 (7)，1994，679-83．
3) 黒田綾子ほか．眼底検査後に低血圧，腎前性腎不全を来した超低出生体重児の一例．日本小児科学会雑誌．105 (3)，2001，346．

獨協医科大学小児科准教授 鈴村　宏

15 気管切開
空気の通り道をつくって、気管カニュラを挿入します

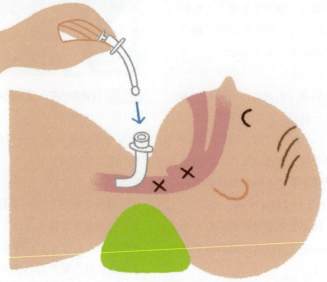

空気の通り道に狭いところがあり（図中×）、鼻から呼吸ができないときなどに気管カニュラを通じて呼吸できるようにする（図中→）のが目的です。

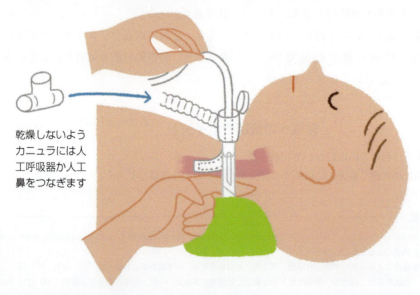

乾燥しないようカニュラには人工呼吸器か人工鼻をつなぎます

- カニュラの固定はゆるまないように、きつすぎないように（かろうじて指1本入る程度）
- 吸引カテーテルの先端はカニュラの先端を超えないように

どうして気管切開が必要なのですか？

①人工呼吸器が外せない、②空気の通り道が狭い、③何度も痰を引いてあげないといけない、といった理由があるからです。①は、脳、神経、筋肉に病気がある場合、②は、のどや気管、鼻の奥がとても狭くなっていて窒息の危険性がある場合、③はのどから気管に唾液などが流れ込んでしまう病気の場合です。いずれも長期にわたって治療を続ける必要があります。

どのような治療ですか？

首の少し下寄りに小さな穴をあけて空気の通り道をつくります。そのままだとすぐにふさがってしまうので、気管カニュラという管を入れておきます。

どのような器具を使いますか？

カニュラが入っているとどうしても分泌物（痰）が増えるので、必要に応じて痰を吸い出す「吸引」という操作を行います。そのためにカテーテルというチューブ、吸引器を使います。また、カニュラだけだと気管が乾燥して痰が詰まりやすくなるので、人工鼻という加湿用の器具か、加湿器付きの人工呼吸器をつなげます。

なにか問題が起こりませんか？

初期には出血やばい菌の感染が起こることがありますが、治療すれば治るのであまり問題にはなりません。長期的には、気管切開の入り口や気管内に肉芽という盛り上がりができて、狭くなったり出血するのが問題になります。このような問題を減らすためには、カニュラの固定や吸引を教えられた通りに行うことが大切です。

気管切開を閉じることはできるのでしょうか？

②の理由で気管切開を行った場合、からだが大きくなると、狭かった空気の通り道が広がったり、通り道を広げる治療を追加することによって、かなりの割合で気管切開の穴を閉じることができます。この場合でも数ヵ月から数年はかかるので、いったんは退院して生活していただくことが多いです。

どうしても気管切開には抵抗があります

お気持ちはわかりますが、お子さんの発育や発達のためにはどうしても必要なものだと考えていただければ幸いです。

適応

気管切開は緊急気管切開と計画的気管切開とに分けられるが、新生児での緊急気管切開はまずないと言ってよい。特殊例として近年、気道閉鎖の胎児診断例でEXIT法での気管切開が行われる。計画的気管切開の適応は、長期人工換気、気道閉塞、頻回吸引の3つに類別される（表⑮-1）。このうち、気道閉塞は絶対適応であることが多いが、長期人工換気に関しては、時期を待てば非侵襲的陽圧換気が可能になる例もあり、一律に適応を決めることはできない。術後管理の面からは、体重が2kg程度あれば手術可能であるが、家族の理解、精神心理的配慮からも、生後3カ月を越え、体重は4～5kg程度あるのが望ましいという意見もある。

種類

単純気管切開と喉頭気管分離とがあり、前者は解剖学的な上気道閉塞、後者は嚥下障害や頻回吸引を伴う病態で考慮されるが、新生児の場合、ほとんどが単純気管切開である。後者は長期入院児、特に中枢神経疾患の場合に適応となり得るが、声を失うということに家族が強い抵抗を示し、誤嚥性肺炎を何度も繰り返した末に行われることが多い。気管切開と胃瘻の両方を必要とする場合、噴門形成術を同時に行うことで誤嚥性肺炎を減少させることができる。

気管切開の実際

超緊急手術の場合を除き、気管切開のイメージを家族に持っていただくよう留意する。写真を供覧するほか、入院中・外来通院中の乳幼児を実際に見てもらうのが有効である。

施設によって耳鼻咽喉科か小児外科が手術を行う。術中の換気には気管挿管かラリンゲアルマスクを選択する。気管切開の位置は特に理由がなければ第2～4気管輪が標準である。それより頭側の場合、声門下狭窄によって抜管困難となりやすく、尾側の場合、逆に挿入困難や気管腕頭動脈瘻のリスクが高くなる。気管切開孔が安定しないうちに計画外抜管が起こると再挿入が困難であるため、牽引用として、気管前壁にナイロンの支持糸を残しておくとともに、鎮静を行う。通常術後1週間頃に初回カニュラ交換を行い、問題なければ通常の管理に移行する。

合併症

時期を問わず問題になるのは計画外抜管である。術後早期には、局所の出血、感染、まれに皮下や縦隔の気腫・気胸がある。慢性期には、カニュラ内の閉塞、カニュラ先端付近の肉芽、狭窄、出血、さらに肺炎などがよく問題となる（表⑮-2）。いずれも、不衛生な管理、乱暴な吸引、不適切なカニュラ選択、カニュラ固定の問題が原因となり得るので、ケアを行う医療スタッフや家族の教育が重要である。また、気管切開後に呼吸循環動態が

表⑮-1 計画的気管切開の適応

1. 長期人工換気
   - 慢性呼吸不全
   - 中枢神経疾患
   - 神経筋疾患
2. 気道閉塞
   - 喉頭気管狭窄（先天性・後天性）
   - 鼻咽頭閉塞
   - 気管軟化症
   - 喉頭気管食道裂
3. 頻回吸引
   - 咽頭喉頭協調障害（誤嚥）
   - 喉頭気管食道裂
   - 喉頭気管瘻

表⑮-2 気管切開の合併症

1. **初期**
   - 出血
   - 皮下気腫、縦隔気腫、気胸
   - 局所感染
   - 計画外抜管、チューブ閉塞
2. **慢性期**
   - 気切口側の肉芽、虚脱
   - カニュラ先端の肉芽、狭窄
   - ストマ周囲の肉芽
   - 気管腕頭動脈瘻（まれだが致命的）
   - 気管食道瘻（まれ）
   - 肺炎
   - 計画外抜管、チューブ閉塞
3. **気切閉鎖後**
   - 気管軟化症、狭窄、変形

悪化したり、吸引回数が増加してケアの負担が増加したりするなど、家族の期待に反することになる場合も少なからず経験する。このような負の側面も事前に説明しておかなければならない。

退院に向けての指導

初回交換後のカニュラ交換は1～2週に1回となるが、家族には何度か見学してもらい、その後、自身での交換に進んでいく。その際、術直後に厳重なカニュラ固定、感染対策を行うのは当然であるが、在宅医療に向けていたずらに厳密な管理を要求することは慎みたい。吸引の清潔度は、入院中はカテーテルのみ滅菌で、衛生手袋を使用するmodified clean法が主流であり、在宅では以下の処置を施したカテーテルと手洗いのみのclean法で行う。カテーテルの衛生処置は、汚れを水道水の吸引で洗い流し、外側をアルコールで拭き取ってそのまま乾燥させる。日常的にはこれ以上の消毒には意味がなく、鑷子の使用も手技が煩雑になるだけである。吸引の深さとしては、カニュラ先端を越えない挿入長をあらかじめマークしておく方法が推奨される。このあたりの詳細は、『小児在宅医療支援マニュアル』などに記載されている内容から大きく逸脱しないように、自院のマニュアルを整備すべきである。

家族への説明のポイント

- まず、気管切開が必要となる病態をわかりやすく説明し、十分に理解してもらう。
- 病態の理解と児の受容がある程度できていることを多職種カンファレンスなどで確認しておく（退院促進といった医療側の論理を前面に押し出さないよう特に注意する）。
- 気管切開のマイナスの側面もきちんと伝えておく。

引用・参考文献

1) Sherman, JM. et al. Care of the child with a chronic tracheostomy. This official statement of the American Thoracic Society was adopted by the ATS Board of Directors, July 1999. Am. J. Respir. Crit. Care Med. 161, 2000, 297-308.
2) Monnier, P. Pediatric Airway Surgery - Management of Laryngotracheal Stenosis in Infants and Children. Berlin, Springer, 2011, 371p.
3) 船戸正久編．改訂2版 医療従事者と家族のための小児在宅医療支援マニュアル．大阪，メディカ出版，2010, 224p.

愛仁会高槻病院副院長、小児科部長 **南　宏尚**

家族のためのページ

16 人工肛門の造設

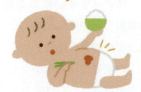
とても痛そうに見えるけれど、おなかの上に梅干しがのっている感じなんて、先生うまいねぇ〜

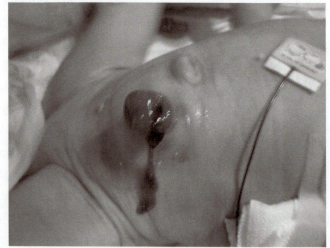
人工肛門からうんちが出ているところ

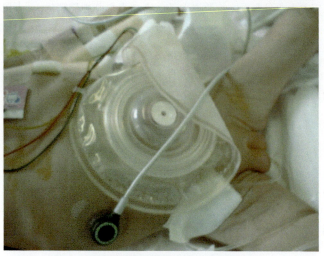
ストーマの位置を決めて袋を貼ります

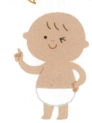
いい位置を決めてね

ストーマの適切な位置は、それぞれの疾患によっても異なりますが、袋が貼りやすいのが条件です。腹筋があるところのほうが安定しやすいです。

マジックで印をつけて、赤ちゃんのひざを曲げたり、お座りをさせて、印がしわに埋もれてしまわないか確認します。しわに埋もれてしまったら、もう少し上に位置を変えて、もう一度マーキングをします。最終的に、体位を変えてもしわにならず、へそや肋骨、腸骨からも一定の距離がとれる場所に決定します。

第3章 新生児に行われる主な治療

⑯ 人工肛門の造設

人工肛門（ストーマ）とは

　おなかに小さな穴をあけて腸を引っ張り上げ、おなかの壁に腸を固定します。おなかに直径2〜3cmの大きさで腸が直接出るようになり、見た目は梅干しがおなかの上にのっているような感じです。本当の肛門との一番の違いは、うんちを調節する（我慢する）機能がないことです。うんちをためて出すのではなく、おなかに力が入るとうんちが出てしまいますので、袋をつけておいて、そこにうんちをためるようにします。ご両親には、袋にたまったうんちを1日に何回か外に出していただくことになります。人工肛門はご両親がケアしやすいように、また、赤ちゃんが動いても、あまりしわがよらない場所につくります。退院後の生活は普通どおりで大丈夫です。抱っこやおんぶも問題ありませんし、お風呂も普通に入れます。

なぜ人工肛門が必要なのでしょうか？

　今のままでは、うんちを肛門から出すことが難しいので、人工的に肛門をつくる必要があるのです。そこからうんちやガスを出すことで腸の流れを良くするわけです。そうすることによって、おっぱいもたくさん飲めるようになるでしょう。

何か問題は起こらないのでしょうか？

　手術自体は小児外科ではよく行われる手術です。時間は1時間から1時間半くらいで出血はほとんどありません。でも、まったく心配がないわけではありません。特に赤ちゃんでは、以下のような合併症をきたすおそれがあります。
①腹筋がやわらかいため固定がうまくいかず、人工肛門がめくれ出たり、おなかの中に落ち込んでしまう
②腸管の壁がもろくて薄いため、固定するときに腸が破れてしまう
　また、赤ちゃんでは、手術の傷の部分に感染が起こる危険性もあります。これに対しては、手術前に腸管内のバイ菌をやっつけておく、絶食にするなどの処置を行います。

人工肛門は閉じるのでしょうか？

　赤ちゃんのときにつくる人工肛門は、ほとんどは一時的な人工肛門で、根治手術（病気を完全に治す手術）が終わると閉鎖されます。

鎖肛については p.198 参照

ストーマの目的と対応

下部消化管にあるガスおよび便を排出させる。下部消化管の通過障害（器質的：鎖肛など、機能的：ヒルシュスプルング病など、ほかにも壊死性腸炎など）が適応となる。

ストーマの位置決め（マーキング）

●場　所

人工肛門をつくる場所はそれぞれの疾患で異なるので、マーキングをする前に外科医と確認しておく。中間位鎖肛では下行結腸〜S状結腸、高位鎖肛では横行結腸、ヒルシュスプルング病では正常腸管末端、壊死性腸炎では正常口側回腸または空腸が代表的である。ループ型ストーマでは、切開の長さは2.2cm程度が最も腸管の固定によい。

ストーマケアの観点から、また腸脱出予防の点からも、人工肛門の造設は腹直筋を通し、かつ臍や骨、深いしわにストーマパウチがかからない位置に造設したほうがよい（図16-1）。ストーマ予定腸管はできるだけ肛門寄りの方が、便性もよく管理しやすい。

●両親への意識づけ

両親とマーキングを行うことにより、これから造設されるストーマを具体的にイメージでき、手術後使用する器具を示しながら説明することで、両親の理解を深める。両親がストーマケアしやすい位置にあるか否かで、家庭での生活に大きく影響する。マーキングを実施するにあたっては、担当医から両親への説明が十分なされていることが重要である。

●マーキングの実際

マーキングにあたっては、児を水平仰臥位とし、座位や下肢を曲げたときの腹部の変化を観察し、家族がケアしやすい位置かどうか、確認しながら位置を修正する。

ストーマ造設後のケア

●ストーマ周囲皮膚障害の予防

新生児・乳児の皮膚は薄く、脆弱で皮膚の保護機能が未熟なために外的刺激を受けやすい。皮膚保護剤の粘着性や頻回の交換も機械的刺激としてスキントラブルの大きな原因となる。対応としては、時間をかけてゆっくり、場合によっては身体洗浄清拭剤や粘着剥離剤を使用する。また、粘着力の低い皮膚保護剤（カラヤゴム系）への変更も必要となる。

●患児または家族のQOLの向上

原則的に行動制限は行わない。しかし、ストーマという出血しやすい粘膜が露出しているため、ある程度母親がストーマを守ることも必要である。腹臥位になるときは、タオルを入れる、腹巻をするなど、直接ストーマ袋が圧迫されないようにする。ズボンのゴムもゆるめにする。装具交換については両親ともに理解してもらうことが重要である。

術前・術後処置

●術　前

経腸栄養がすでに行われている場合は、48

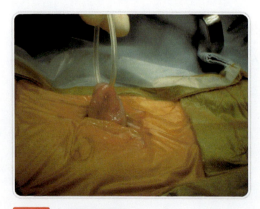

図16-1 人工肛門造設術

時間の絶食に加えて硫酸ポリミキシンB 30万単位＋フラジール®30mgを分2で3日間胃管を用いて注入しておく。前処置を行うことで創感染を予防する。創感染予防はストーマの脱落、脱出を防ぐ上でも重要である。

●術直後

バッグ：この時期には、透明な下部開放型のバッグを用いる。これはストーマ粘膜が観察でき、処置もしやすい。

皮膚保護剤：主としてカラヤゴム系の皮膚保護剤を使用する。粘着力の弱い方が医療者が異常を感じたときにすぐに除去して創部を観察できる。カラヤゴムは静菌作用も強く、感染予防の面からも術後に適している。

2～3日するとストーマから排便がみられる。全身状態、ストーマ造設の原疾患にもよるが、3日目くらいから経腸栄養が可能となる。

抜糸までのストーマケア

●ストーマの観察

術後24～48時間では、ストーマ粘膜の色、ストーマ周囲からの出血、ストーマの陥没などの手術侵襲による合併症の有無について観察する。必ず各勤務帯1回は観察・記録する。術後1～2週間はストーマ粘膜に浮腫がみられる。これは徐々に改善してくるが、2週間以上続くときは、腹壁切開口が狭く腸管が締め付けられて循環障害を起こしている可能性がある。

●排泄物の観察

生後間もなく造設されたストーマでは、胎便が排泄された後、通常の便へと移行する。結腸ストーマの場合はストーマからの排便が確認され、他の術後合併症がなければ経口哺乳が開始される。哺乳量に合わせて排便量も

表16-1 人工肛門造設後早期の合併症

合併症	原因
壊死・陥没	腸管係蹄の緊張や組織の浮腫による循環障害
脱落	創感染などによる固定部の縫合不全
腹膜炎	固定糸が腸管壁全層を貫通し、腸管壁が損傷・穿孔し、腹腔内に腸内容が漏出
創感染	腸管壁の穿孔や排便による創感染

増え、排ガス量も多くなる。バッグ内にガスがたまりすぎて漏れの原因となることもあるので、ガス抜きはまめに行う。

ストーマの合併症

合併症は軽度のものを含めると40％前後であると報告されている[1]。特に新生児では腸管壁が脆弱で薄く、固定の際、針が深く入り穿孔などの合併症を来しやすいため、細心の注意が必要である。また小児では、ストーマの開放も術後早期に行われることが多く、創感染の危険性も高い。小腸ストーマの場合、腸液による刺激が強いのでストーマ周囲の皮膚びらんを起こしやすい。さらに腸液の喪失による脱水と電解質異常にも注意が必要である。早期の合併症を表16-1に示す。

退院に向けてのストーマケア（装具）

原則としてバッグと皮膚保護剤とに分けて考える。装具の交換は2～3日の間隔で行う。皮膚保護剤も粘着力が良く、便に接しても溶けにくい、合成ゴム系のものを選ぶ。

バッグは、ケアする家族が便の性状やストーマ粘膜の状況などを確認できるように透明なものを選ぶ。防臭効果のあるバッグを選ぶのも重要である。また、乳児は新陳代謝が盛

んで発汗が多いため、ビニールやポリウレタン素材のバッグが直接皮膚に接触したために皮膚障害を併発することもある。予防するために、吸湿性の良いガーゼ素材のパウチカバーを使用するとよい。

人工肛門の閉鎖

ほとんどは一時的な人工肛門で、根治手術が終了すると閉鎖される。しかし、乳幼児期における人工肛門閉鎖術は、腸管周囲の癒着により腸管損傷が起こりやすい、口側腸管と肛門側腸管の口径差が大きいことが多い、術後創感染を起こすリスクが高いなど、合併症の発生頻度が高い。特に創部感染の合併は約30％と高く、また、創部離開、縫合不全などの合併症も4～8％の頻度で発生する[2]。これら人工肛門閉鎖に伴う合併症を防ぐには、術前に人工肛門周囲の皮膚のびらんを予防する、腸管の前処置を行うなどの注意が必要となる。

家族への説明のポイント

- まず、人工肛門をつくらなければならない原疾患の説明を十分に行った上で、人工肛門について説明する。
- 両親と一緒にマーキングを行うことにより、ストーマを具体的にイメージでき、両親の理解を深められる。

引用・参考文献

1) Mollitt, DL. et al. Colostomy complications in children. An analysis of 146 cases. Arch. Surg. 115, 1980, 455-8.
2) Freund, HR. et al. Factors affecting the morbidity of colostomy closure. A retrospective study. Dis. Colon. Rectum. 25, 1982, 712-5.

昭和大学江東豊洲病院小児内科教授 **水野克已**

新生児へのケア 第4章

家族のためのページ

1 急性期はできるだけ安静を保つことが大切です

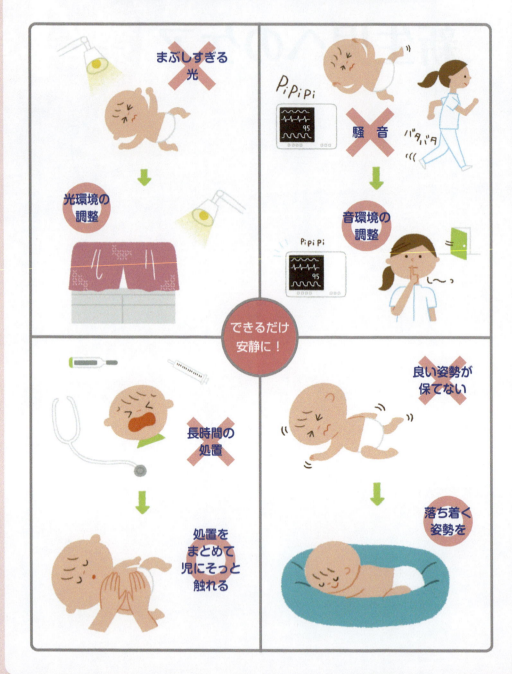

第4章 新生児へのケア

① 急性期はできるだけ安静を保つことが大切です

❁ 赤ちゃんにはなぜ安静が必要なの？

　赤ちゃんは生まれると同時に、今までお母さんに頼っていた体の中の機能を、すべて自分の力で行うことになります。しかし赤ちゃんはまだ小さく、十分な力を備えていません。そのため、大人では考えられないようなことも、赤ちゃんにとっては負担になってしまうのです。赤ちゃんが余分な力を使わないですむように、安静を保つことが大切になります。

❁ 光や音の刺激がないようにします

　今まで暗くて静かなお母さんの胎内（たいない）で過ごしてきた赤ちゃんは、明るくにぎやかな外の世界にびっくりしてしまいます。赤ちゃんは寝ることが重要な仕事なのですが、びっくりすると目が覚め、呼吸や心拍に影響が出ることがあります。そのため、病棟では日中は明かりの調節をし、夜は消灯して、できるだけ静かで明るすぎない部屋で過ごせるような環境づくりを心がけています。

　しかし、胎内で聴いていたご両親の声は、赤ちゃんにとって心地よい音ですので、やさしく話しかけてください。

❁ 赤ちゃんにもストレスがあります

　赤ちゃんは、今までお母さんのおなかの中の静かな環境で過ごしてきました。そのため刺激の多い外の世界では、大人と同じようにストレスを感じることもあります。赤ちゃんにできるだけストレスをかけないよう、眠っているときはなるべく起こさないようにし、どうしても起こす必要があるときはそっと起こすようにします。また何度も起こさなくていいように処置はまとめて行い、赤ちゃんの安静時間をつくるようにします。

❁ 赤ちゃんが落ち着く体勢をとるようにします

　子宮（しきゅう）の中で羊水（ようすい）に包まれた赤ちゃんは、丸くひざを抱えたような格好で過ごしています。しかし小さく生まれた赤ちゃんは自分でその体位（たいい）をとることは困難で、ゆっくり眠ることができません。そのため、赤ちゃんの周りをやさしい素材のリネンで囲い、胎内にいたときの体位を保つようにしています。

> 赤ちゃんの呼吸状態が落ち着く姿勢については p.304 参照

医療者のためのページ

安静を保つことの重要性

新生児は出生の瞬間に、胎児期特有の生理から新生児期特有の生理に変化を成し遂げる。この大切な時期に、各臓器の胎児期から新生児期への移行がスムーズに行われなければ、機能不全をもたらし、ひいては全身状態の悪化につながることになる。

新生児は小さくて未熟であり、その変化に適応する段階で、成人には考えられないことが、新生児にとって「侵襲」となる。新生児の消費するエネルギーを最小限にして、自身のもつ能力を最大限に発揮できるよう、急性期には安静を保つことが重要になる。

光・音刺激からの保護

児が光の取り込みを調節できるようになる（虹彩の機能の確立）のは 32〜33 週以降、聴覚の確立は約 28 週頃といわれており、過度の光・音環境は容易に児への刺激となる。しかし、適切なアプローチにより、呼吸・循環状態が安定し、深睡眠も増加する。それに伴い、エネルギー消費の減少、成長ホルモンの分泌による成長の促進などの効果がさまざまな研究で報告されており、昼間は明るくし、夜間に暗くするといった昼夜サイクル環境が早産児に良い効果をもたらすと考えられている[1, 2, 3]。

音環境は、医療機器や空調から発生する振動音、会話や足音などの背景音といわれる騒音と、アラーム音や物が落下したときの音などの突発音とに分けられる。新生児もある程度の騒音には慣れることができるが、突発音にはそのつど刺激を受けることとなる。音環境は光環境に比べ、病棟の入院状況や、何よりもスタッフの意識に左右されやすく、当院でも勉強会や意識調査を実施してスタッフへの意識づけを行い、より良い環境づくりに取り組んでいる。また、光環境についても、個別化することは難しいが、照明や保育器カバーでの調整を行っている。

ケアの個別化とタイミング

NICU は特殊な環境であり、入院した児はさまざまなストレスを受けることになる。そのため、可能な限り安静を保ち、ストレスを軽減することが必要となる。

ストレスサインは、外界からの刺激に対して自己統制がうまくできない状態で出現するとされている。新生児ではストレスを客観的に評価することが非常に困難であるが、循環・呼吸系の変化、内分泌系の変化などから、いくつかのサインが挙げられている（図❶-1）。

当院では入院後、minimal handling の原則のもと、モニタリングを中心とした観察を行い、眠っている児を必要以上に起こさないようにしている。そして、処置、ケアを行うときは、児一人ひとりで異なる睡眠－覚醒パターンを注意深く観察し、今本当に必要なのかを考え、ケアの内容やタイミングを計画している。また、皮下注射、筋肉注射などの痛みを伴う処置は 2 人で行い、介助者はホールディングを実施したりおしゃぶりを使用したりして、痛みやストレスの軽減に努めている。啼泣や過緊張などのストレスサインが処置後も続く場合、ホールディングやおしゃぶりの使用を続け、安静を保っている。

児のストレスを最小限に減らすには、看護者が児のストレスサインを認識した上で適切に対応することが必要であり、当院では、児のストレスサインを読み取るよう、スタッフへ意識づけを行っている。

新生児へのケア 第4章

① 急性期はできるだけ安静を保つことが大切です

呼吸
- 不規則
- ゆっくり（呼吸数40回/分以下）
- 速い（呼吸数60回/分以上）
- 2秒以上の呼吸停止
- 無呼吸発作の増加
- 呻吟
- 心拍数（<120 or >160）
- tcPO$_2$（<55 or >80）

睡眠・覚醒状態
- 啼泣
- ケアの前後
  - ゆったりとした動き
  - 活発な動き
- ケア中
  - 静かな睡眠
  - 活動性のある睡眠
  - うとうとした状態

注意相互作用
- むずがる
- あくび
- くしゃみ
- 目が泳ぐ
- 目をそらす（注視しない）

顔面・表情
- 焦点の定まらない目つきをする
- 目を大きく見開く
- 顔をしかめる
- 口をぽかんと開ける
- 舌を突き出す

活動性
- 緊張がなく、ぐったりと力が抜けている
- 身体を大きく弓なりにそらす
- ストレッチとその後の呼吸抑制
- もがく、もじもじする
- 筋緊張亢進

自律神経失調に関連した運動
- 振戦
- 驚愕

内臓系・呼吸器系
- 唾液の分泌が多い
- 嘔気、嘔吐
- しゃっくり
- 腸雑音
- あえぎ
- 頻回のため息

皮膚色
- 蒼白
- くすんだ紫色
- 紅潮
- 大理石様皮膚模様
- チアノーゼ

哺乳中のストレスサイン
- 緩慢な呼吸
- 鼻翼呼吸
- 浅呼吸
- 口を開けたまま閉じない
- 喘鳴音がする
- 乳汁があふれ出る
- あわてて飲む
- ごろごろとのどが鳴る
- 連続して嚥下する
- むせる

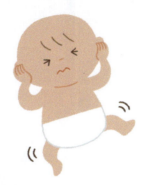

図①-1　ストレスサイン（この図は文献4を参考に筆者らの臨床的な視点を加えて作成した）

快適な触覚、運動感覚刺激

　低出生体重児やその他のハイリスク新生児は筋力が弱いため、最も安定した姿勢である「背筋が真っ直ぐで四肢を屈曲させる姿勢」を自らの力でつくり、維持することができない。それでも安定した姿勢になろうとしてエネルギー消費が多くなる。そのため姿勢を保つような看護援助手段として、皮膚からの気持ちよい感覚を与えつつ、四肢を屈曲した姿勢を維持するといった目的のネスティング（巣ごもり）、囲い込みなどの、現在一般的に行われているポジショニングがある（図①-2）。しかし、必要以上のポジショニングは抑制になり、児の自発的な運動を阻害する可能性もあり、児の治療・発達段階に応じて慎重に進めていく必要がある。

　急性期に安静は必要であるが、そればかりが優先されてはならない。NICUの目的は救命であることを忘れず、その上で児にとってできるだけ安静が保てるような環境をつくっていきたい。

医療者のためのページ

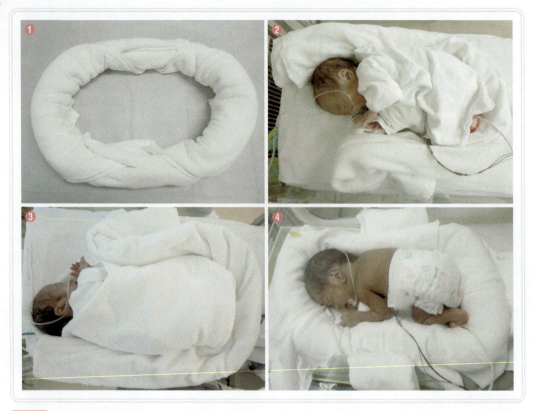

図①-2 ポジショニング
①クベース内で使用するポジショニング用具、②コットでの側臥位（おくるみなし）、③コットでの側臥位（おくるみあり）、④クベースでの腹臥位

❈ 家族への説明のポイント ❈

- 安静を保つことは大切であるが、そればかりを強調し、家族が赤ちゃんに声をかけたり、触れたりするのを妨げることのないようにする。
- 赤ちゃんにやさしく声をかけたり、やさしく触れたり、ホールディングしたりすることも、赤ちゃんにとって大切であることを両親に理解してもらう。

引用・参考文献

1) 酒井紀子. NICUとそのアメニティ：新生児と光環境. 周産期医学. 30 (7), 2000, 874-7.
2) 堀内勁. 新生児ケアのあり方とデベロップメンタルケア. 周産期医学. 31 (1), 2001, 95-100.
3) 後藤盾信. 早産児に対する音・光環境刺激の緩和. Neonatal Care. 26 (2), 2013, 142-7.
4) 森口紀子. ストレスサインを考慮した看護業務の組み立て. Neonatal Care. 14 (11), 2001, 970-5.
5) 入江暁子. 環境整備と看護業務. Neonatal Care. 14 (11), 2001, 976-80.
6) 甲斐ユウ子ほか. "非侵襲的看護". 新版 新生児. 仁志田博司編. 大阪, メディカ出版, 1999, 123-9 (Clinical Nursing Guide, 14).
7) 横尾京子. "NICUの環境と低出生体重時の発達を促すケア". 未熟児看護の知識と実際. 仁志田博司編. 大阪, メディカ出版, 1997, 38-50.
8) 横尾京子. 新生児の神経行動学的発達とアルスのサイナクティブ・モデル. Neonatal Care. 11 (11), 1998, 908-13.
9) 日本ディベロップメンタルケア（DC）研究会編. 標準ディベロップメンタルケア. 大阪, メディカ出版, 2014, 308p.

兵庫県立こども病院周産期医療センターGCU 病棟看護師 要　登志美　佐竹舞唯
看護師長補佐 熊本裕美　看護師長 柳川瀬涼子

家族のためのページ

2 特に体温を保つことが大切です

赤ちゃんはどうして体温を保つことが大切なのでしょうか？

赤ちゃんは体温を調節する機能が未熟です。体重が小さいと皮下脂肪も少ないため、体温を十分に保つことができません。そのため部屋の温度の変化によって、体温が変動します。部屋の温度は夏期26～28℃、冬期20℃前後が目安です。冷え過ぎ、暖め過ぎに注意しましょう。

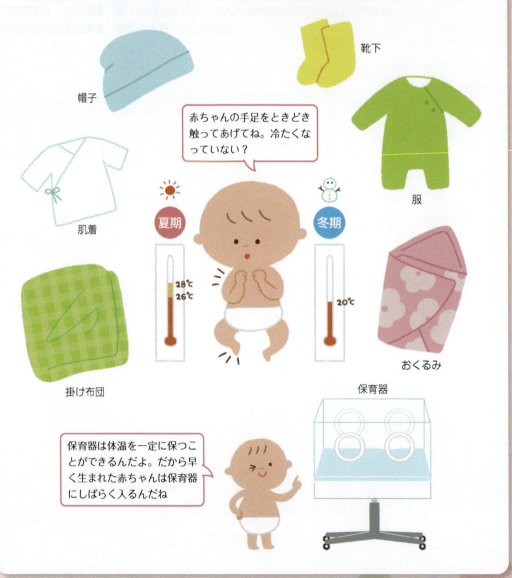

赤ちゃんの手足をときどき触ってあげてね。冷たくなっていない？

保育器は体温を一定に保つことができるんだよ。だから早く生まれた赤ちゃんは保育器にしばらく入るんだね

② 特に体温を保つことが大切です

🌸 赤ちゃんは体温調節能が未熟です

　赤ちゃんは体温を調節する機能が未熟であり、体重が小さいため皮下脂肪も少なく、体温を十分に保つことができません。

🌸 低体温になったときの症状

　元気がなくなり、ミルクの飲みが悪くなり、体重が増えなくなってしまいます。ときどき赤ちゃんの手足を触って冷たくなっていないか確認し、冷え過ぎないように気を付けましょう。

🌸 赤ちゃんのお部屋

　部屋の温度の変化によって、体温が変動します。部屋の温度は夏期26〜28℃、冬期20℃前後が目安です。湿度は50〜60％に保つことができれば理想です。冷え過ぎ、暖め過ぎに注意しましょう。

🌸 保育器での保温

　早く生まれた赤ちゃん（早産児）は、体温を調節する機能が未熟であり皮下脂肪が少ないので、体温を一定に維持できるように保育器を使用します。

　修正週数33週頃になると徐々に自分で体温を保てるようになるので、保育器から出る準備を始めます。

🌸 ベビーベッドでの保温

　赤ちゃんが汗ばまない程度に掛け物で保温の程度を調節します。手足が冷たい場合は、掛け布団で包んだり、掛け布団の枚数を増やしたりして調節を行います。そのときには赤ちゃんの運動を妨げないようにしましょう。

　冬期には、湯たんぽやホットパックで調節することもありますが、低温やけどを起こすおそれもありますので、使用の際は足元より15cmほど離して使いましょう。

> コットへの移床についてはp.322参照

保温は新生児医療の4大原則の一つ

保温は栄養、感染防止、minimal handlingとともに、新生児医療の4大原則の一つである。新生児では体温調節が可能な温度域が狭く、室温などの周囲の環境温度変化によってより変動しやすい。そのため温度環境の設定が児の成長発達や予後に与える影響は大きく、正しい温度環境で療育することが必要となる。

新生児の体温調節の特徴

●熱産生の機序
①人間が生きていく上での代謝過程で発生する熱（基礎代謝）
②随意な筋肉の運動に伴って発生する熱
③不随意な筋肉による熱産生
④筋肉の運動によらずに産生する熱

●熱喪失の機序（図2-1）
①伝導：皮膚に接している物体へ熱が伝導する。
②対流：体表上を空気が流れる。
③輻射：皮膚から周囲の環境へ熱が奪われる。
④蒸散：皮膚からの不感蒸泄、湿った皮膚からの蒸散、呼吸粘膜からの蒸散。

熱喪失を防ぐための看護

①伝導：児に触れるリネン類を温める。聴診器などの器具類を温める。看護師の手を温める。
②対流：保育器の開閉を最小限にして処置する。ケアをまとめて短時間で行う。
③輻射：保育器への収容、帽子の着用、温枕の使用など。保育器収容児や体温が下がりやすい児は外気に触れやすい場所を避ける。
④蒸散：出生直後や沐浴後は体に付いた水分をすばやく拭く。沐浴は児の体温が安定するまで行わない。

中性温度環境

児が余分なエネルギーを使わなくても体温を保つことができる環境をいい、この環境は出生体重や在胎期間、生後日数、その児の状態、さらに環境温度などの要因によって大幅に異なる。

高体温と低体温の原因

●高体温
内因性（児の異常によるもの）：感染症、脱水、甲状腺機能亢進症、頭蓋内出血や痙攣などに伴う中枢性の発熱、その他

外因性（環境温度の異常によるもの）：高温度環境、着せすぎ、部屋の温度効果、保育器内温の上昇、サーボコントロールの異常

●低体温
内因性：敗血症や髄膜炎などの重症感染症、中枢神経系異常、甲状腺機能低下症、低出生

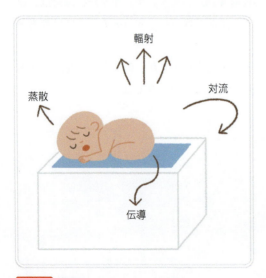

図2-1 熱喪失（文献2より引用改変）

体重児、その他
外因性：出生直後の長時間の処置、児搬送によるもの、室内の気温低下、保育器内温の低下、その他

低体温による影響を図❷-2に示す。

当院における保温

当院では、保育器からコットへの移床は、早期からの母児接触の機会を増やすために修正33週を目安としている。室温は27℃としているため、外気温に触れることによる低体温が起こりやすいので、帽子やホットパックを使用し保温に努めている。また育児参加や面会時の抱っこなど家族とふれ合うときもリネンでしっかり包み、体温低下を予防している。

保育器収容児の場合は、児の状態に合わせて、清拭や沐浴の際には事前に保育器内の温度を設定温より0.5～1℃上げることによって、ケア後の体温低下を防いでいる。

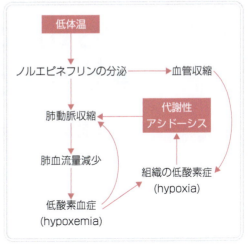

図❷-2 低体温に伴う代謝性アシドーシス
（文献3、仁志田博司「新生児学入門」第3版、医学書院、2004 より引用）

新生児の保温は、栄養と同様に児の成長・発達に大きく影響するため、体重や生後日数、週数に応じた環境温度の設定や状況に応じた体温管理を行うことが新生児看護では重要である。

家族への説明のポイント

- 新生児が正常体温を維持するためには温度環境を整えることが大切であることを説明する。
- 体温の管理が児の成長発達に大きく影響するため、その児に応じた保温の必要性を伝える。

引用・参考文献
1）潤井直子ほか．"保温"．新版 新生児．仁志田博司編．大阪，メディカ出版，1999，80-91（Clinical Nursing Guide, 14）．
2）清水光政．保育器．助産婦雑誌．45（6），1991，536-43．
3）仁志田博司．"体温調節と保温"．新生児学入門．第3版．東京，医学書院．2004，157-66．

兵庫県立こども病院周産期医療センターGCU病棟看護師 **森脇　愛**　**田中遥菜**
看護師長補佐 **平井重世**　看護師長 **柳川瀬涼子**

③ 赤ちゃんには母乳がとても大切です

母乳が出るメカニズムを理解しましょう

お産が終わると、脳からプロラクチンという成分が自然に出て、母乳が出るようになります。ただし、プロラクチンの自然分泌によるものだけでは、赤ちゃんに十分な母乳の量とはいえません。赤ちゃんの吸啜刺激（乳頭を吸う刺激）によって分泌される、オキシトシンという成分の助けが必要です。十分な母乳を出すために大切なことは、赤ちゃんにしっかりおっぱいを吸ってもらうことなのです。

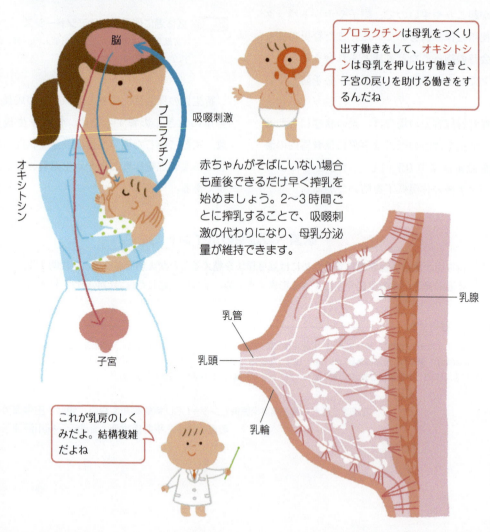

プロラクチンは母乳をつくり出す働きをして、オキシトシンは母乳を押し出す働きと、子宮の戻りを助ける働きをするんだね

赤ちゃんがそばにいない場合も産後できるだけ早く搾乳を始めましょう。2〜3時間ごとに搾乳することで、吸啜刺激の代わりになり、母乳分泌量が維持できます。

これが乳房のしくみだよ。結構複雑だよね

第4章 新生児へのケア

③ 赤ちゃんには母乳がとても大切です

母乳と母乳育児がよいのはなぜ？

①出産後から少量ずつ分泌される初乳に、大切な成分がたくさん含まれています。

②母乳は消化吸収にすぐれ、赤ちゃんの成長に必要な成分に富んだ、最も理想的な栄養です。

③母乳には免疫物質がたくさん含まれていて、感染症にかかりにくく、アレルギーや病気から赤ちゃんを守ります。

④母乳には脳の発達に必要な成分がたくさん含まれています。

⑤赤ちゃんが母乳を飲むことはあごの発達を助け、丈夫な歯をつくります。

このような母乳の成分・働きに代わる人工乳はないのです。

また、母乳育児はお母さんと赤ちゃんの精神的なつながりを強くします。乳房を吸われることで母性が育ち、お母さんのこころが安定します。お母さんの身体の回復も早くなります。赤ちゃんに直接吸ってもらうまでは、愛情いっぱいの母乳を搾って、赤ちゃんに届けてくださいね。

どうやって搾乳を始めるの？

産後早期から乳管開通操作をして（1回3分、1日に数回）、乳頭や乳輪をやわらかくして、できるだけ母乳が搾りやすいようにしましょう。看護スタッフが教えてくれます。

さあ母乳を搾りましょう！

①2〜3時間ごとに時間を決めて（1日7〜8回）、定期的に両方の乳房を搾りましょう。3日目くらいから本格的に出るようになります。

②母乳の分泌量が少ない時期は手搾りの方がやりやすいかもしれません。乳頭・乳輪がやわらかくなり、赤ちゃんが吸いやすくなりますので、搾乳器は乳管開通操作や手搾りをしてから使いましょう。

③母乳がポタポタと出始めたら、最初は1回に30分くらい両方の乳房を搾ります。スムーズに搾れるようになれば、目標量を決めて搾りましょう。

大切なのは、十分に何回も搾ることです。赤ちゃんの声を聞いたり、写真を見たりしながら搾るのも、射乳反射が起こって母乳分泌に良いでしょう。

母乳分泌を継続するには？

赤ちゃんの状態が落ち着いたら、できるだけ早くカンガルーケアを行いましょう。

早産児の栄養については p.248 参照 ● カンガルーケアについては p.318 参照

医療者のためのページ

母子分離中のNICUで行う母乳分泌への援助

NICUに入院中であっても、赤ちゃんを母乳で育てたいと思っている母親がほとんどのはずである。まず以下の点を重視し、母乳育児を進める。

①低出生体重児・病児にとっての母乳の利点を伝える。
②出生後、赤ちゃんの状態が許せば、お母さんの胸に抱いてもらったり、手で触れてもらったりしてからの入院を心がける。

母乳が出るメカニズムを知る

①母乳が産生されるためにプロラクチンが必要であり、血中濃度を保つには、乳頭への刺激が大切である。
②搾乳や吸啜により複数の乳管が集まった乳輪部を圧迫すると、オキシトシンにより射乳反射が起こる。
③帝王切開後や早産の母親の母乳分泌は遅れがちになる。分泌不足のストレスを軽減する配慮を心がける。
④母乳量が少ないときは、出ないと思う前に実際に乳房の状態を見て、援助する。
⑤安易に人工乳を補足しないよう、医療スタッフも母乳育児の利点、UNICEF/WHOの「母乳育児成功のための10カ条」を学習し、母親の指導に生かす。

乳管開通操作の指導

乳管の詰まりを取るために、以下の手順で乳管開通を促す。

①5本の指を使って乳輪部の外側に指の腹を当て、乳輪部を乳房の内側に向かってぐっと押す。
②指を押し付けたまま、乳首に向かい乳輪部をつかむ。
③乳輪部をつかんだまま、前に引っ張り出す。
④そのまま指先で乳首を左右に2〜3回ひねる。この操作を1回3分、1日数回行う。

手による搾乳方法の指導

①上体を少し前かがみにして、手をアルファベットのCのようにして搾乳する側の乳房を支える。
②反対側の手の親指を乳房の上側の乳輪に、人差し指を下側の乳輪に当て、胸壁側に向かって押す。
③親指と人差し指で、乳輪を押してつまんでを繰り返すことで乳管部を刺激し、射乳反射を促す。射乳反射が起こると、母乳が飛散してよく出るようになる。
④乳輪部は丸いので、いろいろな方向に親指と人差し指を変えながら搾る。

その他の注意点として、以下の5点が挙げられる。

①産後すぐから、2〜3時間ごとに乳管開通操作を行い、搾乳を促す。
②産後24時間頃から初乳が少しずつ出てくるので注射器に集め、NICUに届けてもらい、それを新鮮なうちに赤ちゃんに与えるようにする。
③母乳分泌量を長く維持するためには1日7〜8回、定期的に搾ることを指導する。
④搾乳器は乳首を傷めやすい場合もあるので、乳管開通操作や手搾りで乳輪部を軟らかくしてから使用するとよい。
⑤長期的に搾乳が必要な場合は、レンタル電動搾乳器を紹介する。

第4章 新生児へのケア

3 赤ちゃんには母乳がとても大切です

母乳の扱い方法

①しっかり手を洗って清潔に扱う。
②初乳には免疫物質が多いので優先して与える。当院では、哺乳時間ごとに搾りたてが産科から届くので、直接授乳に近い状態の母乳を与えている。
③届いた母乳が余ったときは、冷蔵庫で保管し、24時間内に使用する。
④母乳がたくさん搾れるようになってきたら、母乳バッグに冷凍する。
⑤冷凍母乳を母乳バッグに搾ってもらうときは、余分なバッグを解凍しないですむように1日の必要量より少し多い量でパックしてもらうと母乳を大切にできる。冷凍母乳は、自然解凍または流水で解凍後、冷蔵保存し、24時間以内に使用する。
⑥一度解凍した母乳は再冷凍しない。
⑦初乳→冷蔵母乳→冷凍母乳の順で、出生日に近いものから使用する。
⑧冷凍庫は、脂肪や蛋白質などの成分が変化しにくい−20〜−70℃のものとする。
⑨温めは体温程度の湯で行う。電子レンジは成分を壊すので用いない。
⑩母親がB型肝炎ウイルス（HBV）、C型肝炎ウイルス（HCV）、成人T細胞白血病ウイルス（HTLV-1）、ヒト免疫不全ウイルス（HIV）陽性者の場合は、各施設の基準に沿う。特に搾母乳の取り違えに注意して取り扱うこと。

母乳の運搬方法

家庭からの運搬では、アイスボックスか発泡スチロールの箱に氷または保冷剤を入れたものを用いて溶けないようにしてもらう。

❈ 家族への説明のポイント ❈

- 母乳栄養の必要性と母乳分泌の作用機序をしっかり伝える。
- 実際に手を添えて乳房ケアと搾乳介助を行う。
- 赤ちゃんがそばにいないお母さんの努力を支援する気持ちで接する。

引用・参考文献

1）国立病院岡山医療センター編．「赤ちゃんにやさしい病院」の母乳育児指導．ペリネイタルケア春季増刊．大阪、メディカ出版，2000，264p.

元　独立行政法人国立病院機構岡山医療センター看護師長 **間野雅子**

家族のためのページ

4 NICUでは感染対策がとても大切です

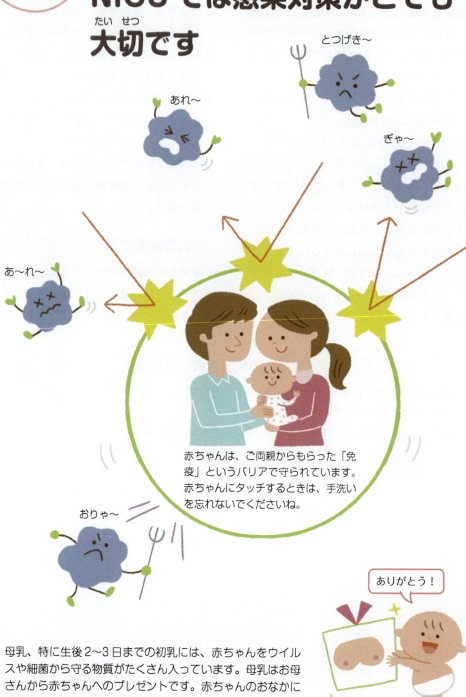

とつげき〜
あれ〜
ぎゃ〜
あ〜れ〜
おりゃ〜
ありがとう！

赤ちゃんは、ご両親からもらった「免疫」というバリアで守られています。赤ちゃんにタッチするときは、手洗いを忘れないでくださいね。

母乳、特に生後2〜3日までの初乳には、赤ちゃんをウイルスや細菌から守る物質がたくさん入っています。母乳はお母さんから赤ちゃんへのプレゼントです。赤ちゃんのおなかに壁をつくってあげましょう。

第4章 新生児へのケア

④ NICUでは感染対策がとても大切です

赤ちゃんと感染

　赤ちゃんは、免疫能が不十分なために感染におかされやすく、重症になりやすいといわれています。もう少し大きくなった子どもや大人では、ほとんど問題にならない弱い細菌による感染の頻度も高くなります。NICUへ入院することになる早めに生まれた赤ちゃんは、さらに免疫能の未熟性の程度が高いことと、お母さんから胎盤を通してもらった免疫も低いことから、免疫不全の程度は早産であるほど高くなります。

赤ちゃんの感染の原因となるもの

　お母さんのおなかの中では無菌状態でいた赤ちゃんは、産道を通って外界に出たとたん、雑菌にさらされます。点滴のチューブや呼吸管理のためのチューブ、保育器などの医療器具、複数の医師や看護師による処置など、NICUに入院している赤ちゃんを取り囲む環境は、感染のリスクのたいへん高い状態にあるといえます。

赤ちゃんを感染から守るために

　NICUでは、赤ちゃんを感染から守るためにたくさんのことを行っています。NICUの中は外より気圧が高くなっており、定期的に清掃・消毒されています。赤ちゃんに直接触れるものにも、滅菌や適切な消毒のされたものが使用されており、体温計や聴診器などは個別のものが用意されています。NICUのスタッフも赤ちゃんに触る前後には、手洗いを行い、手袋を使用しています。

ご両親が赤ちゃんを感染から守るために

　赤ちゃんとの面会時には、きれいに洗った手で触ってあげてください（これをタッチングといいます）。赤ちゃんに害のない細菌の壁がつくられます。

　ご両親が風邪やそのほかのウイルス感染症にかかっているときには、面会はお休みしてください。

　母乳（特に初乳）には、分泌型免疫グロブリン（sIgA）という赤ちゃんをウイルスや細菌から守る物質がいっぱい入っています。母乳で赤ちゃんのおなかに壁をつくってあげましょう。

MRSA感染症についてはp.168参照●母乳についてはp.294参照

医療者のためのページ

新生児と感染症

新生児の免疫能は成人に比べて未成熟であり、胎児の2％が子宮内で感染を受け、さらに分娩中ないし生後1カ月までに10％は何らかの感染を受けるといわれている。

本来、細菌などの病原体の侵入を防ぐ役割を果たしている皮膚や腸管粘膜など、局所の感染防御機構も未成熟であるため、容易に感染症に罹患する（易感染性）だけでなく、急速に重症化する。NICUへ収容される早産児は、母体からの経胎盤的受動免疫であるIgGの血中濃度が低値であり、免疫能の未成熟の程度が高い。

また、集中管理の必要性から、気管挿管、血管内カテーテル留置、胸腔内カテーテル留置などの処置を必要とする場合が多く、これらが病原菌の体内侵入経路となり得る。

新生児感染症の特性として、特異的な所見に乏しく、その発症を臨床症状から捉えることは難しい場合が多い。

表4-1に示すように、いずれも感染症以外の疾患でも観察される非特異的な所見である。早産児の状態が悪化してくるのは、感染がかなり重篤化してからであることが多い。

NICU従事者は常に感染の可能性を念頭に置いて注意深い臨床観察を行うことが大切であり、早期に適切な治療が開始される必要がある。

NICUでの感染予防

先に述べたように、易感染である早産児では、いかに感染を予防するかがその生存率を左右する要因の一つとなる。感染予防策としては、スタンダードプリコーション（standard precaution、表4-2）の実施と感染経路の遮断が必要であり、実際には、病原微生物の性質をよく理解して、空気感染、飛沫感染、接触感染などの感染経路別予防対策を行うことが重要である。

以下に、当施設における感染予防策の一部を紹介する。

入室者は一足制とし、ガウンは不要：下足、衣服の汚染が激しい場合にはディスポーザブルの靴カバー、ガウンを使用する。

NICU面会者の感染に関する問診と入室制限：初回入室時、面会者の伝染性疾患（麻疹、水痘、流行性耳下腺炎、インフルエンザ、流行性角結膜炎）の罹患歴、予防接種歴を問診し、帯状疱疹、発疹、発熱、咳、嘔吐、下痢などの罹患の有無を入室ごとに問診する。家族の理解を得て、罹患時には入室を制限する。

NICUスタッフの健康管理：定期的に健康診断を行う（年2回、胸部X線）。伝染性疾患既往歴、予防接種歴を把握し、予防接種を実施する。

手洗い（手指衛生）：処置直前・直後にはアルコールベースの擦式手指消毒薬による擦式法（ラビング法）を優先する。血液、体液などによる目に見える汚染時や芽胞菌などのアルコール消毒薬のきかない微生物への接触時

表4-1 新生児感染症の臨床症状

- 何となく元気がない（not doing well）
- 皮膚色不良、四肢冷感
- 哺乳力の低下
- 体温不安定（発熱、低体温）
- 無呼吸、多呼吸、呻吟
- 腹部膨満、嘔吐
- 黄疸、肝脾腫
- 易刺激性、嗜眠傾向
- 活動性低下、筋緊張低下および亢進
- 出血傾向、発疹、紫斑
- 大泉門膨隆

第4章 新生児へのケア

④ NICUでは感染対策がとても大切です

表❹-2 CDCによる標準予防策（スタンダードプリコーション*）

要素		勧告
手指衛生		血液、体液、分泌物、排泄物、汚染物品に接触した後：手袋を外した直後：患者接触間
個人防御器具（PPE）	手袋	血液、体液、分泌物、排泄物、汚染物品に接触するとき：粘膜や傷のある皮膚と接触するとき
	マスク、ゴーグル、フェイスシールド	血液、体液、分泌物の飛散、噴霧の発生しそうな処置やケア中、気管吸引時
	ガウン	処置やケア中に、衣服や皮膚露出部が血液、体液、分泌物、排泄物に接触することが予想されるとき
汚染した患者ケア用具		微生物が他の人や環境に移らないような方法で取り扱う：目に見えて汚染しているときは手袋を着用する：手指衛生を実行する
環境管理		環境表面（特に患者ケア区域において頻繁に接触する表面）の日々のケア、清掃、消毒の方法を発展させる
布類（リネン、洗濯）		微生物が他の人や環境に移らないような方法で取り扱う
針、その他の鋭利物		使用後の針をリキャップしたり、折り曲げたり、折ったり、手で扱ったりしない：利用できるときは安全器具を使う：使用後の鋭利物は穿刺耐性容器に入れる
患者の蘇生		口接触を避けるために、マウスピース、蘇生バッグ、その他の換気器具を使う

＊スタンダードプリコーション：患者の血液、体液や患者からの分泌物、排泄される湿性生体物質、傷のある皮膚、粘膜は感染性があるものとして取り扱う

には、液体石けんを使用した流水下衛生的手洗い（20秒間）を行い、ペーパータオルを使って乾燥させ、アルコールベースの擦式手指消毒薬による擦式法を行う（図❹-1）。

手袋：閉鎖式保育器収容児（修正週数35週未満、1,500g未満）に触れるとき、開放式保育器・コット収容児の血液、体液、排泄物に触れるときは、手袋（ニトリル製ノンパウダーの未滅菌手袋）を使用する。使用前後は必ず手指衛生を行う。

物品の個別化、ディスポーザブル製品の利用：体温計、聴診器、紙オムツ、おしり拭き、速乾性消毒薬などはそれぞれの児専用とし、吸引チューブ、注入用シリンジ、チューブ、閉鎖式保育器収容児のリネンなどは滅菌済みのディスポーザブル製品を利用する。

清掃：日常清掃は、静電集塵クロスとモップによる清掃とし、原則として消毒薬は使用しない。保育器や電子カルテ、医療機器類はハイプロックスワイプ™にて勤務交代ごとに清拭清掃する、また、血液、体液、ミルク、ほこりなどの付着時は放置せず、ハイプロックスワイプ™にて清拭清掃する。

廃棄物：体液は汚物処理室にて廃棄する。分泌物は凝固剤を使用し固形化して医療可燃物として廃棄する。

サーベイランス：気管挿管児は週1回、気管分泌物を培養し、他の入院児は週1回、鼻腔の培養を実施する。結果は医療従事者間で共有する。

プロバイオティクスの与薬：出生後早期より開始する。

301

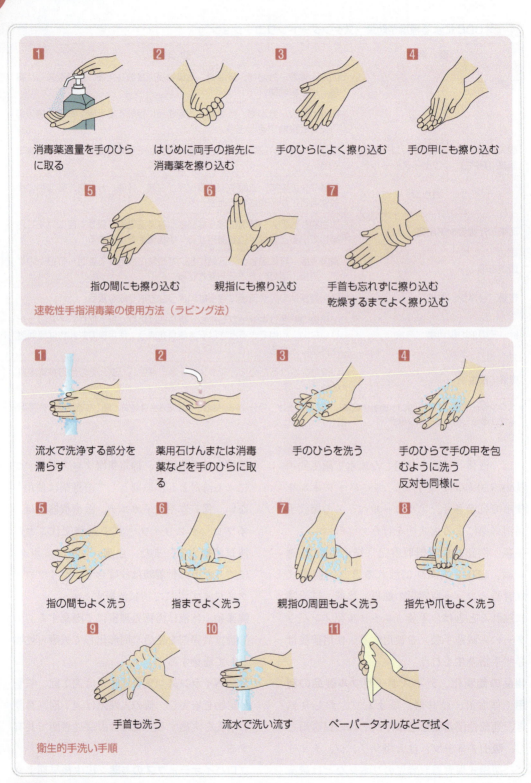

図 4-1 手指衛生 （吉田製薬株式会社ウェブサイトより転載）

経腸栄養：初乳を出生後早期より開始し、経腸栄養の早期確立を図る。
皮脂・胎脂：出生後5日間の清潔ケアではドライテクニックを実施する。
教育：医療従事者への定期的な手指衛生、感染予防策について教育を実施する。
医療機器：閉鎖式保育器、呼吸器回路の定期的な交換、共通使用する医療機器は患者ごとにカバーを使用する。

家族への説明のポイント

- 新生児にとって最も自然で理想的な感染予防は、両親が保菌している病原性の低い菌を児に保菌させることであることを説明する（MRSAなどの病原菌の保菌を抑制する可能性があり、入院時よりタッチケアなどのアプローチが感染予防に有効である）。
- 母乳中（特に初乳）には、分泌型免疫グロブリン（sIgA）、マクロファージ、ラクトフェリン、リゾチウムなどが含まれており、多くの感染防止のメカニズムが秘められていることを伝える。

引用・参考文献

1) 仁志田博司．"免疫系と感染の基礎と臨床"．新生児学入門．第4版．東京，医学書院，2012，333-6．
2) 北島博之ほか．特集：赤ちゃんの処置・ケア別に見る感染対策のポイント30．Neonatal Care. 21 (12), 2008, 1283-321.
3) Siegel, JD. 2007 Guideline for Isolation Precautions : Preventing Transmission of Infectious Agents in Health Care Settings. 2007.
4) 大城誠編．新生児感染管理なるほどQ&A．Neonatal Care 秋季増刊．大阪，メディカ出版，2014，256p．
5) 満田年宏監訳．医療現場における手指衛生のためのCDCガイドライン．東京，国際医学出版，2003，90p．

東京女子医科大学病院NICU、新生児集中ケア認定看護師 **中野恵美**

家族のためのページ

5 赤ちゃんの呼吸状態が落ち着く姿勢をとっています

在胎29週5日、体重1,107gの赤ちゃんが生まれて22日経った頃の様子です。気持ちよさそうに眠っています。このうつぶせの姿勢を「腹臥位」といいます。

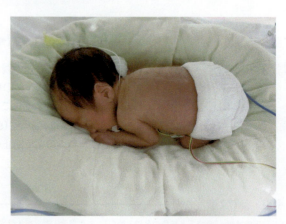

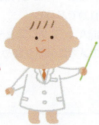

この姿勢はミルクの消化や吸収を助けるんだって

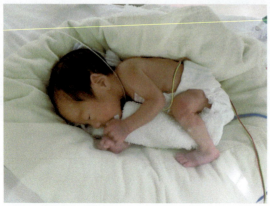

赤ちゃんが横向きで穏やかに過ごしています。この姿勢は「側臥位」と呼ばれています。お母さんのおなかの中で過ごした姿勢に近づくように、周りを囲っています。

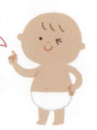

お母さんのおなかの中は赤ちゃんにとって、と〜っても快適な環境なんだよ

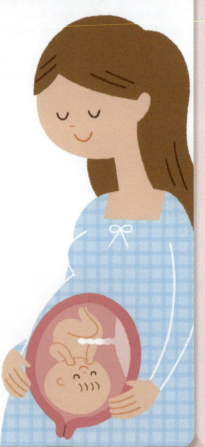

第4章 新生児へのケア

⑤ 赤ちゃんの呼吸状態が落ち着く姿勢をとっています

❀ 赤ちゃんの呼吸の特徴

　赤ちゃんは、鼻から息を吸い、おなかをふくらませる腹式呼吸をしています。呼吸の回数は大人より少し多く、呼吸機能が未熟なうえに酸素の消費量が大人よりも大きいため、さまざまな因子による影響を受けやすい状態にあります。

❀ 赤ちゃんの呼吸に影響すること

　NICUに入院となる小さな赤ちゃんは、肺の機能、呼吸機能の未熟性から、呼吸すること自体に負担がかかっています。泣き続けたり、暴れて落ち着かないとき、ミルクを飲んでおなかがいっぱいのとき、点滴や人工呼吸器などにストレスを感じると、通常よりも酸素の消費量が増え、赤ちゃんの呼吸にはさらに負担がかかります。これらのことが続くと、体力のない赤ちゃんは疲れてしまい、呼吸すること自体に影響が出てきます。

❀ 赤ちゃんにとって楽な呼吸・姿勢って？

　赤ちゃんが落ち着いて穏やかな表情で眠っているときは、ある程度リズムが一定で楽な呼吸をしています。赤ちゃんは好きな姿勢をとったり寝返りをうったりすることができません。そのため、ストレスをやわらげ、落ち着いて眠れるように、お母さんのおなかの中での姿勢に近づけるため、赤ちゃんの周りを囲んだり、包み込んだりしています。

❀ 姿勢による呼吸への効果

うつぶせ（腹臥位）：呼吸機能を助け、効率がよくなります。ミルクの消化や吸収を助けます。姿勢が安定しやすく、落ち着いて安静や睡眠を保ちやすくなります。

横向き（側臥位）：手が口元にいきやすく、落ち着けます。赤ちゃんの動きにより、姿勢が崩れてしまうこともあります。

あお向け（仰臥位）：観察しやすく姿勢も安定しますが、ミルクなどで呼吸への影響を受けやすく、呼吸が負担となっている時期の赤ちゃんには適さないこともあります。

　退院が近くなる頃には、赤ちゃんの肺や呼吸の機能は発達し、体力的にどの姿勢でも大きな影響を受けなくなります。この時期にはうつぶせより、周りが見渡せるあお向けや横向きの方が、情緒発達の面からもよいとされています。

胎児と新生児の呼吸の違いについては p.28 参照 ● 安静の保持については p.284 参照

医療者のためのページ

ポジショニングの必要性

　肺や呼吸機能に未熟性を残す時期や慢性肺疾患の児は、呼吸状態が不安定になりやすい。そのため、呼吸機能に有利とされる腹臥位や児の安静・ストレス緩和に効果のあるポジショニングは、酸素消費量を最低限に抑え、より安定した呼吸状態を保てると考えられる。児の状態に合わせたポジショニングは、大切な看護の一つとして行われている。

呼吸への影響からみたポジショニング

●腹臥位（図5-1）

　呼吸機能に有利であり、急性期を脱した児には、早期から積極的に行われている。ミルクの消化・吸収の促進、ストレス緩和や安静・睡眠を保つのに効果的である。週数が若く未熟な児では、睡眠が深くなることにより無呼吸発作を起こすことがある。無呼吸発作が頻発する場合は、速やかに体位変換を行う。また、臍動・静脈ルート管理中は十分に観察を行う必要がある。人工呼吸器管理中に児の活動性が高くなり、キッキングが盛んにみられるときは、足元をマットなどで固めていると、上体が上にずれたり、頸部の過伸展による計画外抜管を起こしたりする危険性が高まる。足元に余裕をもたせ、頭の上部や殿部の下部に砂嚢を置くなどの工夫が必要である。

●側臥位（図5-2）

　四肢の正中位姿勢がとりやすく、手を口元に持っていきやすく、自己鎮静を促す。腹臥位でないと呼吸が保てない児の体位変換を行う際、前方へ45度傾けた側臥位をとることで、同一部位の除圧と腹臥位に近い効果が期待できる。腹部膨満の強い児には嘔吐・誤嚥

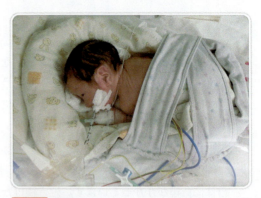

図5-1　腹臥位
在胎26週4日、出生体重947g、人工呼吸器管理中。撮影は日齢33。ベビースナッグル®使用。

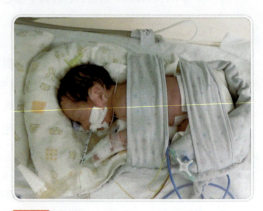

図5-2　側臥位

予防になる。体動によりずれたり崩れたりしやすいが、用具の選択、背中の高さ調節、抱え込み、一部の包み込みなどにより安定するよう工夫する。

●仰臥位

　出生直後の循環動態が不安定な時期には、児の全身観察が行いやすい体位である。人工呼吸器管理中は、挿管チューブの位置、頸部の向きを調整・固定しやすい。

当院でのポジショニング用具

　児の体重、修正週数、活動性、筋力、慢性肺疾患の有無・程度に応じて定期的に評価

し、ベビースナッグル®、バスタオル、フェイスタオル、ハンドタオルを使用したポジショニング用具を選択し、ネルシーツを敷いて使用している。肩枕、枕、身体の下には、ハンドタオルやソフトナースを児の身体に合わせて使用している。

体位変換・ポジショニングの評価

児にとって安定した体位であっても、呼吸理学療法上、同一部位の除圧や児の状態観察を目的に、深睡眠時は避け、3～4時間ごとに体位変換を行う。体位変換の前後には、バイタルサインの変動、state、ストレスサインの変調を評価する。児が落ち着けるまでホールディングしてから囲い込みや包み込みを行う。体位変換後に努力呼吸の出現や増強がみられたり、無呼吸発作が出現したり、児が落ち着かない場合は、体位変換を行う。児の個性を読み取り、成長に合わせたポジショニングを行う。

人工呼吸器管理中は、挿管チューブの固定位置、頸部の屈曲・伸展、回路の向きや位置に注意し、SpO_2低下の有無、1回換気量、リーク、胸郭の動き、呼吸音など呼吸状態の変化について観察し、顔の向きや体動にも配慮し、児が落ち着き安定するまで注意する。

> **家族への説明のポイント**
> - 慢性肺疾患の赤ちゃんは長期間、腹臥位・側臥位でいるため、細長い頭の形を気にする家族が多い。頭は軟らかいので仰臥位が保てる時期になれば変わることが多いと説明する。
> - 「うちの子はいつ来ても寝ているのですが……」という声をよく耳にする。赤ちゃんにも睡眠のリズムがあり、安静・睡眠を保てることは赤ちゃんにとっては安楽であり、大切な時間であることを説明し、やさしい声かけ、タッチングを勧める。

引用・参考文献

1) 楠田聡. "新生児の呼吸の特徴". イラストで学ぶ新生児呼吸管理. 大阪, メディカ出版, 2002, 2-23.
2) 木原秀樹. "ディベロップメンタルケアの実際". セミナーテキスト：ディベロップメンタルケアのきほん：赤ちゃんにやさしい個別的ケアの実践. 大阪, メディカ出版, 2004, 53-63.
3) 小川雄之亮. "成熟児の呼吸生理". 新生児呼吸管理ABC. Neonatal Care 春季増刊. 長谷川久弥編. 大阪, メディカ出版, 2001, 10-9.
4) 隅清彰. "未熟児の呼吸生理". 前掲書3. 20-5.
5) 横尾京子. "神経行動学的発達を助けるケア". 未熟児看護の知識と実際. 仁志田博司編. 大阪, メディカ出版, 2003, 43-6.
6) 西川裕子ほか. "ポジショニング". 新生児の症状・所見マスターブック. Neonatal Care 秋季増刊. 大野勉編. 大阪, メディカ出版, 2003, 235-6.
7) 木口直美ほか. "体位変換のポイント". 新生児呼吸管理実践マニュアル. Neonatal Care 秋季増刊. 小川雄之亮編. 大阪, メディカ出版, 1998, 169-74.
8) 木原秀樹. 呼吸理学療法. Neonatal Care. 17 (7), 2004, 634-9.
9) 松井晃. ME機器こんなときどうしよう！：人工呼吸器のキホンその1. 前掲書8. 695-702.
10) 山崎武美. ポジショニングのとらえ方と注意点. Neonatal Care. 16 (1), 2003, 17-21.

県立広島病院総合周産期母子医療センターNICU 主任、看護師　**大崎千恵子**

6 気管吸引は赤ちゃんにとって苦しいことですが、必要な処置です

> 人工呼吸器をつけている赤ちゃんは、自分の力で咳をして痰を外に出すことができないんだ。痰がたまると肺での空気の出入りができずに、呼吸が苦しくなるんだって。だから、痰があるときは気管吸引をして、赤ちゃんの呼吸を楽にしてあげるんだよ

> できるだけ苦しくないように看護師さんが手早くやってくれるから、安心してボクたちを見守ってね

- 気管チューブ
- 吸引チューブ
- 痰を吸い出して赤ちゃんの呼吸を楽にしてあげます。
- 肺
- 痰がたまると呼吸が苦しくなります。

家族のためのページ

新生児へのケア　第4章

⑥ 気管吸引は赤ちゃんにとって苦しいことですが、必要な処置です

気管吸引ってなに？

　人工呼吸器をつけて呼吸を助けている赤ちゃんには、口から気管内にチューブが入っています（気管チューブ）。気管吸引とは、肺や気管チューブの中にたまる痰を、専用の管で吸い取ることです。

気管吸引はなぜしなければいけないの？

　人工呼吸器をつけている赤ちゃんは、自分の力で咳をして痰を外に出すことができません。また気管内に異物となる気管チューブが入ることが刺激となり、痰が増えます。
　痰がたまると肺での空気の出し入れができず、呼吸が苦しくなります。また痰がそのまま肺の中にあると、肺炎になるおそれもあるので、痰があるときは気管吸引をして赤ちゃんの呼吸を楽にしてあげる必要があります。

気管吸引のときに、赤ちゃんはどう感じているの？

　気管吸引中は人工呼吸器の働きが弱くなり、身体の中の酸素濃度が下がってしまうこともあります。また、吸引の管を深く入れることで、気管支粘膜を傷つけたりすることも考えられます。ミルク注入のすぐあとは吸引の刺激により吐くこともあります。

気管吸引を苦しくないように行うために

　気管吸引のときに身体の中の酸素濃度が下がらないように、前もって酸素濃度を上げたり、吸引操作を手早く安全にするために2人で行ったり、吸引チューブを深く入れ過ぎないように印をつけるなどの対処をしています。ミルク注入中やミルク注入のすぐあとの吸引は避けています。また気管吸引中も、できるだけ人工呼吸器での呼吸ができる器材を使ったりします。気管吸引のあとは、赤ちゃんをやさしく手で包み込み、落ち着かせています。
　このように赤ちゃんにとって必要な気管吸引も、できるだけ苦しくないように工夫して行い、楽な呼吸が保てるようにしています。

人工呼吸器の装着と役割については p.208 参照

気管吸引の必要性

　気管吸引は気管内分泌物の除去、換気の改善、無気肺や肺炎などの合併症予防のために必要不可欠な処置である。しかし、赤ちゃんにとって苦痛を伴う侵襲的な処置でもあるため、できるだけ苦痛を与えず、安全に行う必要がある。気管チューブは身体にとって異物であるため、物理的刺激や感染により気管内分泌物が増加する。また人工呼吸器管理中は咳嗽反射による喀痰の排出が困難であり、繊毛運動が障害され、気管内分泌物が貯留しやすい。気管内に分泌物が貯留すると、人工換気が効率よく行われず、SpO_2の低下やPCO_2の上昇など、呼吸状態が悪化する。分泌物の貯留は、無気肺や肺炎の原因になる可能性があるため、適切な気管吸引を行う必要がある。

気管吸引の合併症

　合併症として、①低酸素血症や低換気、②脳圧の上昇、脳血流の減少、③気道内感染、④気道粘膜の損傷や攣縮、肉芽形成などが挙げられる。このような吸引操作による合併症を回避するためにも、専門的な知識と熟練した技術が必要となる。

開放式気管吸引法（表6-1）

　当院NICUでは、基本的に閉鎖式気管吸引法を行っている。従来は開放式気管吸引に慣れているスタッフも多かったが、現在は逆に閉鎖式気管吸引の経験しかないスタッフも多くなっている。やむを得ず開放式気管吸引を実施する場合は2人での吸引操作としている。
　介助者は、保育器の反対側の窓から呼吸器回路と気管チューブを外し、清潔に吸引できるように、また素早く回路につなげるように介助を行っている。肺理学療法や体位変換を併用しながら吸引介助を行うこともある。吸引直後は医師の指示の下、呼吸器条件を一時的に変更し、吸引後はSpO_2が回復するのを待ち、呼吸器設定を元に戻すなどの対応を行うこともある。吸引カテーテルは毎回使い捨てとしている。

閉鎖式気管吸引法（表6-1）

　閉鎖式気管吸引キット（トラックケアー、図6-1）は1日ごとに新しいものに交換している。当院NICUでは、開放式気管吸引法と同様に、医師の指示の下、呼吸器設定を一時的に変更して吸引し、吸引後は強制換気を実施するなどして肺の虚脱を防いでいる。

気管吸引のポイント

　気管吸引は定期的ではなく、バイタルサイン、SpO_2、呼気二酸化炭素モニター、経皮的酸素二酸化炭素分圧モニターなどの数値、患児の努力呼吸の有無、表情や自発呼吸、胸郭の動きや振動の度合い、全身色、前回の吸

表6-1 気管吸引法の特徴

開放式	長所	・簡便である ・吸引物の粘稠度や性状がわかりやすい
	短所	・低酸素血症になりやすい ・気道感染、院内感染の原因となり得る ・吸引操作に2人要する
閉鎖式	長所	・低酸素血症を起こしにくい ・カテーテルによる気道損傷が少ない ・気道感染、院内感染を減少させる可能性がある ・1人でも吸引操作ができる
	短所	・吸引物の粘稠度や性状がわかりにくい ・導入時にスタッフへの徹底した教育、技術指導が必要である

第4章 新生児へのケア

⑥ 気管吸引は赤ちゃんにとって苦しいことですが、必要な処置です

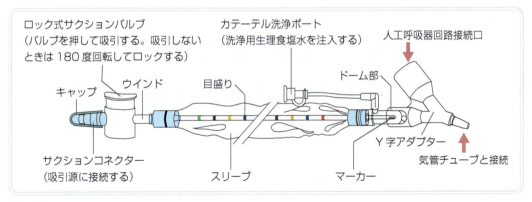

図6-1 閉鎖式気管吸引カテーテル（トラックケアー：キンバリークラーク・ヘルスケア・インク社製）（文献1より引用）

引時の分泌物の量や粘稠度、体位や体動、呼吸音の減弱などを総合的にみて行う。気管吸引に伴う呼吸状態の悪化がある場合は、医師の指示の下、呼吸器設定を一時的に変更し、吸引圧や吸引時間、1回の吸引回数などを考慮する。また、急性期（当院では修正26週以上の児は出生直後、修正25週未満は生後72時時間経過後）より腹臥位も取り入れた体位交換を行い、気管内分泌物貯留を防ぐ。無気肺などを起こしやすい赤ちゃんは、循環動態が安定していれば、軽打法や呼気圧迫法などの肺理学療法も併用して効果的な気管吸引を行う。

家族への説明のポイント

- 気管吸引の必要性やリスク、苦しくないようにする工夫、吸引後の利点を説明し、理解を得る。
- 気管吸引はストレスのかかる処置であるため、吸引後はホールディングやサッキングで自己鎮静を促し安静を図り、赤ちゃんを褒めるよう心がける。
- 苦しい処置であることを強調するのではなく、「痰がたまったら苦しくなるので、取らせてくださいね」と説明する方が心配を増強させない。

引用・参考文献

1）加藤文英ほか．"気管内吸引と気管内洗浄の実際とポイント"．新生児呼吸管理実践マニュアル．Neonatal Care 秋季増刊．小川雄之亮編．大阪，メディカ出版，1998，175-81．
2）岡田有紀子．"呼吸管理"．この一冊からはじめる NICU 看護のすべて．Neonatal Care 春季増刊．入江暁子編．大阪，メディカ出版，2004，108-10．
3）小濱守安．ナースのための新生児呼吸管理：気管内吸引．Neonatal Care．17（8），2004，812-8．
4）藤森伸江ほか．"呼吸・循環管理"．ハイリスク新生児の管理とトータルケア．小児看護臨時増刊号．25（9），2002，1168-77．
5）蒲原孝．新生児の呼吸管理法（2）．Neonatal Care．16（5），2003，430-6．
6）木原秀樹．呼吸理学療法．Neonatal Care．17（7），2004，634-9．
7）河井昌彦．NICU ナースのための必修知識．京都，金芳堂，2005，156p．

県立広島病院総合周産期母子医療センターNICU、新生児集中ケア認定看護師 **中山宏美**

7 初めは身体を拭くだけ、でも状態が落ち着けば沐浴です

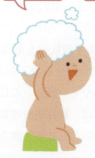
気持ちよさそうだね

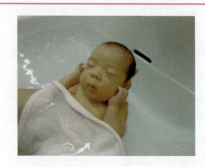

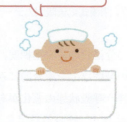
まずは物品の準備だよ
①ベビーバス、②洗面器（赤ちゃん専用）、③お湯（38〜40℃）、④湯温計、⑤沐浴布（ガーゼハンカチ・タオル）2枚、⑥石けん（中性または弱酸性）、⑦着替え、⑧綿棒、⑨ヘアブラシなど

沐浴の手順

❶ 赤ちゃんを裸にしたら、沐浴布で包み、左手で頭と首を支え、親指と中指で両耳を軽く押さえお湯が入らないようにふさぎます。右手でお尻と股間を支え、足からゆっくりお湯につけます。
❷ 体幹・腕に沐浴布をかけると、赤ちゃんは落ち着きます。
❸ 洗面器のお湯を使って顔を拭きます。
  - 沐浴布で目・額→頬→顎の順に（3の字を描くように）、そして鼻と耳を拭きます。
  - 1カ所拭くごとに沐浴布の面を変えます。

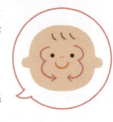

❹ 頭を洗います。
  - お湯で頭を湿らせます。
  - 手に石けんを取り、よく泡立て、手全体でなでるように洗います。
  - 石けんをよく洗い流し、ガーゼを軽くしぼって頭を拭きます。
❺ 首、胸、わきの下、腕、手のひら、おなか、足を洗います。頭と同じように泡立てた石けんで洗い、お湯で流します。皮膚が密着している部分は丁寧に洗いましょう。
❻ 赤ちゃんの向きを変えて、背中、お尻を洗います。
❼ 赤ちゃんに上がり湯を足の方から静かにかけます。
❽ バスタオルに赤ちゃんを受けます。押さえるように拭き、しっかり水分を取ります。
❾ オムツをあて、洋服を着せます。
❿ 髪をとかし、耳そうじをします。

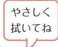
やさしく拭いてね

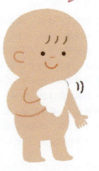

第4章 新生児へのケア

⑦ 初めは身体を拭くだけ、でも状態が落ち着けば沐浴です

赤ちゃんが生まれたらすぐ沐浴？

生まれた直後は、羊水や胎脂をタオルで拭き取る程度で沐浴は行いません。まだ赤ちゃんの呼吸や体温が不安定だからです。胎外環境に慣れてから沐浴を行います。

治療中の赤ちゃんは沐浴をしません

小さく生まれた赤ちゃん（超・極低出生体重児）、点滴治療や光線療法などの治療を受けている赤ちゃんは、沐浴ではなく清拭を行います。それは体温が下がりやすく、沐浴そのものが赤ちゃんのストレスとなることがあるからです。

しかし、小さく生まれた赤ちゃんもやがて大きくなり、保育器からコットへ移り、体温が安定した頃には沐浴を行えるようになります。点滴治療や光線療法を受けている赤ちゃんも、状態が安定していて医師の指示があれば沐浴を行えます。赤ちゃんの状態が安定したら、お母さんも沐浴の練習をしましょう。

お家に帰ったら

1日1回、沐浴を行いましょう。沐浴は皮膚を清潔にするだけでなく、血行をよくして新陳代謝を活発にする効果があります。また授乳直後や空腹時を避け、毎日同じ時間帯に行うと、生活リズムがつきます。

風邪気味のとき、特に発熱しているときは、沐浴はかえってストレスになるため、体を拭く程度にしましょう。

まずはスキンシップから始めましょう

初めは手順通り上手にできなくてもかまいません。赤ちゃんとスキンシップを楽しむつもりで気軽に行ってみましょう。赤ちゃんにとってもお母さんにとっても、きっと楽しい時間になるはずです。

光線療法については p.254 参照 ● コットへの移床については p.322 参照

医療者のためのページ

清潔ケア

目的：保清、感染予防、血液循環の促進、全身観察

種類：全身清拭、部分清拭、洗髪、部分洗浄、沐浴などがある。児の状態に合わせた方法を選択する。

ケア介入のタイミング：深睡眠（state 1）、満腹時や空腹時は避ける。直前に体温低下がないかを確認する。

●清拭

沐浴に比べて体温の喪失が少なく、身体的負担が少ないため、治療内容や未熟性により沐浴が行えない児に適応される。集中治療中の児は、清拭がストレスとなり体温低下だけでなく、呼吸・循環状態が悪化するリスクがあるため、皮膚の保清と安静のどちらを優先すべきかの判断が必要となる。全身状態が安定してきたら全身清拭を行うが、まだ不安定な時期は汚染部のみの部分清拭を行う。

●部分洗浄

呼吸・循環状態が安定してきたら、皮膚の状態により部分洗浄を行う。例えば陰部や殿部に発赤（オムツかぶれ）がある場合は、陰部・殿部洗浄を行う。清拭を行っている児で、頸部や腋窩など皮膚が密着する部位の保清が難しい場合は、呼吸・循環状態が安定していれば部分洗浄も一つの方法である。

●沐浴・ベースン浴

沐浴は皮膚へ刺激を与え、児を安楽にし、快刺激となり、成長発達を促進する効果がある。全身状態が安定し、コット移床後の体温が安定した頃を目安に沐浴を開始する。保育器に収容されている児でも、全身状態が安定し皮膚の保清を優先する場合は、保育器内または外で短時間のベースン浴（図7-1）を行うことがある。沐浴またはベースン浴を行う場合は、体温が低下しないよう短時間で実施し、実施中・後は十分に保温する。また実施後は、児のストレスとなっていないか、体温だけでなく呼吸・循環状態を十分に観察する。

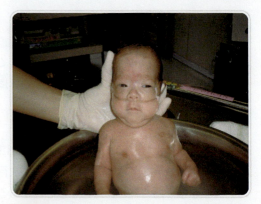

図7-1 ベッドサイドで行えるベースン浴

注意事項

- 児の衣服、オムツ、モニター類を外す必要のある清潔ケアと体重測定を同じタイミングで行うなど、ケアパターンの調整に配慮する。また、状態が安定している児は生活リズムをつけるため、できるだけ一定の時間に実施するとよい。

- 清拭の場合、ストレスによる状態変化を早期発見できるよう、少なくともモニターを一つは装着し、状態を観察しながら実施する。

- 超低出生体重児は皮膚の表皮が脆弱であり、少しの刺激でも組織が壊れやすく、週数が若いほどその傾向が顕著である。修正32週未満の児では特に注意が必要であり、拭き方や力の入れ方を工夫し、拭き綿の種類やお湯の温度など、皮膚への刺激が強くならないように配慮する。

- 使用物品は清潔に管理し、感染症を予防す

第4章 新生児へのケア

⑦初めは身体を拭くだけ、でも状態が落ち着けば沐浴です

る。特に生後2〜3週間までの超低出生体重児の場合は、滅菌製の拭き綿を使用するとよい。
- 石けんは中性や弱酸性のものを選択し、よく泡立てて使用する。石けんや洗浄剤を使用する場合、低出生体重児への安全性は保証されていないため、皮膚への刺激に十分注意し、皮膚の状態を観察する。
- 呼吸・循環状態や体温だけでなく、ストレス反応、痛み反応を観察し、なだめや緩和ケアを実施し、児のストレスを最小限にする。

ケアに必要な物品とポイント

●清拭（クベース）
準備物品：お湯（45〜50℃）、洗面器、拭き綿、手袋、オムツ
※使用物品は施設の手順に沿って準備する。
拭き方：拭き綿は拭く場所を変えるごとに更新する。また、皮膚への摩擦刺激を最小限にするよう、こすらず押さえ拭きする。
①顔（目、額、頬、鼻）を拭く。
②口：口唇や口角は分泌物により汚染されやすいので丁寧に拭き取る。
③耳：腹臥位が多い児は耳が汚染されやすいため、耳介の裏や内側まで拭く。
④首：皮膚が密着している児は、可能であれば頸部を軽度伸展して丁寧に拭く。
⑤手：新生児は手を握っていることが多く手掌に垢がたまりやすいため、手のひらを広げて拭く。
⑥陰部：最後に拭く。
⑦体位交換の回数を減らし、児への負担が最小限となる手順で行う。例えば、腹臥位をとっている児は、モニターを外した直後にまず背中を拭いておくとよい。
⑧モニターはできるだけ早く装着し、モニター管理下で安全に実施する。
⑨体をポジショニング用具やタオルで覆い、体温低下を予防するだけでなく、ストレス反応を最小限にする。
⑩清拭中に排尿・排便する場合もあるため、オムツを敷いておくか、軽くあてておく。

●部分洗浄（洗髪・陰部洗浄）
準備物品：お湯（38〜40℃）、洗浄用のボールまたはベースン、石けん、タオル、（オムツ、カテーテルチップシリンジ）。
※使用物品は施設の手順に沿って準備する。
方法：洗浄する部位の下に新しいオムツを敷き、カテーテルチップシリンジを使用して洗浄する。洗浄後は体温が低下しやすいため、すぐにタオルで水分を拭き取る。

●沐浴・ベースン浴
●沐浴
コット移床後、体温が安定した児は沐浴を行う。酸素療法や点滴治療を行っている児でも全身状態が安定していれば沐浴は可能であり、施設の基準に準じて清潔ケアを選択する。実施前・中・後の状態観察を十分に行う必要がある。

●ベースン浴（図⑦-1）
準備物品：お湯（38〜40℃）、ベースン、拭き綿・ガーゼ、タオル。
※使用物品は施設の手順に沿って準備する。
沐浴槽ではなく、ベッドサイドでより安全に沐浴を行いたい児に選択する。
①顔を拭くために拭き綿を湿らせるベースンと体をつけるベースンとは別に準備する。
②清拭同様、頸部、腋窩、手のひら、陰部は丁寧に洗う。
③洗浄同様、体温が低下しやすいため温度環境に配慮して実施し、実施後はすぐにタオ

ルで水分を拭き取る。
④実施30〜60分後を目安に体温を測定し、体温低下がないか確認する。

家族の参加

状態が安定したら家族に参加を提案し、援助する。清潔ケアへの参加は、愛着形成の促進や親役割の獲得にも効果があると考えられるが、児が治療中で家族に恐怖心がある場合は無理強いしない。

家族への説明のポイント

- 初めての沐浴で緊張している両親には、安全面に配慮し、焦らずゆっくり行ってもらうように声をかける。

引用・参考文献

1）仁志田博司．"新生児の養護と管理"．新生児学入門．第3版．東京，医学書院，2004，84．
2）仁志田博司．"体温調節と保温"．前掲書1．166-7．
3）久安和美．"清拭"．NICU事故防止マニュアル．Neonatal Care秋季増刊．中村肇編．大阪，メディカ出版，2002，200-1．
4）高塚美紀．"清潔援助"．新人ナースのためのNICU基本マニュアル．Neonatal Care春季増刊．入江暁子編．大阪，メディカ出版，2009，159-65．
5）坂田真理子．"清拭"．NICU看護技術必修テキスト．Neonatal Care秋季増刊．岡園代編．大阪，メディカ出版，2011，193-7．
6）八田恵利．"超低出生体重児の皮膚とケアのポイント"．新生児の皮膚ケアハンドブック．大阪，メディカ出版，2013，16-20．
7）八田恵利．"保清・清拭に関連した皮膚ケア、臍処置"．前掲載6．25-8．

東京女子医科大学病院NICU、新生児集中ケア認定看護師 **松本千鶴**

memo

8 カンガルーケアをしてみませんか？

カンガルーケアにはさまざまな効果があります

①赤ちゃんと抱っこする人との間の体温のやりとりによる保温効果があります。
②赤ちゃんの眠りが深くなり、規則的で安定した呼吸になります。
③赤ちゃんと抱っこする人の両方が安心して穏やかな気持ちになります。
④母乳育児へのよい効果があります。

このようにカンガルーケアにはさまざまな効果がありますが、最大のポイントは肌と肌を合わせて一緒に時間を過ごすことです。パパとママも素肌で赤ちゃんを感じてみませんか？

肌と肌がよりたくさん触れ合うところが、洋服を着て抱っこするのとは違うんだね

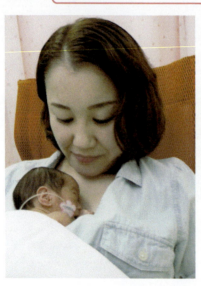
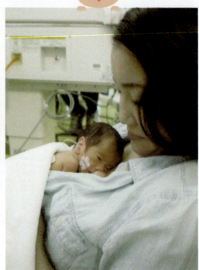

（両親の許可を得て掲載）

抱っこの形が子育てをするカンガルーの姿に似ているでしょう。だから「カンガルーケア」っていうんだよ

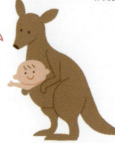

第4章 新生児へのケア

⑧ カンガルーケアをしてみませんか？

❀ カンガルーケアって何？

　カンガルーケアは抱っこの方法の一つです。素肌の胸の上にオムツだけをつけた裸の赤ちゃんを抱っこします。肌と肌がよりたくさん触れ合うところが、洋服を着ての抱っこは異なります。

　はじめは、南米コロンビアのボゴタで保育器が不足していたため、保温を目的に行われていました。今では、保温のほかにも赤ちゃんと抱っこする人との間に心の交流があり、さまざまな効果のあることがわかっています。抱っこの形が子育てをするカンガルーの姿に似ていることから名づけられました。

❀ カンガルーケアの時間は？

　カンガルーケアをより安全に行えるように、そしてご両親と赤ちゃんがゆったりと過ごせるように、時間を設定しています。

❀ どのように始めるの？

　全身状態（呼吸やそのほかの状態）が安定した時点で、ご両親の希望を確認後、初回実施日を看護師と決めて行います。人工呼吸器を使っている赤ちゃんでも、呼吸状態が安定している場合は、医師、看護師、ご両親と相談して予定を立てます（施設によって開始基準はいろいろです）。

❀ さあ、いよいよカンガルーケアです！

①パパとママは前開きのゆったりした服装の方が抱っこがしやすいです。
②赤ちゃんの体温測定とオムツ交換をします。
③赤ちゃんはオムツ1枚だけ身につけた状態になり、パパ、ママの素肌の胸の上で向かい合うように抱っこします。
④椅子にゆったりと腰かけ、赤ちゃんとの時間を過ごしてください。
⑤終了後、赤ちゃんの体温を測り、成長ノートに感じたことを記録します。

医療者のためのページ

カンガルーケアとは

カンガルーケアは、最も子どもを身近に感じることができ、愛着形成を促進させ、親子の関係性を発達させるといわれている。

親子に安心してゆったりとした時間を過ごしてもらうには、ケアの時間だけでなく、ケアの前後も含めて、安全面に注意することや落ち着いた雰囲気をつくるなど、環境に配慮することも大切である。

カンガルーケア開始の基準

当院では、以下の基準でカンガルーケアを行っている。

①急性期を脱して循環・呼吸状態が安定している。
②昇圧薬などの薬液投与を行っていない。
③バイタルサインが安定している。
④サーボコントロール（皮膚体温プローベにより皮膚温を設定温度に保つよう自動的に温度環境を調節する）で体温管理中でも全身状態が安定している。
⑤両親がカンガルーケアを希望しており、同意が得られている。
⑥nasal CPAP 人工呼吸管理中では、無呼吸発作が頻回に起こらないなど、呼吸状態が安定している。
⑦気管挿管管理中では、ケースカンファレンスを行い、安全性や方法を検討する。カンガルーケア実施日は、カンガルーケア移動時（開始時、終了時）の計画外抜管に備えて、主治医が立ち会えるよう時間調整をする。

以上の基準を満たしていれば、カンガルーケアを実施する際に主治医と相談して指示を得ている。

また、予後不良のケースでは、グリーフケアを目的としたカンガルーケアの実施について医療チームで検討する場合もある。

カンガルーケア開始前

①プライマリー看護師はカンガルーケア開始の基準を満たしていることを確認し、主治医と時期を検討する。
②プライマリー看護師は両親とカンガルーケア開始日を相談して決定する。
③カンガルーケアについてイメージができるよう、カンガルーケアポスターやカンガルーケアアルバムなど用いて両親に説明する。
④カンガルーケアの時間や回数に決まりはなく、両親の希望に合わせて実施する。

カンガルーケア開始日までに当日の服装などを伝えておくことも大切である。

カンガルーケア実施時

①児の体温を測定してもらう。
②オムツ交換は声をかけながら一緒に行う。
③保育器の横にカンガルーケア用の椅子を準備して腰をかけてもらう。
④SpO_2 モニターのみ装着した児を母親または父親の胸元に運ぶ。児の状態により、必要時はECGモニターを児の背中につける。
⑤担当看護師は児の転落、医療機器や周囲の人との接触事故などが起こらないように母子、父子の安全を確保する。児の状態を観察するとともに、母親または父親の言動や反応を記録に残す。
⑥双胎の場合、1人ずつ行うか、2人同時に行うかは両親の意向に合わせる。

第4章 新生児へのケア

⑧ カンガルーケアをしてみませんか？

カンガルーケア中の授乳

カンガルーケア中は児の探索行動があれば自由に直接授乳を試みてよいことを伝える。しかし、経口哺乳を開始していない児が行うときは、母乳の分泌状況や児の様子に注意し実施する。

あくまでもカンガルーケアが目的であることを念頭に置いて対応する。

保育器外抱っこ、カンガルーケア全般の注意点

①人工呼吸管理中の児など、児の状況によって案内する時期を考慮する（必要時にはケースカンファレンスを行う）。
②実施時間はできるだけ両親の意向に合わせるが、気管挿管管理中の児が休日に実施するときなどは、計画外抜管に備えて立ち会う当直医の繁忙度によっては当日に実施できない可能性があることを家族へ説明する。
③児の転落、接触事故など起こらないように安全面に十分に注意を払う（バスタオルやクッションを用いて安全・安楽に行えるよう配慮する）。
④プライバシーに配慮する（必要に応じてスクリーンなどを使用する）。

家族への説明のポイント

- カンガルーケアの案内・説明は実際の写真を用いたり、その効果を伝えたりして、両親ができるだけ不安や恐怖を抱かないよう、具体的にイメージしやすいように行う。
- カンガルーケアは強制ではなく、あくまでも両親の希望で行えることを伝える。

引用・参考文献

1）カンガルーケア・ガイドラインワーキンググループ編．根拠と総意に基づくカンガルーケア・ガイドライン．大阪，国際母子保健研究所，2010．
2）堀内勁ほか．カンガルーケア実践 HOW TO マニュアル．Neonatal Care. 24（12），2011，1167-210．

横浜市立大学附属市民総合医療センターNICU 助産師 **齋藤紀子**

9 保育器から出てコットに移ります

いよいよ保育器から出てコットへ移ります。衣服や掛け物で体温が安定するかどうかを調節します。手足は冷たくなっていませんか？

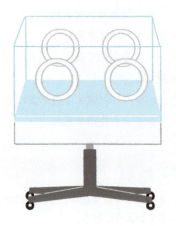

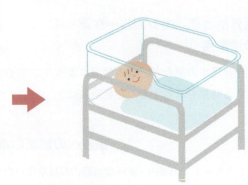

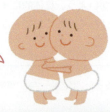

もっといっぱい抱っこしてね！

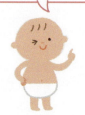

保育器の中にいたこれまでと比べて、コットに移った後は、お母さんとも触れ合いやすくなったね

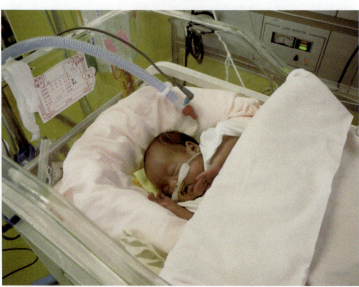

赤ちゃんが保育器に入っているのはなぜ？

　赤ちゃんに保育器に入ってもらうのは、観察や保温、感染予防、酸素投与のためです。保温が必要なのは、お母さんのおなかの中にいる週数でいうと34～35週くらいまでです。この時期になって酸素投与の必要がなく、呼吸や脈の状態が安定していれば、赤ちゃんは保育器を出ます。

カンガルーケア・保育器外抱っこをしながら

　カンガルーケアや保育器外抱っこをすることは、赤ちゃんの情緒が落ち着き、精神面での発達を促すとともに、コットに移って、私たちと同じ室温で生活できるかどうかの練習にもなっています。抱っこの前後で熱をはかったり、手足が冷たくなっていないか触ってみましょう。

コットに移った後の赤ちゃん

　今日から私たちと同じ室温での生活となります。赤ちゃんは衣服や掛け物で体温が安定するかどうかを調節していきますので、お風呂に入る前や手足が冷たいと感じたときは、熱をはかってみましょう。赤ちゃんの体温は36.5～37.5℃ぐらいです。それより低いときや高いときはスタッフに相談してください。また、手足が冷たいときは手袋や靴下を使用しましょう。

　「保育器にいたときに比べて元気がないのでは？」「保育器にいたときはよく泣いていたのに、外に出たらいつも寝ているわ……」と思われることがあるかもしれません。今まで保育器の中で裸で過ごしていた赤ちゃんが、衣服を着て、おくるみなどをすることで、いつも抱っこされているような安心感から、おとなしい場合もあります。気になったときはスタッフに声をかけてください。

どんどんスキンシップを

　保育器の中にいた今までと比べて、これからは赤ちゃんと触れ合いやすくなりました。赤ちゃんを抱っこしたり、おっぱいを飲ませたり、どんどんスキンシップをはかっていきましょう。

赤ちゃんの体温についてはp.290参照●カンガルーケアについてはp.318参照

医療者のためのページ

コット移床の目的

安定期に入り、保育器外での体温維持が可能な条件が整えば、コットへの移床を試みる。コット移床により、保育器という親子間の物理的な障壁を取り除くことで、より接触しやすい環境を提供することができ、家族の不安が軽減され、絆が形成されやすくなるといわれている。そして、退院に向け家庭での環境に近づけることで、家族が主体的に育児ケアを行えるようになることが期待される。

コット移床できる児の目安

① 修正週数34週前後
② 活気がある
③ 体温が安定している（保育器内の温度が30℃±0.5℃になり、体温の低下や冷感がない）

以上の状態において、医師と相談の上、移床する。ただし、上記の目安を満たさなくとも、保育器収容の目的が保温のみでその他の一般状態が安定している場合に、母子の接触を積極的に図りたいときや、保育器内で児の安静が保てないときは、医師と相談の上、ベビーウォーマーを使用し、コットへ移床する場合がある。

当院NICUでの実例

在胎24週5日、体重428gにて出生。日齢77、修正週数35週5日、体重1,158g、10〜30g/日の体重増加あり。保育器内温度マニュアル設定31.1℃、湿度40〜45％にて児の体温37.0℃台
呼吸：ときどき無呼吸発作があるが、自力回復良好
栄養：母乳またはミルク25mL×8回/日、自然注入

コット移床直後、短着と長着を着用し、おくるみと掛け物1枚で保温していた。体温を臨検したところ、37.0℃台のため、おくるみを除去。その後もコットにて熱がこもるせいか、37.5〜37.6℃が持続。移床1日後には短着1枚を着用し、掛け物1枚のみで四肢冷感などなく経過した。無呼吸発作の増悪はなく、また移床1日後（修正36週）には経口哺乳を開始し、指示量の母乳またはミルク25mL/回のうち20〜25mLを経口哺乳できていた。

コット移床後の観察ポイント

低体温、四肢冷感、無呼吸発作、哺乳力低下、残留乳、腹部膨満、活動低下などに十分注意する。

看護のポイント

●コット移床前

全身状態が安定しているときに児の体温に合わせて保育器の設定温度を0.1〜0.3℃ぐらいずつ下げていく。保育器内温がコット移床可能な範囲内に下がってきたら、児が保育外の温度・湿度に適応できるか全身状態を評価する。

コット移床が可能だと判断したら、コットの準備を行う。その際に、保育器内での児のポジショニングや活動性を考慮し、コット移床後も児が良肢位を保持できるようポジショニング用具の準備も行う。

●コット移床時

① 保育器内で衣服を着せ、準備しておいたコットへ移床する。保育器の電源を切ったまま、あるいは窓を開放したまま保育器内で児を観察することは危険であり、行ってはならない。

第4章 新生児へのケア

⑨ 保育器から出てコットに移ります

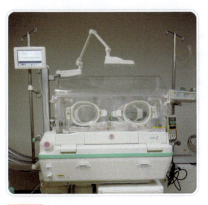

図⑨-1 保育器

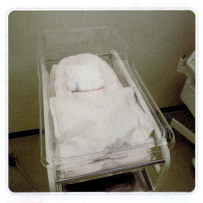

図⑨-2 コット

②コットを空調の吹き出し口や出入り口など空気の対流のある場所や、窓の近くに設置することは避ける。
③コット移床は、外気温の下がる夜間は避け、どんな異常にも対応できるようにできる限り日中に行う。

●コット移床後
①コット移床直後は短着・長着を着用し、おくるみ・掛け物2枚で保温する。
②1時間後に体温の測定および一般状態の観察を行う。
③体温下降・四肢冷感が出現してきたら、おくるみ・帽子・靴下・手袋などで保温に努め、それでも低体温が改善しないときはベビーウォーマーを使用する。または、保育器に戻す。
④体温上昇が著しい場合は、掛け物1枚除去→おくるみ除去→長着を外し、短着1枚着用の順に衣類を調節していく。
⑤衣類の調整を行った後は1時間程度で体温測定と一般状態の評価を実施する

家族への説明のポイント

保育器からコットへの移床は、児にとっても重大なステップであるが、家族にとっても児を身近に感じ、本格的に育児参加していく重大なステップである。家族にとって楽しみでもあり、不安でもあるということを念頭に置き、日々の関わりの中で家族へ説明する。

引用・参考文献
1) 仁志田博司. "体温調節と保温". 新生児学入門. 第4版. 東京, 医学書院, 2012, 161-9.
2) Glenys Boxwell. "体温管理". 新生児集中ケアハンドブック. 沢田健ほか監訳. 東京, 医学書院, 2013, 94-118.

横浜市立大学附属市民総合医療センターNICU、新生児集中ケア認定看護師 **長曽我部 綾**

家族のためのページ

10 小さく生まれても こんなに大きくなります

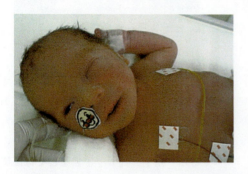

双子で生まれました。生まれたときは2人とも少し小さかったので、保育器にしばらく入っていました。

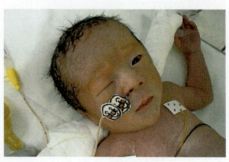

呼吸障害があったり、鼠径ヘルニアがあったりして、退院までちょっと時間がかかりました。入院中には鼠径ヘルニアの手術も行いました。

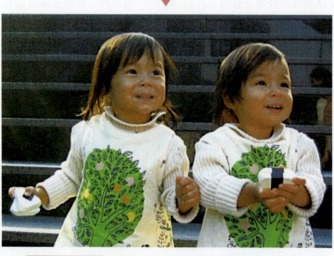

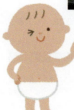

小さく生まれた赤ちゃんも、こんなに大きくなったよ。とっても元気だよ！

あんなに小さかった赤ちゃんが、こんなに大きくなりました。かわいいでしょう？この写真は1歳7カ月頃です。2人ともとても元気な仲良し姉妹です。

第4章 新生児へのケア

⑩ 小さく生まれてもこんなに大きくなります

赤ちゃんの様子

　小さく生まれた赤ちゃんですが、体重も増え表情もしっかりしてきました。退院の頃には分娩予定日に近いか、越えている赤ちゃんが多いでしょう。そろそろお家での生活も可能です。お母さん、お父さんが声をかけると、話を聞いているような様子もみられてくることでしょう。

　退院前に、赤ちゃんの呼吸やおなかの状態などで特に注意することがないか、医師や看護師に確認しましょう。お家ではお母さんとお父さんが中心になって、赤ちゃんの健康について気を付けていくことになりますので、赤ちゃんの普段の様子をよく知っておくことが大切です。赤ちゃんの夜間の様子も、看護師によく聞いておきましょう。

退院に向けての準備

　退院に向けて、授乳、お風呂、薬の飲ませ方などの育児の練習をどんどん積極的に行いましょう。お母さん、お父さんが何度も練習することでだんだん自信がつき、赤ちゃんの方も慣れてくるでしょう。もしもどうしても不安であれば、退院前に病院に泊まって赤ちゃんと一緒に過ごすことや、自宅外泊してみることなどが役に立つかもしれません。看護師に相談してみましょう。

　お家の準備は整っていますか？ ミルクや寝具・衣類、環境のことについてなど、わからないことは何でも看護師に聞くようにしましょう。何かのときに手伝ってもらったり、何でも相談できたりする人は近くにいますか？ 夜間の緊急時などにも電話や受診する方法を確認しておきましょう。住んでいる地域の保健師などに、病院から連絡をとってもらっておくのもよいでしょう。

沐浴については p.312 参照●コットへの移床については p.322 参照

医療者のためのページ

育児への自信が持てるような援助を

この時期は、育児の主体を病院から家族へと移行させていく準備のための期間となる。両親にとって、子どもがコットに出て自分たちでできることが増えてくると、面会はますます楽しいものになり、少しでも子どもと一緒にいたい気持ちが強くなってくるであろう。その反面、退院が近づくことにより、「本当に自分たちで子どもの世話をしていけるのか」という新たな不安が出てくる時期でもある。また、未熟児網膜症の治療経過や頭部MRI、聴性脳幹反応（ABR）などの検査結果により、将来的な後遺症への不安が現実味を帯びてくることも考えられる。これらを踏まえ、両親が育児への自信を持てるように援助することが必要である。

児の状態とケア

コット移床後、子どもの全身状態に問題がなければ、退院へ向け自律哺乳への移行を考慮する。移行時には哺乳量や間隔、体重増加を観察する。また、SIDS予防の観点から家庭では腹臥位保育は勧められないため、それまで腹臥位にしていた場合でも退院前にはできるだけ仰臥位とする。

退院前検査として頭部MRIやABRが行われる場合は、睡眠導入薬が使用されるため、両親への説明と同意が必要である。導眠後は無呼吸の監視のためにモニター管理を行う。検査結果は両親にとっては重大な問題であり、特に何らかの異常の可能性がある場合は、説明後に内容の理解や受け止め方について確認する必要がある。この時期には注視や音に対する反応などもみられてくるので、看護師の目でそれらを捉えて両親に伝え、子どもの成長や発達を実感できるようにする。未熟児貧血や早産児骨減少症のための内服は退院後も継続されることが多いため、両親への説明が必要である。

退院指導へ向けての情報収集

子どもの身体的な状態とともに、両親・家族の状態についても確認することが必要である。両親の健康状態・育児経験・子どもの状態の受け止め方や、家族構成・経済状況・育児支援者の有無などについて、入院期間中に少しずつ情報収集しておくことが望ましい。これらの情報により、早期から退院指導の計画を立てて行うことが必要である。

育児指導の実際

直母や授乳練習、沐浴などは子どもの状態をアセスメントし、安全な環境の下で開始する。両親の面会状況を把握し、何度もケア参加を行うことで両親が自信を持つようにする。慣れない間は不安が増すこともあるため、無理せずに両親のペースに合わせて進めていく。

内服指導については投薬の継続が決定すれば、実際に指導を行う。退院後の注意すべき症状や、育児環境・SIDS予防などについてはパンフレットを用いて説明する。退院を前にして両親の不安が増強し、退院を拒否したり退院延期を希望したりする場合もあるが、そういうときでも両親の気持ちを否定せずに聴いて受け止め、個々の家族に合わせて退院前の母子同室や試験外泊などの適用、場合によっては数日の退院延期も考慮する。

また、緊急時の連絡方法や受診方法についても説明しておく。実際に子どもとの生活が開始されてから心配や疑問が出てくることが多いため、24時間、電話での相談ができる

体制を整えて不安の軽減を図り、必要時は外来看護師や地域の保健師などにも継続看護のための連絡をとる。

退院はゴールではなくスタート

低出生体重児の退院に向けての指導は、退院が決まってから行うものではない。子どもの心身の健康な生活のためには、それまでに健全な親子関係が育まれていることが不可欠であり、児の身体的な成熟とともに、両親の気持ちの上での準備が整っていることを確認しなければならない。子どもと両親にとって退院はゴールではなく、家族での生活のスタートラインであることを認識し、入院のときから家庭生活への支援を念頭に置いてケアを行うことが重要である。

家族への説明のポイント

- その子どもと家族の特徴に合わせて個別的に、実際の家庭生活を看護師も両親とともにイメージしながら指導する。
- 子どもとの生活に楽しみや希望が持てるようにかかわり方を工夫する。

引用・参考文献

1) 仁志田博司．"家族への援助"．新生児学入門．第3版．東京，医学書院，2004，113-20．
2) 渡辺とよ子．"ディベロップメンタルケアと親の参加"．NICUチームで取り組むファミリーケア：家族のはじまりを支える医療．Neonatal Care春季増刊．堀内勁編．大阪，メディカ出版，2002，27-31．
3) 盆野元紀ほか．"NICUでの親子の出会い"．楽しくお産 楽しく子育て：周産期医学から出産・育児を考える．周産期医学32巻増刊号．東京，東京医学社，2002，423-7．
4) 河井昌彦ほか．"両親への説明"．NICUベッドサイドの診断と治療．中畑龍俊監修．京都，金芳堂，2003，223-38．

京都大学医学部附属病院NICU看護師長、新生児集中ケア認定看護師 **中村明子**

索引

あ

あえぎ呼吸 …………………… 74
アポトーシス ……………… 55, 57
アミノ酸 ……………………… 250
アミノフィリン ……………… 148

い

育児 …………………………… 328
移植片対宿主病 ………… 261, 263
一絨毛膜性双胎 ……………… 179
一酸化窒素 ……………… 227, 228
一酸化窒素吸入療法
　………………… 87, 89, 226, 229
　──の効能・効果 ………… 230
遺伝カウンセリング …… 187, 192
インスリン ……………… 165, 167
インドメタシン ……… 91, 93, 105
陰嚢水腫 …… 150, 151, 152, 153
インフォームド・コンセント
　………………………………… 267

え

栄養 ……………………… 248, 250
　──チューブ ……………… 251
　経管── ……………… 248, 249
　経腸── ………………… 41, 250
　静脈── …… 248, 249, 250, 251
壊死性腸炎 …………………… 94, 96
エリスロポエチン
　………………… 51, 133, 134, 135

お

黄疸 …… 35, 128, 139, 141, 165,
　253, 261
　核── …………………… 129, 130
オキシトシン ………………… 296
オクトレオチド ……………… 145

か

過換気療法 …………………… 88
過期産 ………………… 13, 60, 74
カテコラミン
　……… 89, 97, 112, 113, 114, 182
過粘度症候群 …………… 140, 141

カフェイン ……………… 147, 148
カプノメーター ………… 243, 244
カルシウム …………………… 156
カンガルーケア
　………………… 220, 318, 319, 320
換気モニター …………… 243, 245
環境 ……………………… 284, 285
ガンシクロビル ……………… 176
間質性肺気腫 ………………… 78
監視培養 ……………………… 172
感染 ……………………… 299, 300
　──対策 …………………… 298
浣腸 ……………………… 98, 99
眼底検査 ………… 270, 271, 272
嵌頓ヘルニア ………………… 153
陥没呼吸 ………………… 66, 210

き

気管カニュラ …………… 274, 276
気管吸引 …… 75, 308, 309, 310
　──の合併症 ……………… 310
気管支拡張薬 ………………… 84
気管支肺異形成 ……………… 82
気管切開 …………… 273, 274, 276
　──の合併症 ……………… 277
　──の適応 ………………… 276
気管挿管 ……………………… 75
気胸 ………………… 73, 74, 76, 78
　緊張性── …………… 78, 79
キサンチン誘導体 ……… 147, 148
仰臥位 …………………… 305, 306
強化母乳 …… 155, 157, 249, 251
胸腔ドレナージ ……………… 79
胸腔─腹腔シャント ………… 145
供血児 …………………… 180, 182
巨細胞封入体症 ……………… 176
巨大児 …………………… 61, 167

く

空気漏出 ……………………… 79
グリセリン浣腸 ………… 100, 101
グルココルチコイド ………… 112
くる病 ………………………… 156

け

経管栄養 ………………… 248, 249
痙性麻痺 ……………………… 118
経腸栄養 ………………… 41, 250
　──の効果 ………………… 250
経皮酸素・二酸化炭素分圧
　モニター ……………… 243, 244
経鼻カニュラ …………… 212, 213
経鼻ハイフローセラピー
　………………… 216, 217, 218
痙攣 ……………… 103, 127, 236
血圧低下 ……………………… 112
血圧モニター …… 243, 244, 245
血液ガス ……………………… 30
血管拡張薬 ……… 89, 226, 228
血管内皮細胞由来増殖因子
　（VEGF） ……………………… 162
血小板濃厚液 …………… 265, 267
血糖測定 ……………………… 167
言語訓練 ………………… 195, 196

こ

抗 VEGF 抗体 …………… 161, 163
口蓋形成術 …………………… 196
口蓋裂 …………… 194, 195, 196
　──用乳首 …… 194, 195, 196
高カリウム血症 ……………… 266
交換輸血 …… 253, 254, 260, 261,
　262, 263
　──の適応基準 …………… 255
　部分── ……… 133, 139, 141
抗菌薬 ……………… 95, 169, 170
抗痙攣薬 ……………………… 103
高血圧 ………………………… 182
高血糖 …………………… 165, 167
高酸素血症 …………………… 214
口唇裂 …………… 194, 195, 196
光線療法 …… 139, 141, 252, 253,
　254, 256, 261
　──機器 ……… 254, 256, 257
　──の適応基準 ……… 254, 255
高体温 ………………………… 292
高二酸化炭素血症 …………… 210
　許容的── ………………… 224

索引

高濃度酸素吸入 …………… 88
高ビリルビン血症 ……… 37, 128, 130, 167, 253, 261, 262
高頻度振動換気 ………… 75, 89
肛門会陰皮膚瘻 ……… 200, 201
呼吸嚥下調節障害 …… 146, 149
呼吸器関連肺炎 …………… 82
呼吸窮迫症候群 ……… 39, 40, 64, 65, 66, 91, 92, 205, 206
呼吸窮迫症状 …………… 66, 70
呼吸刺激薬 ……………… 149
呼吸障害 ………… 36, 44, 69
呼吸・心拍モニター …… 243, 244
極低出生体重児 ……… 103, 155
骨髄針ルート …………… 240
コット移床 ……… 322, 323, 328
　──の目安 ……………… 324
骨盤位 …………… 19, 69, 70
コホーティング ………… 171

さ

サーファクタント …… 39, 43, 44, 64, 65, 66, 205, 206
　── 補充療法 ……… 75, 204
　── 人工肺 ……… 65, 73, 83, 93
サーファクテン®
　……… 65, 66, 205, 206, 207
サーベイランス ………… 301
臍静脈ルート ……… 239, 240
臍帯 ……………………… 20
　── 結紮遅延 ………… 136
在胎期間 ……… 14, 58, 59, 60, 61
臍動脈ルート ……… 239, 241
　── の合併症 ………… 241
サイトメガロウイルス
　……… 174, 175, 176, 263, 267
　先天性──感染症 …… 174, 176
サイレントアスピレーション … 84
搾乳 ………………… 295, 296
鎖肛 ………………… 198, 200
　── の病型分類 ……… 200
酸素
　── 投与 ……… 37, 212, 214
　── 濃度 ……… 210, 215

　── 療法 ……… 212, 213, 214
酸素ヘモグロビン解離曲線 …… 30
散瞳 ……………………… 272

し

ジェネレーター ………… 218
糸球体濾過値 …………… 45
子宮底長 ………………… 50
視神経乳頭 ……… 162, 271
シナプスの刈り込み …… 55, 57
脂肪乳剤 ………………… 250
射乳反射 ………………… 295
シャント ………………… 88
縦隔気腫 ………… 73, 74, 78
縦隔の偏位 ……………… 79
絨毛膜 …………………… 20
受血児 …………… 180, 182
手指衛生 ……… 172, 300, 302
出生前診断 ……………… 187
出生体重 ………… 58, 59, 61
授乳計画 ………………… 250
昇圧薬 …………………… 95
消化管奇形 ……………… 186
硝子体手術 ……… 161, 163
静脈栄養 ……… 248, 249, 250, 251
静脈ルート ……… 238, 239, 240
初期嘔吐 ………………… 35
徐脈 …………… 79, 147, 235
呻吟 ……………… 66, 210
人工肛門 …… 95, 202, 278, 279
　── の閉鎖 …………… 282
人工呼吸器 ……………… 208
　── からの離脱
　　……… 148, 222, 223
　── 管理の適応 ……… 210
人工鼻 …………………… 275
心雑音 …………………… 93
新生児一過性多呼吸 …… 68, 69, 70
　── の誘因 …………… 70
新生児仮死 …… 70, 122, 123, 124
新生児遷延性肺高血圧症 …… 27, 73, 74, 86, 88, 227, 228, 234
　── の薬物療法 ……… 89
新生児蘇生法 …………… 126

新生児脳症 ……………… 122
新鮮凍結血漿 ……… 265, 266
心不全 …………… 140, 179

す

水頭症 …………… 106, 108
　── の原因 …………… 108
スタンダードプリコーション
　……………………… 300, 301
ステロイド
　……… 84, 110, 111, 113, 114
ストーマ ……… 278, 279, 280, 281
　── 周囲皮膚障害 …… 280
　── の合併症 ………… 281
ストレスサイン ………… 286

せ

正期産児 ……… 13, 38, 39, 60
精索水瘤 ……………… 152, 153
清拭 …………………… 314, 315
生体情報モニター ……… 245
生理的体重減少 ………… 46
脊髄髄膜瘤 ……………… 108
赤血球 …………… 133, 135
赤血球液 ………… 265, 266
染色体 …………………… 185
　── 検査 …………… 186
洗腸 ……………… 98, 99, 100
先天奇形 ……………… 167
先天性心疾患 … 36, 37, 185, 188
先天性風疹症候群 ……… 177

そ

造影剤 …………………… 98
早産 ……………… 13, 42, 120
早産児 … 38, 39, 43, 44, 60, 111, 112, 117, 133, 248, 249, 250
　超 ── …………… 44, 112
早産児骨減少症 …… 154, 156, 157
総水分量 ………………… 46
双胎間輸血症候群 …… 178, 180
　── の staging ……… 181
ゾーニング ……………… 172
側臥位 ……… 304, 305, 306

索引

鼠径ヘルニア ……………… 150, 152
　──の形態分類 ……………… 154
蘇生 ……………………………… 35

た

体位変換 ………………………… 307
退院指導 ………………………… 328
体温 ………………………… 46, 290
　──調節 ……………………… 292
　──プローブ …………… 243, 244
胎児
　──呼吸様運動 ……… 28, 29, 31
　──循環 …… 25, 26, 40, 87, 179
　──体重基準値 ……… 14, 15, 49
　──の発育 ………………… 12, 14
　──付属物 ………………… 19, 20
　──well-being ………………… 22
胎児機能不全 …………………… 124
胎児発育不全 ……… 48, 49, 50, 100
　asymmetrical ──
　　………………………… 48, 49, 51
　symmetrical ──
　　………………………… 48, 49, 51
胎児鏡下胎盤吻合血管レーザー凝
　固術 …………………… 179, 181
　──の適応と要約 …………… 182
体重増加 ………………………… 112
体循環 …………………… 24, 25, 86
大泉門膨隆 ……………………… 108
大脳白質
　…… 54, 55, 56, 116, 117, 118
　──の髄鞘化 ……… 54, 55, 57
大脳皮質 …………………… 56, 116
胎盤 …………………… 21, 73, 74, 99
胎便吸引症候群
　……… 35, 72, 74, 88, 122, 206
　──の発生機序 ……………… 74
胎便栓症候群 …………… 99, 100
胎便排泄遅延 …………………… 100
胎便病 …………………… 98, 99, 100
　──の管理 …………………… 101
ダウン症候群 ……… 184, 185, 186
多血 ………………… 51, 138, 140, 180
　──の原因 …………………… 140

多呼吸 …………………………… 66
脱腸 ……………………………… 151
脱落膜 …………………………… 20
単純ヘルペスウイルス … 174, 175
短腸症候群 ……………………… 97

ち

チアノーゼ ……………… 66, 79, 147
中耳炎 …………………………… 197
中心静脈ルート ………………… 250
中性温度環境 …………………… 292
注腸 ……………… 98, 99, 100, 101
腸管 ……………………… 95, 152
　──壊死 ……………………… 96
　──拡張像 …………………… 96
　──穿孔 ……………………… 96
鎮静 ……………………………… 235

て

帝王切開 ………………………… 70
低カルシウム血症 ……………… 167
低血圧 ………… 40, 111, 120, 179,
　226, 228, 236
低血糖 ………… 35, 36, 51, 139, 140,
　164, 165, 167
低酸素血症 ……… 44, 62, 88, 213,
　214, 215, 228
低酸素性虚血性脳症
　………………… 122, 123, 124, 233
低出生体重児 …… 61, 95, 249, 250
　──用ミルク
　　………………… 155, 156, 249, 250
　極── ……………… 61, 103, 155
　超── …………………………… 61
低体温 …………………… 46, 52, 292
低体温療法 …… 123, 127, 232, 234
　──の適応 …………………… 234
低蛋白血症 …………………… 70, 71
低二酸化炭素血症 ……………… 120
テオフィリン …………………… 148
鉄剤 ……………………… 133, 136, 249
　──投与のガイドライン …… 136
電子カルテ ……………………… 246

と

頭囲拡大 ………………………… 108
透光試験 ………………………… 78
糖尿病合併妊娠 ………………… 165
糖尿病母体児
　………………… 140, 164, 165, 166
動脈管 ………… 24, 25, 26, 39, 43,
　45, 86, 88, 91, 213, 215
動脈管開存症
　………………… 39, 40, 90, 92, 215
　症候性 ── ……………… 91, 92
動脈ルート ……………… 238, 239, 240
ドキサプラム …………………… 149
トキソプラズマ ………… 174, 175
　先天性 ──感染症 ………… 177
ドレナージ
　胸腔 ── …………………… 79
　腹腔 ── …………………… 97

に

II型肺胞上皮細胞 ……………… 66
肉芽 ……………………………… 275
乳管開通操作 …………… 295, 296
乳び液 …………………… 143, 144
乳び胸 …………………… 142, 143
　──の治療プロトコール …… 145
　──の原因 …………………… 144
乳び腹水 ………… 142, 143, 144
ニューロン ……………………… 54
尿量減少 ………………………… 112
尿量測定 ………………… 243, 246
妊娠週数 ………………… 12, 50
妊娠糖尿病 ……………… 165, 166

の

脳 ………………………… 54, 55, 56
脳機能モニター ………… 243, 246
脳溝 ……………………………… 56
脳室 …………………… 103, 107, 117
　──拡大 …………………… 104
脳室周囲高エコー域 ………… 118
　──の分類 …………………… 119
脳室周囲白質軟化症 …… 46, 111,
　113, 116, 117, 118

索引

――の超音波所見 ················ 119
　囊胞形成性―― ··········· 119, 120
脳室上衣下胚層 ········ 46, 103, 104
脳室内出血 ··············· 46, 102, 104
　――の危険因子 ························· 104
　――の重症度分類 ····················· 105
　――の予後 ······························· 109
脳室内出血後水頭症
　 ································ 103, 104, 108
　――の予後 ······························· 109
脳室－腹腔シャント
　 ································ 103, 106, 107, 108
脳性麻痺 ············· 111, 113, 117, 118
脳脊髄液 ······················ 103, 107, 108
脳低灌流 ······································· 118
囊胞性線維症 ······················ 99, 100

は

肺気腫 ·· 73
肺血管抵抗 ····································· 89
敗血症 ····································· 95, 96
肺高血圧 ·································· 26, 87
肺サーファクタント ············ 39, 43,
　　 44, 64, 65, 66, 205, 206
胚細胞層 ······································· 55
肺出血 ·· 92
肺循環 ····································· 25, 86
肺水 ············· 29, 31, 44, 69, 70, 77
梅毒 ································· 174, 175
ハイドロコルチゾン ········ 113, 114
抜管 ··· 222
　――の基準 ······························· 224
パリビズマブ ···················· 84, 186
パルスオキシメーター ··· 243, 244
晩期循環不全 ···················· 110, 112
　――の診断基準 ······················· 112
　――の治療戦略 ······················· 114

ひ

ビタミン D ························ 156, 249
鼻中隔壊死 ································· 220
ビリルビン ······· 129, 254, 256, 262
　――の抗酸化作用 ···················· 258
　アンバウンド―― ········ 130, 254

ビリルビン脳症 ················ 129, 130
　――の分類 ······························· 131
ヒルシュスプルング病 ·············· 100
貧血 ···························· 132, 133, 134, 180
　――の原因 ······························· 135

ふ

風疹 ································· 174, 175
フェイスマスク ····· 212, 213, 214
不感蒸泄 ······································· 45
腹臥位 ···························· 304, 305, 306
腹腔ドレナージ ··························· 97
副腎皮質機能不全
　 ································ 110, 111, 112
腹部膨満 ····································· 219
腹膜炎 ····································· 95, 96
腹膜鞘状突起 ············ 150, 151, 152
部分洗浄 ···························· 314, 315
部門システム ····························· 246
フロッピーインファント ········· 186
プロバイオティクス ········· 96, 250
プロラクチン ····························· 296
ブロンズベビー症候群 ············· 252

へ

ベースン浴 ······················ 314, 315
ヘッドボックス ····· 212, 213, 214
ベバシズマブ ····························· 163
ヘマトクリット ························· 140
ヘモグロビン
　 ································ 132, 133, 134, 140
　成人―― ··································· 30
　胎児―― ··································· 30

ほ

乏尿 ··· 182
ホームモニタリング
　 ································ 146, 149, 246
保温 ···························· 292, 293
ポジショニング ············· 288, 306
ホッツ型プレート
　 ································ 194, 195, 196
母乳 ···························· 294, 297
　強化―― ····· 155, 157, 249, 251

哺乳障害 ···························· 36, 196

ま

膜型人工肺 ··································· 89
末梢静脈ルート ············· 239, 240
末梢穿刺中心静脈ルート
　 ································ 239, 240
末梢動脈ルート ············· 239, 240
慢性肺疾患
　 ································ 80, 81, 82, 220, 224
　――の疾患分類基準 ················· 82
　――の誘因 ································· 83

み

未熟児貧血 ································· 134
未熟児網膜症
　 ········· 41, 160, 161, 162, 271, 272
　――の国際分類 ······················· 162
脈圧増大 ································ 92, 93

む

無気肺 ·· 73
無呼吸（徐脈）発作 ······· 44, 111,
　　 146, 147, 148, 210, 217

め

メコニウムイレウス ················· 100
メチシリン耐性黄色ブドウ球菌
　 ··· 170
　――感染症 ······························· 168
免疫 ·· 46
面会 ··· 300

も

沐浴 ···························· 312, 313, 314
モニター ····································· 242

や～よ

輸液 ···················· 139, 141, 238, 251
輸血 ······················· 133, 264, 267
　――製剤 ··································· 264
　――の基準 ······························· 266
　――の副作用 ················· 268, 269

索引

――交換 253, 254, 260, 261, 262, 263
溶血 266
羊水 20
　――混濁 20, 74
　――除去術 179
　――穿刺 179, 181
羊水過少 20, 180
　――の発症原因 21
羊水過多 20, 179, 180
　――の発症原因 21
腰椎穿刺 103
羊膜 20
羊膜隔壁穿孔術 179, 181
容量負荷 113

ら～ろ

卵円孔 24, 25, 26, 27, 86, 88
卵膜 20
利尿薬 84, 182
流産 13
リン 156
リンパ液 142, 144
レーザー光凝固 160, 161, 163
瘻孔 199, 200

数字・欧文

18トリソミー 188, 190
　――の合併症 191
21トリソミー 184, 185, 186
　――の合併症 186
Apgarスコア 125
appropriate for dates 58, 61
asymmetrical SFD 61
biophysical profile scoring；
　BPP 22
brain sparing effect 51
cardiorespirogram 148
catastrophic syndrome 104
chronic lung disease；
　CLD →慢性肺疾患

clinically silent syndrome
　..................................... 104
contraction stress test；CST
　....................................... 22
Currarino三徴候 202
cystic PVL →囊胞形成性脳室周
　囲白質軟化症
diving reflex 51, 96
early aggressive nutrition
　..................................... 250
ECMO →膜型人工肺
fetal growth restriction；
　FGR →胎児発育不全
FLP →胎児鏡下胎盤吻合血管レー
　ザー凝固術
heavy for dates
　..................... 58, 61, 165, 167
HFO →高頻度振動換気
hypoxic ischemic
　encephalopathy；HIE
　→低酸素性虚血性脳症
infant of the diabetic
　mothers；IDM →糖尿病母体児
intraventricular hemorrhage；
　IVH →脳室内出血
late preterm infant 44, 60
late-onset circulatory
　collapse；LCC →晩期循環不全
light for dates 50, 58, 61
MCTミルク 143, 144
meconium aspiration
　syndrome；MAS
　→胎便吸引症候群
microcolon 100
MRSA →メチシリン耐性黄色ブド
　ウ球菌
nasal CPAP 147, 149, 216, 217, 218, 224
necrotizing enterocolitis；
　NEC →壊死性腸炎
non stress test；NST 22

NO吸入療法
　→一酸化窒素吸入療法
OK-432 145
one-way法 260, 262
patent ductus arteriosus；
　PDA →動脈管開存症
PDAスコア 92
periventricular leukomalacia；
　PVL →脳室周囲白質軟化症
persistent pulmonary
　hypertension of the
　newborn；PPHN
　→新生児遷延性肺高血圧症
Praaghのビリルビン脳症の分類
　..................................... 131
Quinteroの分類 181
respiratory distress syndrome
　；RDS →呼吸窮迫症候群
saltatory syndrome 104
Sarnatの分類 125
SiPAP 217, 218
small for dates 50, 58, 61
stable microbubble test
　............................... 67, 206
symmetrical SFD 61
TORCH症候群 174, 175, 176
transient tachypnea of the
　newborn；TTN
　→新生児一過性多呼吸
trophic feeding 250
twin anemia-polycythemia
　sequence；TAPS 180
two-way法 260, 262
VATER連合 202
Volpeの分類 104
volume expander
　........................ 97, 112, 114
Wingspreadの分類 201

● 監修者紹介

楠田　聡（くすだ　さとし）

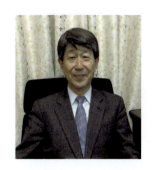

1978年　大阪市立大学医学部卒業
1982年　大阪市立小児保健センター医員
1985年　アメリカ合衆国国立医学衛生研究所（NIH）
　　　　小児の保健・発達研究所（NICHD）研究員
1988年　大阪市立小児保健センター医長
1993年　大阪市立総合医療センター新生児科
1997年　大阪市立総合医療センター新生児科部長
2003年　東京女子医科大学母子総合医療センター助教授
2005年　同　教授
2008年　同　センター長

◆専門・主な研究領域

新生児の呼吸、内分泌疾患、周産期医療システム

◆著　書

「新人ナースと先輩ナースの会話で学べるNICU看護のポイント」（監修）メディカ出版、2003年
「改訂3版　超低出生体重児 新しい管理指針」（編集）メジカルビュー社、2006年
「新生児の検査・基準値マスターブック」（編集）メディカ出版、2006年
「パワーアップ版　イラストで学ぶ新生児呼吸管理」メディカ出版、2008年
「NICUトラブルシューティング　第2版」（監修）中外医学社、2011年
「小児慢性疾患のサポート（小児科臨床ピクシス　26）」（編集）中山書店、2011年
「NICU必携マニュアル」（監修）中外医学社、2012年
「改訂2版　新生児内分泌ハンドブック」（編集）メディカ出版、2014年
「RSウイルス感染症×パリビズマブ DATA BOOK」（監修）メディカルレビュー社、2014年
「新生児集中治療クリニカルプラクティス」（監修）メディカ出版、2014年

◆学会活動

日本新生児成育医学会　理事長
日本周産期・新生児医学会　理事
日本小児科学会　代議員
日本糖尿病・妊娠学会　理事
新生児臨床研究ネットワーク　理事長

オールカラー最新2版　新生児の疾患・治療・ケア
ー家族への説明に使える！　イラストでわかる

2010年11月10日発行	第1版第1刷
2015年5月30日発行	第1版第5刷
2016年4月25日発行	第2版第1刷
2024年7月10日発行	第2版第12刷

監　　修	楠田　聡（くすだ さとし）
発行者	長谷川　翔
発行所	株式会社メディカ出版
	〒532-8588
	大阪市淀川区宮原3-4-30
	ニッセイ新大阪ビル16F
	https://www.medica.co.jp/
編集担当	木村有希子／二畠令子
装　　幀	安楽麻衣子
イラスト	川添むつみ
印刷・製本	株式会社ウイル・コーポレーション

© Satoshi KUSUDA, 2016

本書の複製権・翻訳権・翻案権・上映権・譲渡権・公衆送信権（送信可能化権を含む）は、(株)メディカ出版が保有します。

ISBN978-4-8404-5790-3　　　　　　　　　　　　　　　　Printed and bound in Japan

当社出版物に関する各種お問い合わせ先（受付時間：平日9：00～17：00）
●編集内容については、編集局 06-6398-5048
●ご注文・不良品（乱丁・落丁）については、お客様センター 0120-276-115